Stefan Schädler

Ratgeber Schwindel

Stefan Schädler

Ratgeber Schwindel

Grundlagen, Tipps und Übungen für Betroffene

2. Auflage

ELSEVIER

Elsevier GmbH, Bernhard-Wicki-Str. 5, 80636 München, Deutschland
Wir freuen uns über Ihr Feedback und Ihre Anregungen an kundendienst@elsevier.com

ISBN 978-3-437-45127-0 eISBN 978-3-437-06586-6

Aus Gründen der Barrierefreiheit sind die Bilder in elektronischen Ausgaben dieses Buches mit Alt-Text-Beschreibungen (Alternativ-Text) versehen, die von Elsevier bereitgestellt werden. Mehr Informationen erhalten Sie unter https://www.elsevier.com/about/accessibility.

Bücher und Zeitschriften, die von Elsevier veröffentlicht werden, entsprechen den geltenden Produktsicherheitsanforderungen. Für etwaige Bedenken oder Fragen zur Produktsicherheit wenden Sie sich bitte an unseren autorisierten Vertreter, Elsevier B.V., productsafety@elsevier.com.

Elsevier nimmt eine neutrale Position in Bezug auf territoriale Meinungsverschiedenheiten oder Zuständigkeitsansprüche in seinen veröffentlichten Inhalten ein, einschließlich Landkarten und institutionellen Zugehörigkeiten.

Wichtiger Hinweis: Die medizinischen Wissenschaften unterliegen einem sehr schnellen Wissenszuwachs. Der stetige Wandel von Methoden, Wirkstoffen und Erkenntnissen ist allen an diesem Werk Beteiligten bewusst. Sowohl der Verlag als auch die Autorinnen und Autoren und alle, die an der Entstehung dieses Werkes beteiligt waren, haben große Sorgfalt darauf verwandt, dass die Angaben zu Methoden, Anweisungen, Produkten, Anwendungen oder Konzepten dem aktuellen Wissensstand zum Zeitpunkt der Fertigstellung des Werkes entsprechen.
Der Verlag kann jedoch keine Gewähr für Angaben zu Dosierung und Applikationsformen übernehmen. Es sollte stets eine unabhängige und sorgfältige Überprüfung von Diagnosen und Arzneimitteldosierungen sowie möglicher Kontraindikationen erfolgen. Jede Dosierung oder Applikation liegt in der Verantwortung der Anwenderin oder des Anwenders. Die Elsevier GmbH, die Autorinnen und Autoren und alle, die an der Entstehung des Werkes mitgewirkt haben, können keinerlei Haftung in Bezug auf jegliche Verletzung und/oder Schäden an Personen oder Eigentum, im Rahmen von Produkthaftung, Fahrlässigkeit oder anderweitig übernehmen.

Für die Vollständigkeit und Auswahl der aufgeführten Medikamente übernimmt der Verlag keine Gewähr.
Geschützte Warennamen (Warenzeichen) werden in der Regel besonders kenntlich gemacht (®). Aus dem Fehlen eines solchen Hinweises kann jedoch nicht automatisch geschlossen werden, dass es sich um einen freien Warennamen handelt.

Bibliografische Information der Deutschen Nationalbibliothek
Die Deutsche Nationalbibliothek verzeichnet diese Publikation in der Deutschen Nationalbibliografie; detaillierte bibliografische Daten sind im Internet über https://www.dnb.de abrufbar.

26 27 28 29 30 5 4 3 2 1

In ihren Veröffentlichungen verfolgt die Elsevier GmbH das Ziel, genderneutrale Formulierungen für Personengruppen zu verwenden. Um jedoch den Textfluss nicht zu stören sowie die gestalterische Freiheit nicht einzuschränken, wurden bisweilen Kompromisse eingegangen. Selbstverständlich sind **immer alle Geschlechter** gemeint.

Planung: Stefanie Schröder; Projektmanagement: Marion Kraus
Redaktion: Christel Hämmerle
Bildredaktion: Katja Sieger-Schauer
Satz: Thomson Digital, Noida/Indien
Druck und Bindung: Drukarnia Dimograf Sp. z o. o., Bielsko-Biała/Polen
Umschlaggestaltung: SpieszDesign, Neu-Ulm
Titelfotografie: Hauptbild © thejokercze – stock.adobe.com/Einklinker © Hannah Wölk/Nele Stadelmeier, Stutgart

Aktuelle Informationen finden Sie im Internet unter **www.elsevier.de**

Vorwort

Schwindel ist nach Schmerzen einer der häufigsten Gründe für einen Arztbesuch. An Schwindel leiden sowohl ältere Menschen mit multifaktoriellen Ursachen als auch junge Menschen – beispielsweise nach einer Innenohrerkrankung oder nach einer Gehirnerschütterung im Sport.

Schwindel schränkt die Lebensqualität und nicht selten die Bewegungsfreiheit ein. Dies führt zu ungünstigem Vermeidungsverhalten. Die Behandlung von Schwindel durch die spezialisierte Physiotherapie wird auch vestibuläre Rehabilitation genannt und ist seit Jahrzehnten bekannt. Diese ist wissenschaftlich sehr gut untersucht und wirksam.

Aufbau des Buches

Dieser Ratgeber soll Betroffenen mit Schwindel und/oder Gleichgewichtsstörungen helfen, durch Erklärungen und konkrete Anleitungen den Schwindel und dessen Auswirkungen zu verbessern. Die Erklärungen helfen, die Symptome und Einschränkungen im Alltag zu verstehen und damit Ängste abzubauen. Das Training soll die Funktionen gezielt verbessern und dadurch die Symptome vermindern und die Lebensqualität steigern.

Der vorliegende Ratgeber basiert auf den Grundlagen des Fachbuchs „Gleichgewicht und Schwindel" (Schädler 2022). Er beschränkt sich auf die notwendigen Informationen für Betroffene und die praktische Anleitung zu Übungen, Trainings und Verhaltensmaßnahmen. Wer sich über vertiefte Informationen – Hintergrund, Tests, Behandlungen und Wirksamkeit – informieren möchte, findet dies im Fachbuch.

Sie finden die passenden Übungen entweder durch die Diagnose im Kapitel „Ursachen und Krankheitsbilder" mit entsprechenden Verweisen oder Sie sehen im Kapitel „Therapie" bei den einzelnen Behandlungsansätzen die typischen Symptome zu Beginn des Abschnitts nach.

Der Ratgeber ist nach Behandlungsschwerpunkten von verschiedenen Symptom- und Funktionsgruppen gegliedert. Dies hat sich in der vestibulären Physiotherapie sehr bewährt. In diesen Gruppen sind die Trainings nach Schwierigkeitsgraden von einfach zu schwierig aufgebaut. Bei jeder Übung finden Sie Hinweise, wann und bei welchen Problemen das Training empfohlen wird.

Dieses Buch kann aber auch während einer vestibulären Physiotherapie, durch die Erklärungen und Anleitungen, als Übungsbuch ihre Therapie unterstützen.

Wichtig zu wissen

Bei einem akuten heftigen Schwindel, der noch nicht abgeklärt ist, sollten Sie unbedingt zuerst Ihren Arzt oder einen Spezialisten (Schwindelzentrum, HNO-Arzt, auf Schwindel spezialisierter Neurologe) aufsuchen.

Sorgen Sie für genügende Sicherheit! Führen Sie das Training in einer sicheren Umgebung durch, beispielsweise in einer Ecke oder neben einer festen Einrichtung (z. B. Küchenzeile, Waschbecken etc.).

Schätzen Sie Ihre Fähigkeiten realistisch ein. Sind Sie sehr unsicher, wenden Sie einfachere Übungen an oder führen Sie herausfordernde Übungen nur in Begleitung einer Hilfsperson oder in der Therapie durch.

Ihr Gleichgewicht lässt sich verbessern, wenn Sie es fordern. Ist die Herausforderung zu gering, werden Sie keine Fortschritte machen. Ist die Anforderung zu hoch, überfordern Sie das zentrale Netzwerk für Gleichgewicht, dadurch werden die Erfolge ebenfalls geringer und Sie gefährden sich womöglich. Wenn Sie sich während eines Trainings festhalten, kann Ihr Gleichgewicht nicht genügend gefordert werden. Das Ziel soll es sein, die Übungen im freien Stand, also ohne sich zu halten, durchzuführen.

Folgendes gilt es zu beachten:

- Verstärken Übungen Ihren Schwindel, müssen Sie diese stoppen.
- ! Bei Aufgaben mit diesem Zeichen sollten Sie die Warnungen beachten oder für genügend Sicherheit sorgen oder die Übungen nur unter Aufsicht einer Person durchführen.
- ● Dieses Zeichen zeigt eine Warnung an. Dann sollten Sie auf diese Übung verzichten!
- ☐ Wenn das Training Fortschritte zeigt oder keine Symptome mehr ausgelöst werden, steigern Sie das Training. Die Steigerungen sind der Schwierigkeit entsprechend geordnet und mit Kästchen gekennzeichnet, die Sie jeweils abhaken können.

Wird dieses Buch in der vestibulären Physiotherapie verwendet, können Sie das Training, die Übungen und die Verhaltensmaßnahmen mit einem Post-it markieren, die von den spezialisierten Physiotherapeuten empfohlen wurden. Dabei können auch die genaue Dosierung und die Anpassung an Ihre individuelle Problematik notiert werden.

Informationen finden Sie unter www.schwindel-therapie.ch

Abbildungsnachweis

Der Verweis auf die jeweilige Abbildungsquelle befindet sich bei den Abbildungen im Werk am Ende des Legendentextes in eckigen Klammern.

Ausnahme sind Fotos ohne Legenden: Diese wurden von Daniel Bühler, Gockhausen, Schweiz, aufgenommen und folgende von Hannah Wölk/Nele Stadelmeier, Stuttgart: Seite 22, 44, 45, 49 unten, 55, 58, 62, 76, 83, 89 bis 92, 117 und 119.

F861-001	Andrade LR, Lins U, Farina M, Kachar B, Thalmann R. Immunogold TEM of otoconin 90 and otolin – relevance to mineralization of otoconia, and pathogenesis of benign positional vertigo. Hear Res. 2012;292(1-2):14-25. doi:10.1016/j.heares.2012.07.003
G449	Smelser NJ, Baltes PB. International Encyclopedia of the Social and Behavioral Sciences. Elsevier Sciences, 2001
G836-001	Strupp M, Brandt T, Dieterich M. Vertigo – Leitsymptom Schwindel, 3.Aufl., Springer, Berlin, Heidelberg, 2022
K348	Daniel Bühler, Gockhausen (CH)
L143	Heike Hübner, Berlin
L231	Stefan Dangl, München
P136	Stefan Schädler, Burgdorf (CH)
O757	Martina Barelmann, Oldenburg
S700-L275	M. Hoffmann aus Paulsen/Waschke. Sobotta Atlas der Anatomie. 25. A. 2022 © Elsevier GmbH
S700-L284	M. Davidis aus Paulsen/Waschke. Sobotta Atlas der Anatomie. 25. A. 2022 © Elsevier GmbH
S700-L301	U. Brugger aus Paulsen/Waschke. Sobotta Atlas der Anatomie. 25. A. 2022 © Elsevier GmbH

Fehler gefunden?

An unsere Inhalte haben wir sehr hohe Ansprüche. Trotz aller Sorgfalt kann es jedoch passieren, dass sich ein Fehler einschleicht oder fachlich-inhaltliche Aktualisierungen notwendig geworden sind.

Sobald ein relevanter Fehler entdeckt wird, stellen wir eine Korrektur zur Verfügung. Mit diesem QR-Code gelingt der schnelle Zugriff.

https://www.elsevier.com/de-de/resources/errata

Wir sind dankbar für jeden Hinweis, der uns hilft, dieses Werk zu verbessern. Bitte richten Sie Ihre Anregungen, Lob und Kritik an folgende E-Mail-Adresse: kundendienst@elsevier.com

Inhaltsverzeichnis

KAPITEL

1 Einführung Gleichgewicht und Schwindel

Gleichgewichtsstörungen und Schwindel gehören mit zu den häufigsten Gründen für einen Arztbesuch, besonders im vorgerückten Alter. Schwindel betrifft aber auch jüngere Menschen. Schwindel ist eng mit Gleichgewichtsstörungen und/oder Raumorientierungsstörungen verbunden. Die Ursachen sind vielfältig und meist durch eine Störung eines oder mehrerer der sensorischen Systeme für Gleichgewicht verursacht. Betroffene klagen über eine Einschränkung ihrer Lebensqualität und Bewegungsfreiheit.

Nachfolgend finden Sie Wissenswertes über Gleichgewicht und Schwindel, um Ihre Probleme und das passende Training besser zu verstehen.

1.1 Gleichgewicht

Vom Aufstehen morgens bis abends sind wir bei allen Tätigkeiten ständig der Schwerkraft ausgesetzt und müssen dadurch jederzeit unser Gleichgewicht bewahren. Die Anforderungen an das Gleichgewicht sind sehr unterschiedlich. In der bekannten Umgebung zu Hause wird unser Gleichgewicht anders gefordert als draußen auf dem Bürgersteig, im Bahnhof oder im unebenen Gelände im Wald.

Um unser Gleichgewicht in unterschiedlichsten Umgebungen und bei verschiedensten Tätigkeiten zu bewahren, ist das Zusammenspiel vieler verschiedener Systeme erforderlich (➤ Abb. 1.1):

- Sensorische Systeme
  - Gleichgewichtsorgan im Innenohr (vestibulär) (➤ Kap. 3.3, ➤ Kap. 3.4)
  - Spürsinn der Füße/Beine (somatosensorisch) (➤ Kap. 3.6)
  - Augen (visuell) (➤ Kap. 3.5)
- Koordination
- Kraft – vor allem der Beine (➤ Kap. 3.2.5)
- Tiefe Haltungsmuskulatur (➤ Kap. 3.2.6)
- Schutzreaktionen/Schutzschritte (➤ Kap. 3.2.7)
- Durchblutung (➤ Kap. 3.9)
- Kognition
  - Raumorientierung
  - Aufmerksamkeit
  - Doppelaufgaben
  - Planung

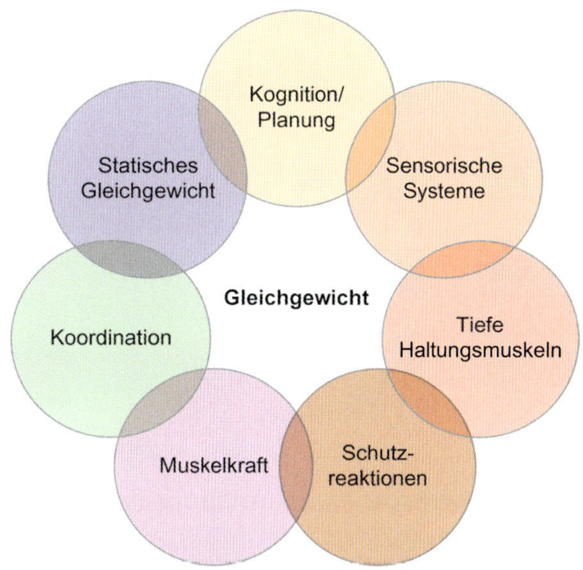

Abb. 1.1 Beteiligte Systeme für Gleichgewicht [L231]

1.1.1 Sensorische Systeme

Unseren Körper müssen wir ständig gegen die Schwerkraft halten und in verschiedensten Situationen unser Gleichgewicht bewahren. Die Lage und Position unseres Körpers im Raum nehmen wir ständig wahr. Dazu sind mindestens drei sensorische Systeme notwendig:

- Gleichgewichtsorgan im Innenohr **(vestibulär)**
- Spürsinn der Füße/Beine **(somatosensorisch)**
- Augen **(visuell)**

Die Signale der drei sensorischen Systeme treffen dauernd in den Gleichgewichtszentren des Gehirns ein. Im Gehirn sind die sensorischen Systeme komplex vernetzt und beeinflussen sich gegenseitig. Man spricht auch von neuronalen Netzwerken. Je nach Situation und Aufgabe trifft das Gehirn aus den eintreffenden Signalen eine Auswahl. Im ruhigen Stehen nutzt das Gehirn 70 % der Spürinformationen der Füße/Beine (somatosensorisch), 20 % vom Gleichgewichtsorgan (vestibulär) und 10 % vom Sehen (visuell). Im Dunkeln fehlen die visuellen Informationen, sodass das Gehirn noch mehr auf die Sensoren der Füße/Beine angewiesen ist.

MERKE

Um unser Gleichgewicht zu erhalten, verwendet unser Gehirn im ruhigen Stehen von den Sensoren
- 70 % vom Spürsinn der Füße/Beine,
- 20 % vom Gleichgewichtsorgan im Innenohr,
- 10 % vom Sehen.

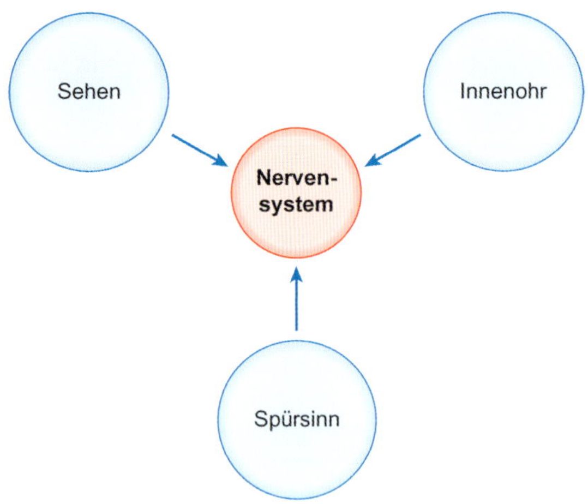

Abb. 1.2 Sensorische Systeme für Gleichgewicht [L231]

Gleichgewichtsorgan im Innenohr (vestibulär)

Das Innenohr findet sich in einem Kanalsystem im Schädelknochen (➤ Abb. 1.3) und besteht aus dem Gehör und dem Gleichgewichtsorgan. Es besteht aus einer Hautmembran (häutiges Labyrinth), das sich im Kanalsystem befindet (➤ Abb. 1.4). Die Hautmembran ist mit einer lymphartigen Flüssigkeit (Endolymphe) gefüllt. Im dünnen Spalt zwischen der Hautmembran und dem Schädelknochen ist ebenfalls Lymphflüssigkeit (Perilymphe) vorhanden, welche die Membran zum umgebenden Knochen abdichtet. Das Gleichgewichtsorgan selbst besteht aus

- drei Bogengängen sowie
- den beiden Schwerkraftorganen (Otolithenorgane) Utriculus und Sacculus.

Bogengänge

Ein Bogengang ist ein 360°-Rohr mit einer Erweiterung, der sogenannten Ampulle. In dieser Ampulle befindet sich eine Barriere, die sogenannte Cupula. In der Cupula befinden sich die Sinneszellen (Haarzellen). Durch die Drehbewegung des Kopfes gerät die Endolymphe in Bewegung und erzeugt einen Druck auf die Cupula. Die Sinneszellen in der Cupula werden durch den Druck etwas abgeknickt und erzeugen ein Signal, das an das Gehirn weitergeleitet wird. Bei einer Drehung wird vor allem der Bogengang in Drehrichtung aktiviert: Bei einer Drehung nach links wird also der linke Bogengang aktiviert.

Die drei Bogengänge sind in drei Ebenen angeordnet: der horizontale Bogengang, der hintere Bogengang und der vordere Bogengang (➤ Abb. 1.5).

- Der hintere (posteriore) Bogengang steht vertikal und ist 45° zur Nase gerichtet, vergleichbar mit der Stellung der Ohrmuschel.
- Der horizontale (laterale) Bogengang steht horizontal und ist 30° nach vorn oben gerichtet.
- Der vordere (anteriore) Bogengang steht vertikal, zeigt 45° vom Kopf weg und steht im rechten Winkel zum hinteren (posterioren) Bogengang.

Schwerkraftorgane (Otolithenorgane)

Das Otolithenorgan besteht aus Utriculus und Sacculus. Die beiden Organe sind Hohlräume im Innenohr, die im rechten Winkel zueinander liegen:

- Utriculus: horizontaler Hohlraum, reagiert auf horizontale Beschleunigungen
- Sacculus: vertikaler Hohlraum, reagiert auf vertikale Beschleunigungen

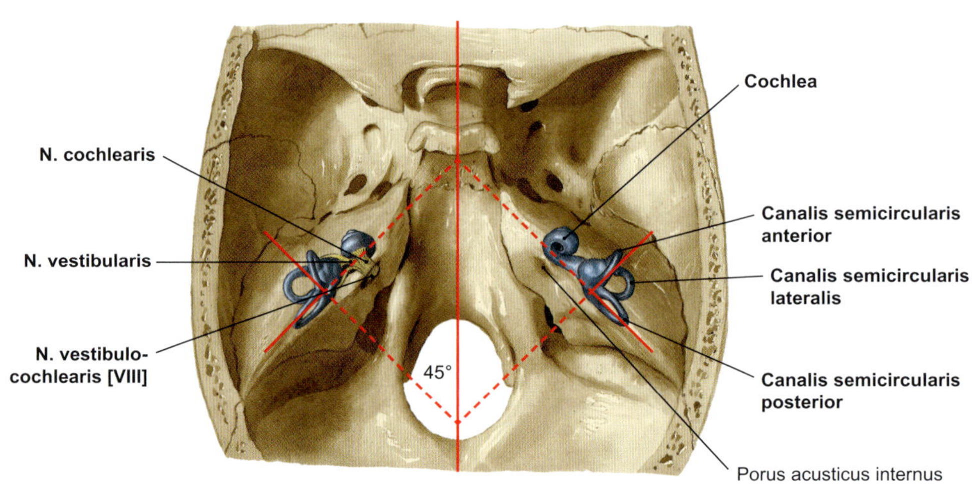

Abb. 1.3 Schnitt durch das Innenohr im Schädelknochen [S700-L301]

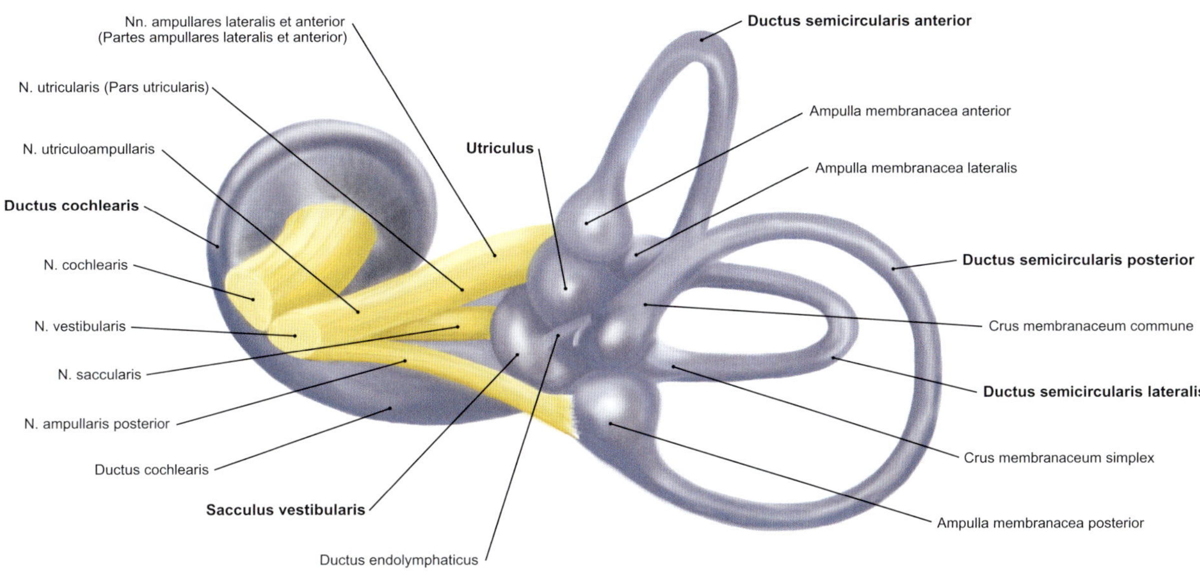

Abb. 1.4 Innenohr mit Gehörschnecke, Bogengängen und Schwerkraftsensoren [S700-L284]

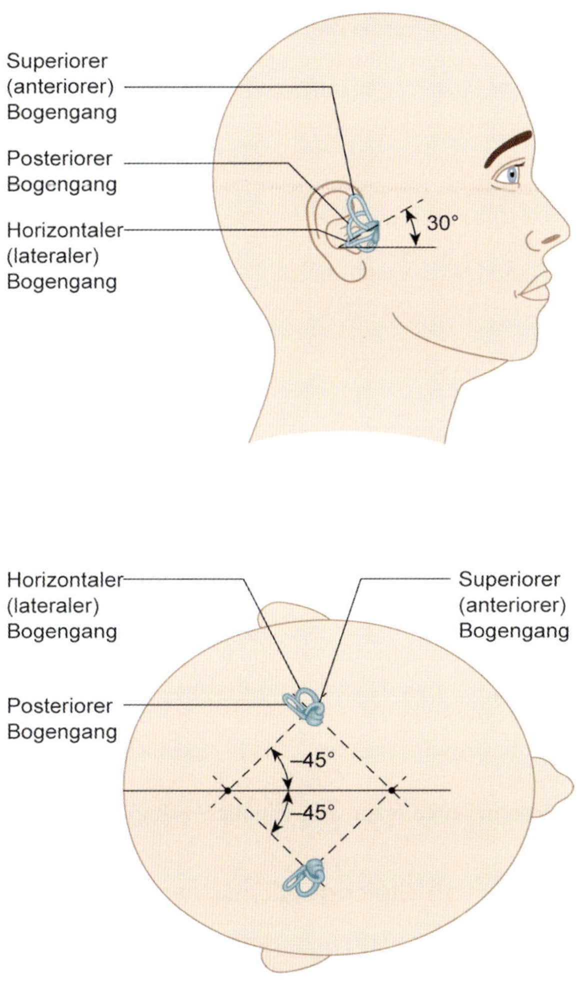

Abb. 1.5 Lage der drei Bogengänge [L231]

Beide Hohlräume sind mit einer Lymphflüssigkeit gefüllt. Am Boden des Hohlraums befinden sich die Sinneszellen (Haarzellen). Diese Haarzellen sind mit einem Pudding (gallertartige Masse) bedeckt (➤ Abb. 1.6). Wird der Kopf bewegt, schwabbelt der Pudding und bewegt die Haarzellen. Auf der Oberfläche des Puddings sind Steinchen, sogenannte Otolithen (Kalziumkarbonatkristalle) aufgeklebt (➤ Abb. 1.7). Diese sorgen dafür, dass das Schwabbeln stärker wird.

Die Signale der Sensoren (Haarzellen) werden über den Nerv an das Gehirn weitergeleitet. Die Gleichgewichtsorgane beider Seiten senden dauernd Signale an das Gehirn. Dies führt zu einem ausgeglichenen Pegel im zentralen Netzwerk, wir sind im Gleichgewicht. Zudem steuert das Innenohr über einen sehr schnellen Reflex (➤ Kap. 3.5) die Augenstellung. Fällt ein Gleichgewichtsorgan aus, entsteht ein starkes Ungleichgewicht im zentralen Netzwerk. Dadurch kommt es zu einer Falltendenz zur betroffenen Seite und zu unkontrollierbaren schnellen Augenbewegungen (Nystagmus) zur gesunden Seite (zur Therapie ➤ Kap. 3.4).

Spürsinn der Füße/Beine (Somatosensorik)

Im Stehen und Gehen ist vor allem der Spürsinn der Füße und Beine am wichtigsten. Untersuchungen zeigen, dass im ruhigen Stand vor allem die Drucksensoren der Fußsohle entscheidend sind. Sie registrieren Druckveränderungen an der Fußsohle und melden diese sofort dem Nervensystem, damit Korrekturbewegungen ausgelöst werden. Bei größeren Bewegungen und beim Gehen sind auch die Sensoren der Muskeln (Muskelspindeln) von Bedeutung (zur Therapie ➤ Kap. 3.6).

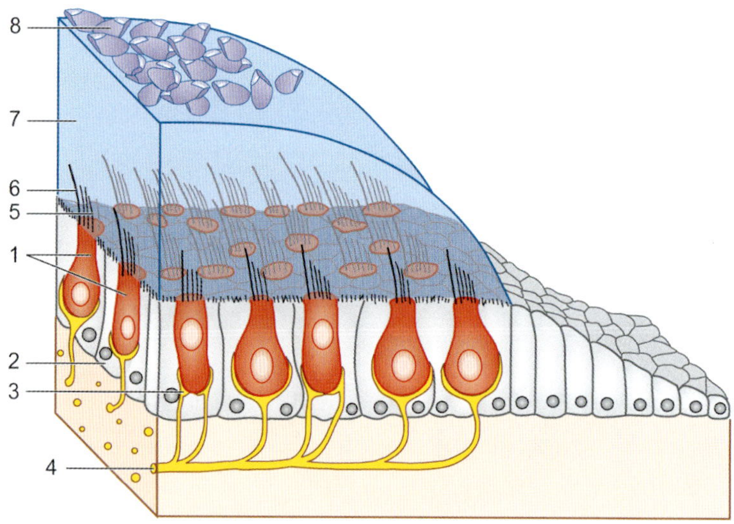

Abb. 1.6 Das Schwerkraftorgan (Utriculus und Sacculus) mit den Sinneszellen, der Gallerte (Pudding) und den Otolithen (Kristalle) [L231]

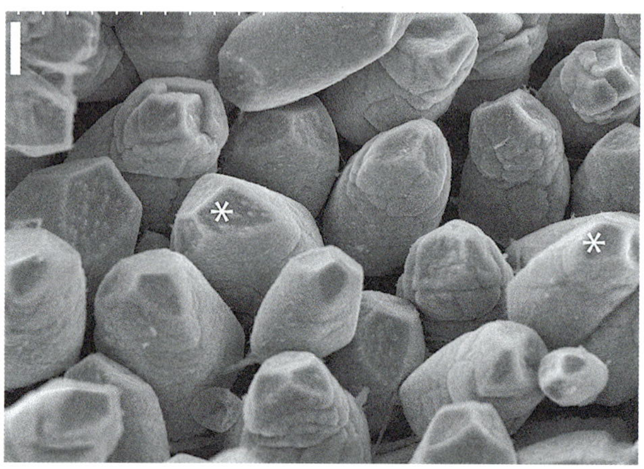

Abb. 1.7 Die Otolithen (Kristalle) im Schwerkraftorgan im Innenohr [F861-001]

Augen (visuelles System)

Das visuelle Bild der Umgebung dient uns vor allem zur Orientierung. Für das Gleichgewicht ist das Sehen nicht verantwortlich. Denn wir können im Dunkeln oder bei schlechten Lichtverhältnissen stehen und gehen, ohne das Gleichgewicht zu verlieren. Im Stehen, Gehen und bei Tätigkeiten können wir die Augen frei und unabhängig vom Gleichgewicht bewegen. Nur bei sehr schwierigen Anforderungen wie etwa auf der Slackline hilft uns das Sehen für unser Gleichgewicht. Wir unterscheiden zwischen dem zentralen und peripheren Sehen. Das zentrale Sehen benötigen wir zum Lesen und Fixieren eines Sehziels. Das periphere Sehen dient zur Raumorientierung und als Geschwindigkeitsmesser. Die Steuerung der Augenbewegungen (Okulomotorik, ➤ Kap. 3.5) ist ein wichtiger Bestandteil des zentralen Netzwerks. Verschiedene Funktionen und Reflexe sorgen für ein stabiles klares Bild bei all unseren Tätigkeiten. Eine Erkrankung oder Störung kann eine oder mehrere dieser Reflexe oder Funktionen beeinträchtigen. Vermehrte, verminderte oder unpassende Augenbewegungen führen zu Scheinbewegungen und damit einem „Mismatch" mit anderen sensorischen Signalen (zur Therapie ➤ Kap. 3.5).

MERKE
Schwindel entsteht, wenn die drei sensorischen Systeme (Innenohr, Sehen und Spürsinn der Füße/Beine) nicht übereinstimmen. Man spricht von einem **Mismatch**.

1.1.2 Koordination

Das feine Zusammenspiel zwischen den Muskeln (Koordination) und die schnelle Reaktionsfähigkeit auf Störungen ist nötig, um unser Gleichgewicht ständig zu bewahren. Das zentrale Nervensystem verfügt über verschiedene Strategien, die je nach Störungen des Gleichgewichts sofort eingesetzt werden. Bei voraussehbaren Anforderungen plant es Muskelspannungen und Gleichgewichtsreaktionen im Voraus, beispielsweise beim Betreten einer Rolltreppe oder beim Anfahren eines Busses. Das Nervensystem und die Muskeln müssen sehr rasch und automatisch reagieren. Durch regelmäßiges tägliches Training lassen sich Gleichgewicht und Koordination verbessern. Durch Inaktivität geht diese Fähigkeit verloren.

Training von Gleichgewichtsstrategien

Die Gleichgewichtsstrategien haben wir in unserer Entwicklung erlernt und sie sind hochautomatisiert, damit sie sofort und zuverlässig eingesetzt werden können:

- Fußschaukel (Training ➤ Kap. 3.6.3)
- Tandemstand (Training ➤ Kap. 3.2.3)
- Training von Schutzschritten und Kreuzschritten (Training ➤ Kap. 3.2.7)

1.2 Schwindel

Während seines Lebens leidet fast jeder dritte Mensch einmal an mittelstarkem bis heftigem Schwindel. Nach Kopfschmerzen ist Schwindel das zweithäufigste Symptom, nicht nur in der Neurologie. Mit zunehmendem Alter kommt Schwindel häufiger vor (Leitlinien Schwindel 2015). Im Alter sind Gleichgewichtsstörungen und Schwindel ein häufiger Grund für einen Sturz, der zu Verletzungen und Einschränkungen führen kann.

In der Physio- und Hausarztpraxis beobachten wir, dass Schwindel häufig nicht als erstes Symptom genannt wird. Nicht immer ist die Diagnosestellung einfach. Einige Patienten haben eine wahre Odyssee von Arztbesuchen hinter sich, ohne dass man einen Grund für den Schwindel gefunden hat. Für die Diagnostik ist vor allem der Hals-Nasen-Ohren-Arzt (HNO) oder der Neurologe zuständig.

DEFINITION VON SCHWINDEL

Schwindel ist keine Krankheitseinheit, sondern umfasst multisensorische und sensomotorische Syndrome unterschiedlicher Ätiologie und Pathogenese (Leitlinien Schwindel 2015).

Um unser Gleichgewicht in verschiedenen Situationen zu bewahren, benötigt unser Nervensystem die Informationen von mindestens drei sensorischen Systemen: dem Gleichgewichtsorgan im Innenohr (vestibulär), dem Spürsinn der Füße (somatosensorisch) und den Augen (visuell) (➤ Abb. 1.2).

Schwindel ist eine subjektive Empfindung für eine Störung des Gleichgewichts oder der Raumorientierung. Schwindel entsteht, wenn die Signale der drei sensorischen Systeme nicht übereinstimmen. Man spricht von einem Mismatch der sensorischen Systeme.

Bei gesunden Personen kann im Alltag Schwindel auftreten, ohne dass eine Krankheit vorliegt. Beispiele dafür sind:

- Wir kennen es aus unserer Kindheit, wenn wir auf einem Spielplatz in einem Karussell unzählige Runden gedreht haben. Sobald wir aussteigen, ist uns schwindlig und wir können nicht mehr geradeaus gehen. Während unsere Füße einen stabilen Boden spüren, meldet unser Innenohr immer noch ein heftiges Drehen (➤ Abb. 1.8).
- Wir sitzen in einem stehenden Zug und blicken zum Fenster hinaus auf einen anderen Zug. Plötzlich empfinden wir ein komisches Gefühl im Bauch. Erst wenn wir das Bahnhofgebäude sehen, merken wir, dass der andere Zug fährt.
- Nach einigen 100 Metern auf Skiern im dicken Nebel ist uns unwohl und wir müssen stehen bleiben. Uns fehlen die Orientierung und das Gefühl für Geschwindigkeit.

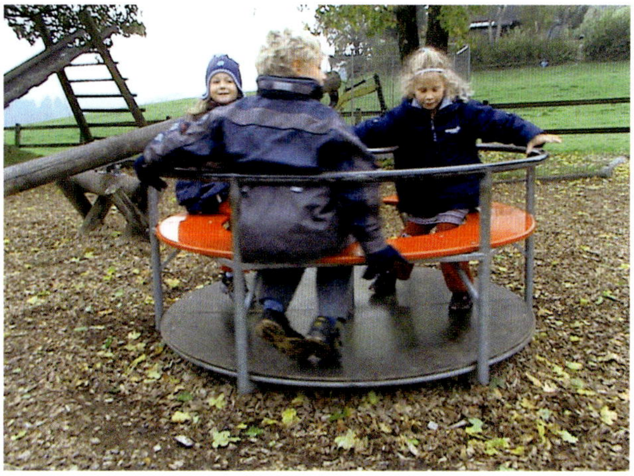

Abb. 1.8 Beispiel für Schwindel im Alltag: Karussell [P136]

Schwindel kann mit dem Symptom Schmerz verglichen werden. Während der Schmerz eine subjektive Empfindung für eine Körperverletzung oder -schädigung ist, ist der Schwindel eine subjektive Empfindung für eine Störung des Gleichgewichts und Raumorientierung. Da Schwindel – und Schmerz – subjektiv sind, können die Art, Ausprägung und Wahrnehmung sehr unterschiedlich sein.

Die Empfindung von Schwindel kann sein:

- Drehschwindel
- Schwankschwindel
- Unsicherheit, Gangunsicherheit
- Schwarzwerden
- Benommenheit
- Komisches Gefühl im Kopf

Unsere Erfahrung zeigt, dass von der Art des Schwindels nicht immer auf die Ursache geschlossen werden kann.

Auch Dauer, Intensität und Häufigkeit können unterschiedlich sein:

- Attackenschwindel
- Dauerschwindel
- Nur wenige Sekunden dauernder Schwindel
- Sehr leichter bis sehr starker Schwindel

Damit verbunden können weitere Symptome auftreten wie etwa:

- Übelkeit bis hin zum Erbrechen
- Sehstörungen (➤ Kap. 3.5)
- Gleichgewichtsprobleme, Ziehen zur Seite
- Nackenverspannungen
- Angst und Panik
- Vegetative Symptome wie Schwitzen oder erhöhter Blutdruck oder erhöhter Puls

Zwar wird die Schwindelart häufig für die Diagnosestellung verwendet. Doch in der physiotherapeutischen Praxis zeigt sich, dass die Zuordnung der Schwindelart zur Ursache nicht immer zuverlässig ist. Für die vestibuläre Physiotherapie ist hilfreicher zu wissen, bei welchen Bewegungen, Tätigkeiten oder Haltungen der Schwindel verstärkt oder ausgelöst wird.

1.2.1 Ursachen von Schwindel

Der häufigste Grund von Schwindel ist eine Erkrankung oder Schädigung des Gleichgewichtsorgans im Innenohr und/oder dem Gleichgewichtsnerv (N. vestibularis). Die Ursachen und Krankheitsbilder werden in folgende Bereiche eingeteilt:

- Peripher vestibulärer Schwindel (Gleichgewichtsorgan und Nerv)
- Zentraler Schwindel (Nervensystem)
- Funktioneller Schwindel (Schwindel ohne Befund)
- Andere Schwindelformen

Die häufigsten Ursachen und Krankheiten, die Schwindel auslösen, sind in ➤ Kap. 2 ausführlich beschrieben.

1.2.2 Auswirkungen einer Schädigung des Gleichgewichtsorgans

Das Gleichgewichtsorgan im Innenohr hat Einfluss auf die Augenbewegungen, auf das Gleichgewicht, auf vegetative Zentren sowie auf die Nackenmuskulatur und trägt wesentlich zur Raumorientierung bei. Aufgrund der komplexen Vernetzung kann die Erkrankung oder der Ausfall eines Gleichgewichtsorgans zu vielfältigen Problemen führen. So kann es zu Schwindel, Augenbewegungs- und Gleichgewichtsstörungen, aber auch zu Nackenverspannungen, vegetativen Symptomen und Orientierungsproblemen führen (➤ Abb. 1.9).

Bei einem Ausfall des Gleichgewichtsorgans können somit zusätzlich weitere Systeme betroffen sein, die in der vestibulären Physiotherapie behandelt werden. Dadurch hat sich in der vestibulären Physiotherapie bewährt, die Behandlung nicht allein auf die Diagnose auszurichten, sondern auf die Probleme, Auswirkungen und Funktionsstörungen, über die ein Betroffener berichtet.

1.2.3 Auswirkungen auf die Lebensqualität

Durch ihren Schwindel sind die Betroffenen in ihrer Lebensqualität oft stark beeinträchtigt. Sie führen gewisse Tätigkeiten nur noch eingeschränkt oder gar nicht mehr durch wie beispielsweise draußen gehen, Wäsche aufhängen, im Supermarkt einkaufen, gesellschaftliche Anlässe besuchen oder Reisen unternehmen. Oder die Betroffenen haben Angst, dass der Schwindel wieder auftritt und vermeiden deshalb gewisse Tätigkeiten.

Dies ist ein fataler Teufelskreis! Durch die Angst vor einer erneuten Schwindelattacke vermeiden die Betroffenen gewisse Tätigkeiten. Dadurch verliert ihr Körper an Kraft und Ausdauer. Noch schlimmer sind die fehlenden Reize

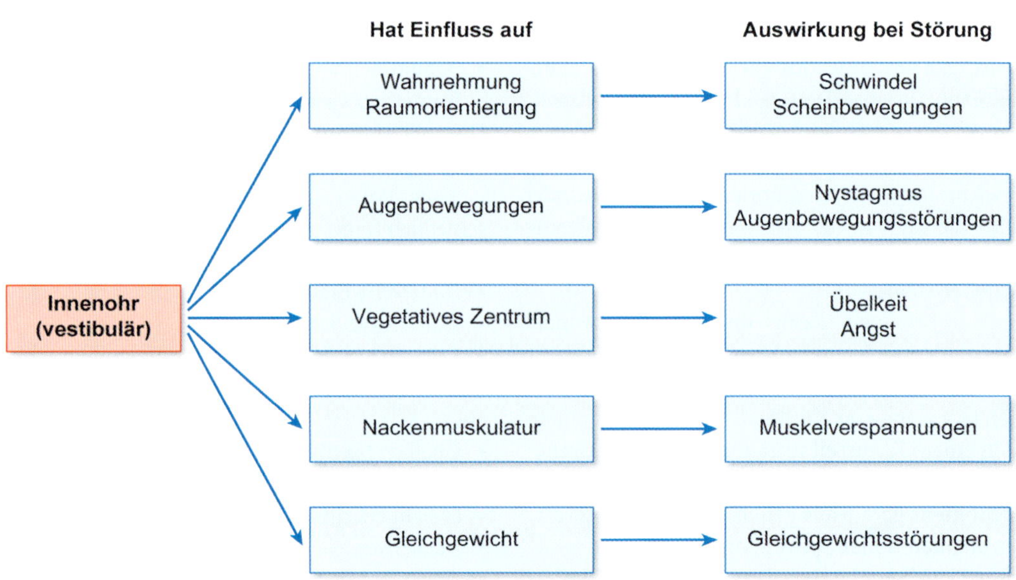

Abb. 1.9 Einfluss des Gleichgewichtsorgans auf andere Funktionen und Auswirkungen bei einer Schädigung [L231]

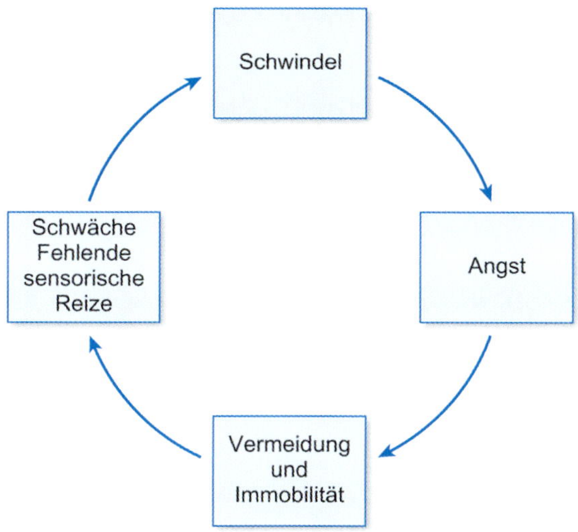

Abb. 1.10 Teufelskreis aus Schwindel, Vermeidungsverhalten und den Folgen [L231]

für das Gleichgewichtsorgan, die Augen und den Spürsinn der Füße. Diese Sinne verkümmern oder werden überempfindlich. Das verstärkt wiederum den Schwindel bei einfacheren Tätigkeiten, sodass die Betroffenen sich noch weniger bewegen (➤ Abb. 1.10).

Um diesen Teufelskreis zu durchbrechen, sollten Sie auf Ihre Probleme abgestimmt ein Training durchführen und sich schrittweise mehr bewegen.

1.2.4 Chronischer Schwindel

Einerseits führen verschiedene Körperfunktionsstörungen im Alter zu verschiedenen Schwindelformen, die gleichzeitig vorliegen (➤ Kap. 3.12). Einzelne Körperfunktionsstörungen können nur beschränkt oder nicht mehr rückgängig gemacht werden und führen so zu einem chronischen Schwindel.

Andererseits kann sich wie bei anderen Symptomen wie etwa Schmerz oder Tinnitus auch der Schwindel chronifizieren. Grund dafür sind Lernprozesse des Nervensystems. Das Zentralnervensystem besteht aus unzähligen Netzwerken. Alle unsere Fähigkeiten, Gewohnheiten, Gedanken und unser Verhalten bestehen aus Aktivierung von Netzwerken. Benutzen wir ein Netzwerk häufig, wird es trainiert und ausgebaut. Achtet man ständig auf seine Symptome, lernt das Nervensystem. Die Netzwerke der Symptome werden somit trainiert und ausgebaut. So kommt es vor, dass die Ursache für den Schwindel nicht mehr vorhanden ist, aber nur der Gedanke an den Schwindel diesen auslöst.

Daher empfehlen wir sich nicht zu sehr auf die Symptome zu konzentrieren, sondern vielmehr auf die Tätigkeiten. Betroffene mit Benommenheitsschwindel berichten, dass der Schwindel abnimmt oder sogar verschwindet, wenn sie abgelenkt sind oder nicht darauf achten.

TIPP

Achtet man zu sehr auf das Symptom Schwindel, kann dies zur Chronifizierung führen.

ACHTUNG!

Allerdings finden wir bei chronischem Schwindel in unserer Praxis immer wieder einen Grund für den Schwindel, der sich manchmal einfach behandeln lässt.

Fallbeispiel

Wegen ihrer Rücken- und Nackenschmerzen ist eine 67-jährige Frau in der Physiotherapie. Seit Jahren hat sie einen Schwindel, der sie im Alltag manchmal so stark einschränkt, dass sie das Haus nicht verlassen kann. Da der Schwindel beim Abliegen, Aufsitzen, schnellen Drehungen und Bücken auftritt, wird ein gutartiger Lagerungsschwindel vermutet. Der Test für den rechten hinteren Bogengang ist positiv. Wegen ihrer Rücken- und Nackenschmerzen wird das Semont-Manöver zur Behandlung gewählt. Nach dem Manöver geht es ihr bereits viel besser. In der nächsten Sitzung berichtet sie, dass sie nur noch selten Schwindel verspürt. Das Semont-Manöver wird noch einmal durchgeführt. Seither hat sie keine Schwindelbeschwerden mehr.

1.2.5 Selbsthilfegruppen

Bei chronischen Erkrankungen wie bei Morbus Menière oder bei chronischem Schwindel ist der Austausch unter Betroffenen oft sehr hilfreich. Er liefert wertvolle Tipps zur Bewältigung von Schwindelattacken und für den Alltag. Die positiven Erfahrungen anderer Betroffener können dazu motivieren, trotz der Symptome eigenständig und selbstbestimmt den Alltag zu meistern und den Aktionsradius auszuweiten. Informationen zu Selbsthilfegruppen finden Sie unter **https://www.schwindeltherapie.ch/selbsthilfegruppen/**.

KAPITEL

2 Ursachen und Krankheitsbilder

In erster Linie unterscheidet man, ob die Ursache peripher vestibulär (Gleichgewichtsorgan und/oder Gleichgewichtsnerv) oder zentral (Nervensystem) ist. Für die spezialärztliche Untersuchung des Innenohrs ist der HNO-Arzt zuständig, für die Abklärung, ob die Ursache im Nervensystem liegt, der Neurologe. Ergeben sich keine organischen Befunde (Schwindel ohne Befund), kann es ein funktioneller Schwindel sein. Dieser wurde früher als phobischer Schwankschwindel bezeichnet. Es gibt aber auch eine Reihe anderer Schwindelformen, die eine bestimmte Symptomatik aufweisen oder mit anderen Untersuchungen belegt werden können. Die nachfolgende Übersicht zeigt ➤ Abb. 2.1.

Nachfolgend werden die häufigsten Ursachen und Krankheiten beschrieben. Die häufigste Schwindelform in einem großen deutschen Schwindelzentrum ist der funktionelle Schwindel bzw. der Persistierende postural-perzeptiver Schwindel (Persistent Postural Perceptual Dizziness PPPD) gefolgt vom Benignen paroxysmalen Lagerungsschwindel (BPLS). Danach folgen Schwindelformen mit einer zentralen Ursache, gefolgt von Schwindelformen mit einer Erkrankung des Gleichgewichtsorgans bzw. Gleichgewichtsnervs. Eine Übersicht zu Ursachen und Krankheiten, die Schwindel auslösen, sind in ➤ Tab. 2.1 zu finden.

Tab. 2.1 Häufigkeiten verschiedener Schwindelsyndrome in der überregionalen Spezialambulanz des Deutschen Schwindelzentrums und der Neurologischen Klinik der LMU München (1998–2019) (Strupp 2022)

Diagnose	Anteil
Funktioneller Schwindel	17,3 %
Benigner peripherer paroxysmaler Lagerungsschwindel (BPPV)	14,3 %
Zentraler vestibulärer Schwindel	13,4 %
Vestibuläre Migräne	12,3 %
Morbus Menière	10,1 %
Unilaterale Vestibulopathie (Neuritis vestibularis)	9,1 %
Bilaterale Vestibulopathie	6,7 %
Vestibularisparoxysmie	3,2 %
Syndrome des 3. mobilen Fensters	0,5 %
Unklare Schwindelsyndrome	4,5 %
Andere	8,6 %

2.1 Abklärung durch den Mediziner

Die nachfolgende Auflistung ärztlicher Untersuchungen ist nicht abschließend und erhebt keinen Anspruch auf Vollständigkeit. Es wird das Ziel der Untersuchungen erklärt.

Die zuständigen Ärzte für Schwindel sind HNO-Ärzte und Neurologen, die sich auf Schwindel spezialisiert haben. Ziel der Konsultation ist das Stellen der Diagnose und Einleiten möglicher Maßnahmen.

HNO-Untersuchung

Anamnese

Eine ausführliche Befragung (Anamnese) ist ein zentraler Bestandteil und geht Hinweisen zu einer Ursache/Erkrankung des Innenohrs nach. Er wird auch in die Ohren sehen und weitere Tests sowie ein Gehörtest (Audiometrie) durchführen.

Mit einem Lagerungstest wird überprüft, ob ein Lagerungsschwindel vorliegt. Treten ein typischer Schwindel und ein typisches **Augenzittern** (Nystagmus) auf, liegt ein Lagerungsschwindel vor.

Kalorik

Damit wird die Funktion des Gleichgewichtsorgans (horizontaler Bogengang) gemessen. Mit warmem und kaltem Wasser (oder mit Luft) wird ein Reiz auf das Gleichgewichtsorgan ausgeübt, der Augenbewegungen und Schwindel auslöst. Zeigt sich keine oder nur eine schwache Reaktion der Augen, gibt es eine Funktionsstörung im Gleichgewichtsorgan.

Kopfimpulstest und Videokopfimpulstest

Mit einer ruckartigen Bewegung des Kopfes wird der Innenohr-Auge-Reflex getestet. Der Untersucher beobachtet die Reaktion der Augen. Eine ungenügende Reaktion ist ein Hinweis auf eine Unterfunktion oder einen Ausfall eines Gleichgewichtsorgans. Derselbe Test wird auch mit einer Videobrille gemacht, damit die Augenbewegungen gemessen werden können.

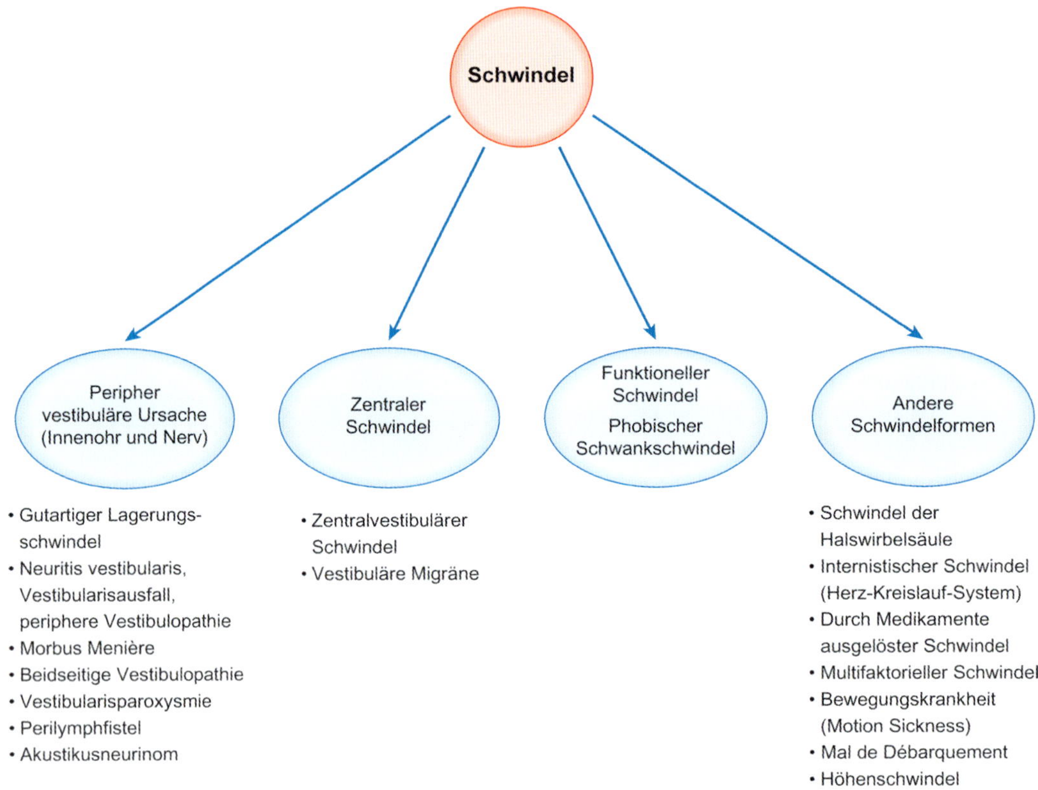

Abb. 2.1 Ursachen und Krankheitsbilder für Gleichgewichtsstörungen und Schwindel [L231]

Vestibulär evozierte myogene Potenziale (cVEMP und oVEMP)

Mit diesen Tests wird die Funktion der Schwerkraftorgane (Utriculus und Sacculus) untersucht. Am Gleichgewichtsorgan wird ein Reiz ausgeübt und entweder an der Halsmuskulatur oder an den Augenmuskeln gemessen.

Hörtest

Um die Art der Erkrankung besser eingrenzen zu können, wird ein Hörtest durchgeführt.

Neurologische Untersuchung

Anamnese

Eine ausführliche Befragung (Anamnese) geht Hinweisen zu einer Ursache im zentralen Nervensystems nach.

Neurologische Grunduntersuchung

Wird eine Ursache des Nervensystems vermutet, werden verschiedene Funktionen getestet wie beispielsweise die Reflexe, die Hirnnerven, der Spürsinn, die Koordination mit einer Stand- und Gangprüfung etc.

Augenbewegungen

Um zu klären, ob Augenbewegungsstörungen für den Schwindel verantwortlich sind, werden verschiedene Augenbewegungen getestet. Diese werden durch einen Untersucher mit einem Stift/Finger oder mit einem elektronischen Gerät geprüft.

Bildgebung

Um eine zentrale Ursache (im Gehirn) zu klären, wird eine Magnetresonanzuntersuchung (MRI) des Gehirns durchgeführt.

Darstellung der Blutgefäße

Die Blutgefäße, die das Gehirn versorgen, können ein Grund für die Probleme sein. Mit speziellen Untersuchungen können die Blutgefäße im Halsbereich und im Gehirn dargestellt werden.

Nachfolgend werden die häufigsten Ursachen und Krankheiten beschrieben. Dies erhebt keinen **A**nspruch auf Vollständigkeit. Ein Infoblatt zu den häufigsten Ursachen und Krankheitsbildern für Gleichgewichtsstörungen und Schwindel finden Sie auf **https://www.schwindeltherapie.ch/ursachen-krankheitsbilder-von-schwindel/**

2.2 Peripher vestibuläre Krankheiten

Diese Erkrankungen betreffen das Innenohr und/oder den Gleichgewichtsnerv (N. vestibularis).

2.2.1 Gutartiger Lagerungsschwindel (BPLS)

Symptome: Beim Abliegen, Aufsitzen, Drehen im Bett oder bei Kopfbewegungen nach oben und unten tritt ein Drehschwindel auf. Der Drehschwindel tritt mit 2–4 Sekunden Verspätung nach der Bewegung auf und dauert 20–60 Sek. Sekunden. Das Gehör ist nicht betroffen.
Ursachen: Im Innenohr befinden sich drei Bogengänge, welche die Bewegungen des Kopfes melden. In einem anderen Teil des Innenohrs, dem Otholithenorgan, sind Steinchen (Otolithen) festgemacht. Diese Steinchen können sich lösen und in einen Bogengang geraten. Dort verursachen sie Störungen des Gleichgewichtsorgans und lösen den Schwindel aus.
Therapie: Mit einem einfachen Lagerungsmanöver werden die Steinchen wieder aus dem Bogengang entfernt (➤ Kap. 3.3).

2.2.2 Neuritis vestibularis (periphere Vestibulopathie, Vestibularisausfall)

Symptome: Ein heftiger Drehschwindel mit Gleichgewichtsstörungen und Gangunsicherheit, Übelkeit und Erbrechen tritt plötzlich auf. Kopfbewegungen verstärken den Schwindel. Das Gehör ist nicht betroffen.
Ursachen: Als Ursache für einen akuten Ausfall des Gleichgewichtsorgans wird eine Entzündung des Gleichgewichtsnervs oder eine Durchblutungsstörung angenommen. Dadurch kommt es zu einer Schädigung des Gleichgewichtsorgans.
Therapie: Bestätigt sich die Diagnose, kann unmittelbar Kortison verabreicht werden, damit die Schwellung abklingt. Die Unterfunktion des Organs erholt sich wieder oder bleibt bestehen.

Die Symptome klingen in der Regel im Laufe der nächsten Tage und Wochen größtenteils ab, wenn sich die Person im Alltag normal bewegt. Dies nennt man zentrale Kompensation (Ausgleich durch das Gehirn ➤ Kap. 3.4.4). Übungen zur vestibulären Rehabilitation (z. B. mit dem Cawthorne-Cooksey-Übungsprogramm ➤ Kap. 3.4.16), spezielle Augenübungen (➤ Kap. 3.5.15) und Gleichgewichtstraining (➤ Kap. 3.2) unterstützen die zentrale Kompensation.

Download Merkblatt Neuritis vestibularis:
www.schwindeltherapie.ch/download-patienten

2.2.3 Morbus Menière

Symptome: In wiederkehrenden Anfällen können heftiger Drehschwindel, Übelkeit sowie Ohrsymptome wie Hörminderung, Tinnitus und Ohrdruck auftreten. Diese können 20 Minuten bis 12 Stunden andauern.
Ursachen: Auch wenn die genauen Ursachen noch nicht bekannt sind, weisen alle Menière-Patienten einen Überdruck der Innenohrflüssigkeit auf, der das gut ausgeklügelte System durcheinanderbringen kann. Die Häufigkeit der Attacken ist sehr unterschiedlich, nimmt aber meist im Lauf der Erkrankung ab.
Therapie: Durch schwindeldämpfende Medikamente können die Beschwerden im akuten Anfall meist effektiv gelindert werden. Möglicherweise können Kortisongaben ins Mittelohr günstig wirken. Wenn die Anfallshäufigkeit zu hoch wird, kann in Abhängigkeit vom Hörvermögen das Schwindelzentrum mit dem Medikament Gentamicin nur direkt ins Mittelohr ausgeschaltet werden.

Ziel der Physiotherapie ist die Behandlung der Auswirkungen der Erkrankung. Bewegt sich die betroffene Person möglichst wie zuvor und/oder macht Übungen (➤ Kap. 3.4), erholt sich das Gleichgewichtssystem durch die zentrale Kompensation (Ausgleich durch das Gehirn ➤ Kap. 3.4.4). Zur weiteren Therapie ➤ Kap. 3.5.12 und ➤ Kap. 3.6.

Download Merkblatt Morbus Menière sowie Hilfe-Karte:
www.schwindeltherapie.ch/download-patienten

TIPPS

Maßnahmen vor einem Anfall

Bereiten Sie sich auf einen Anfall vor, indem Sie folgende Utensilien bereitstellen:

Für zu Hause:
- Brechschale/Becken bereitstellen, Eimer unters Bett stellen.
- Medikament (Zäpfchen) gegen Übelkeit (Antiemetika).
- Eventuell Telefonnummern von Hilfspersonen und Telefon bereithalten.

Für unterwegs:
- Medikament gegen Übelkeit (Antiemetika)
- Hilfe-Karte (https://www.schwindeltherapie.ch/download-patienten/): Damit können Sie sich als Betroffene von Morbus Menière zu erkennen geben und werden nicht als Betrunkene abgestempelt. Zudem hilft sie, dass Sie nicht unnötig ins Spital gebracht werden.
- Brechtüte, falls Sie dennoch erbrechen müssen.
- Mobiltelefon mit Nummern von Hilfspersonen mitnehmen.
- Flasche mit Wasser.
- Handykamera, damit die Augenbewegungen im Anfall gefilmt werden können.

Maßnahmen während des Anfalls

- Nehmen Sie das Medikament gegen Übelkeit (Antiemetika) sofort ein. Es kann dem Anfall die Spitze nehmen.
- Setzen Sie sich oder legen Sie sich hin.
- Bei Bedarf nehmen Sie die Hilfe-Karte und/oder die Brechtüte hervor.

Maßnahmen nach dem Anfall

- Sobald der Anfall abgeklungen ist, nehmen Sie schrittweise Ihre gewohnten Tätigkeiten im Haus wieder auf.
- Nehmen Sie schrittweise Ihre Aktivitäten außerhalb auf. Bei Bedarf nehmen Sie anfangs eine Hilfsperson mit.

Fallbeispiel

Eine 84-jährige Frau mit Morbus Menière erlangte durch ein Heimprogramm der spezialisierten Physiotherapie mehr Sicherheit und unternahm zunehmend größere Ausflüge. Nach langer anfallsfreier Zeit erlitt sie einen heftigen Menière-Anfall. Dieser Anfall verunsicherte sie derart, dass sie Panik vor einem erneuten Anfall hatte, ihre Tätigkeiten einschränkte und Spaziergänge vermied. In Zusammenarbeit mit der spezialisierten Physiotherapie und der ambulanten Pflege stellte sie sich ein Notfallset für zu Hause und unterwegs zusammen. Sie übte das Cawthorne-Cooksey-Übungsprogramm, das ihr Sicherheit gab und die Symptome reduzierte. Zunehmend ging sie wieder spazieren und unternahm kleinere Ausflüge. Ihre Angst und Besorgnis gingen deutlich zurück, denn sie war gewappnet für einen erneuten Anfall!

2.2.4 Beidseitige Vestibulopathie

Symptome: Durch eine dauerhafte beidseitige Schädigung der Gleichgewichtsorgane entsteht ein chronischer, bewegungsabhängiger Schwindel mit Schwanken und Gangunsicherheit. Es können auch Drehschwindelepisoden oder Einschränkungen des Gehörs auftreten. Diese Probleme können im Dunkeln oder auf unebenem Untergrund zunehmen. In Ruhe sind die Betroffenen meist beschwerdefrei.
Ursachen: Bekannte Ursachen sind ein beidseitiger Morbus Menière, bestimmte Medikamente (Aminoglykoside), Autoimmunerkrankungen, CANVAS-Syndrom u. a.
Therapie: Sofern eine Ursache bekannt ist, sollte diese behandelt werden. Als Therapie ist in vielen Fällen eine somatosensorische Stimulation hilfreich. Zudem werden ein Gleichgewichtstraining sowie vestibuläre Stimulation oder ein Training von Augenbewegungen empfohlen (➤ Kap. 3.2, ➤ Kap. 3.6, ➤ Kap. 3.4 und eventuell ➤ Kap. 3.5, ➤ Kap. 3.7).

2.2.5 Vestibularisparoxysmie

Symptome: Die Sekunden andauernden Drehschwindelattacken können mehrmals täglich auftreten, häufig bei bestimmten Kopfbewegungen oder in bestimmten Kopfpositionen. Es können auch Ohrgeräusche oder Hörminderung auftreten.
Ursachen: Ausgelöst wird dieser Schwindel durch einen fehlerhaften Kontakt eines Blutgefäßes mit dem Innenohrnerv (N. vestibularis).
Therapie: Als Therapie kann ein Medikament (Carbamazepin) helfen. In manchen Fällen wird auch eine Operation empfohlen.

2.2.6 Perilymphfistel

Symptome: Kurz anhaltende, wiederkehrende Attacken mit Dreh- oder Schwankschwindel und Tinnitus treten bei erhöhtem Druck im Kopf auf (z. B. Husten, Niesen, Pressen, Vornüberbeugen, schwere Lasten heben). Gleichzeitig kann es zu Schwanken, Fallneigung, Sehstörungen oder Hörminderung kommen. Auch Lärm oder bestimmte Töne und Frequenzen können Schwindel und Tinnitus auslösen.
Ursachen: Das Gleichgewichtsorgan ist vom Schädelknochen umgeben. Zwischen der Innenohrmembran und dem Schädelknochen ist ein dünner Spalt, der mit einer Lymphflüssigkeit (Perilymphe) gefüllt ist (➤ Abb. 1.3). Grund ist ein Knochendefekt beim oberen Bogengang (Bogengangsdehiszenz). Daher kann es zu Schwankungen der Perilymphe und/oder zu Schallübertragung kommen. Ursache sind Kopftrauma, massive Druckschwankungen oder ein Taucherunfall.
Therapie: Bei einer offenen Stelle am Knochenkanal kann eine Operation helfen.

Die Betroffenen müssen lernen, einen zu starken Druckanstieg im Kopf bei Alltagsaktivitäten zu vermeiden, oder bei starkem Lärm einen Gehörschutz tragen.

Download Merkblatt Perilymphfistel:
www.schwindeltherapie.ch/download-patienten

TIPPS / VERHALTENSREGELN

Druckerhöhung im Kopf vermeiden

Wird beim Nachvornbeugen, Heben von schweren Lasten oder beim Aufsitzen der Atem angehalten, können Schwindel und Tinnitus ausgelöst werden. Ebenso können Husten, Nießen und Pressen Schwindel und Tinnitus auslösen. Dieser Schwindel ist sehr lästig, aber nicht gefährlich. Er entsteht durch die Perilymphfistel und verschwindet in der Regel nach kurzer Zeit.
Um Schwindel zu vermeiden, beachten Sie Folgendes:

- Bücken mit aufrechtem Oberkörper
- Ausatmen oder ruhig weiteratmen (kein Druck im Kopf) beim

  - Bücken
  - Heben von schweren Lasten
  - Aufsitzen
  - Abliegen
- Husten: Erst mit Seitlagerungen, Hauchen oder anderen Techniken das Sekret/den Schleim nach oben bringen, sodass nur wenig Husten nötig ist. Bei trockenem Reizhusten das Husten vermeiden und gegebenenfalls weitere Mittel wie Medikamente einsetzen.

Lärm oder bestimmte Töne oder Frequenzen
In bestimmten Situationen (z. B. Lärm) oder durch bestimmte Töne oder Frequenzen können Schwindel und Tinitus ausgelöst werden. In solchen Situationen können Sie auf der betroffenen Seite einen Gehörschutz tragen.

Regelmäßig Pausen einschalten
Nehmen Schwindel und Tinnitus tagsüber zu, schalten Sie regelmäßig kurze Pausen ein (➤ Kap. 3.10).

Fallbeispiel

Eine 42-jährige Frau mit einem Schleudertrauma erleidet bei ihren täglichen Arbeiten immer wieder Attacken mit Schwindel, Tinnitus und manchmal auch Sehstörungen. Diese Attacken verunsichern sie sehr, weiß sie doch nicht, woher diese kommen. In der spezialisierten Physiotherapie fällt auf, dass diese Attacken immer beim Nachvornbeugen, Heben von Lasten, bei Anstrengung mit Druck im Kopf sowie bei bestimmten Geräuschen und Tönen auftreten. Eine Untersuchung in der HNO-Klinik bestätigt den Verdacht einer Perilymphfistel. In der Physiotherapie wird ihr erklärt, dass sie sich mit aufrechtem Oberkörper bücken soll, beim Heben von Lasten oder bei Anstrengung ruhig weiter- oder ausatmen soll, anstatt den Atem anzuhalten. Seitdem sie diese Tipps beachtet, treten die Attacken kaum mehr auf und nur noch, wenn sie sich nicht an die Verhaltensregeln hält. Sind die Geräusche bei ihrer Arbeit im Supermarkt sehr laut, trägt sie einen Gehörschutz. Mit diesem Wissen hat auch ihre Angst deutlich abgenommen.

2.2.7 Vestibularisschwannom (Akustikusneurinom)

Symptome: Anfangs entsteht eine Hörminderung, später kommen Schwindel und Gangunsicherheit dazu. Außerdem können im späteren Verlauf Koordinationsstörungen oder eine Gesichtslähmung (Fazialisparese) auftreten.
Ursachen: Grund ist ein gutartiger, langsam wachsender Tumor des Gleichgewichtsnervs (N. vestibularis). Durch das langsame Wachstum bleibt er lange unentdeckt und kann später umliegendes Hirngewebe verdrängen.
Therapie: Diese Patienten werden engmaschig kontrolliert. Zeigt der Tumor keinerlei Wachstum und treten keine neuen Beschwerden auf, wird er belassen. Wächst der Tumor, muss er durch eine Operation oder Bestrahlung entfernt werden. Dabei kann es zu einem Verlust des Gleichgewichtssinns und Gehörs oder einer Gesichtslähmung der gleichen Seite kommen (➤ Kap. 3.4, ➤ Kap. 3.6 und eventuell ➤ Kap. 3.2, ➤ Kap. 3.5).

2.3 Zentraler Schwindel

Ein zentraler Schwindel entsteht durch Erkrankung oder Schädigung des Zentralnervensystems.

2.3.1 Zentralvestibulärer Schwindel

Symptome: Schwankschwindel tritt vor allem im Stehen und Gehen auf, manchmal auch als Drehschwindel bei Drehungen oder Lagewechsel. Dieser ist meist weniger intensiv als ein Schwindel durch eine Innenohrerkrankung.
Ursachen: Grund ist eine Schädigung oder Verletzung eines Hirnareals, das für Gleichgewicht, das Innenohr, die Augenbewegungen oder die Raumorientierung zuständig ist. Diese Schädigungen werden durch einen Schlaganfall, eine Multiple Sklerose, ein Schädel-Hirn-Trauma, degenerative oder andere Erkrankungen verursacht.
Therapie: Falls möglich, wird die Ursache behandelt, oder es werden Medikamente eingesetzt.

In der Physiotherapie wird aufgrund der vorliegenden Befunde gezielt behandelt (➤ Kap. 3.3, ➤ Kap. 3.4, ➤ Kap. 3.5.).

2.3.2 Vestibuläre Migräne

Symptome: Schwindelattacken mit Stand- und Gangunsicherheit, Übelkeit, Erbrechen, Ruhebedürftigkeit sowie Licht- und Lärmempfindlichkeit treten plötzlich und unabhängig von bestimmten Bewegungen auf. Es können gleichzeitig oder kurze Zeit danach Kopfschmerzen meist im Hinterkopf auftreten. Wie bei einer klassischen Migräne klingt die Attacke innerhalb von Stunden wieder ab. In den attackenfreien Phasen sind die Betroffenen beschwerdefrei.
Ursachen: Es wird eine Funktionsstörung des Gehirns vermutet, die mit den Blutgefäßen und Botenstoffen in Zusammenhang steht und zum Teil genetisch bedingt sein kann.
Therapie: Die Behandlung ähnelt weitgehend der einer klassischen Migräne. Bei einer Attacke werden bei Bedarf Medikamente gegen Übelkeit, Schwindel oder Schmerzen eingesetzt. Auslösende Faktoren (z. B. bestimmte Nahrungsmittel) werden ausgeschaltet und es wird auf regelmäßige körperliche Betätigung sowie genügend Schlaf geachtet. Zur Prophylaxe existieren verschiedene Medikamente.

Download Merkblatt vestibuläre Migräne:
www.schwindeltherapie.ch/download-patienten

TIPPS (SCHWINDELZENTRUM INSELSPITAL BERN 2018)

Prophylaktische Maßnahmen im Alltag

Gewisse Stoffe, Lebensmittel, Getränke oder Gewohnheiten können eine vestibuläre Migräne begünstigen.
Diät: Reduktion des Konsums folgender Nahrungsmittel und Getränke
- Wein
- Kaffee
- Schokolade und Nüsse
- Spezielle Käsesorten (Brie, Blauschimmelkäse, Boursault, Brick, Camembert, Cheddar, Emmentaler, Gouda, Mozzarella, Parmesan, Provolone, Romano, Roquefort, Stilton)
- Buttermilch, Schokoladenmilch
- Eier
- Mononatriumglutamat (NMG)
- Aspartam
- Produkte mit Hefe und Nüssen

Hilfreich sind zudem:
- Gute Schlafhygiene
- Regelmäßige körperliche Betätigung (Ausdauersport)
- Stressabbau (z. B. Muskelrelaxation nach Jacobsen)

Migräne Langzeitprophylaxe

Magnesium, Zieldosis 25–30 mmol/Tag (mindestens 3 Monate).

Medikamentöse Therapie/Prophylaxe

In der Schwindelattacke (> 30 min) können Medikamente gegen Übelkeit und Erbrechen oder gegen den Schwindel eingenommen werden. Um erneuten Schwindelattacken vorzubeugen, können zur Prophylaxe unterschiedliche Medikamente eingesetzt werden. Welches Medikament für Sie infrage kommt (z. B. Betablocker, Candesartan, Topiramat oder Valproinsäure), wird mit Ihnen aufgrund der Schwindelhäufigkeit, Wirkung, Vorerkrankungen und Nebenwirkungen entschieden.

2.4 Persistierender postural-perzeptiver Schwindel (PPPD)

Symptome: Die Betroffenen berichten über einen konstanten Benommenheitsschwindel, der über mehrere Stunden im Stehen und Gehen andauert. Verstärkt wird er durch aufrechte Haltung, durch Bewegung und visuelle Reize (z.B. im Supermarkt, in Menschenmengen). Im Liegen und Sitzen ist er meistens nicht vorhanden. Details ➤ Kap. 3.13.

Ursachen: Der PPPD tritt meistens zusätzlich nach einer Erst- bzw. Triggererkrankung auf und ist eine funktionelle Störung. Das heißt, dass die Netzwerke im Gehirn nicht mehr so arbeiten wie gewohnt: Das visuelle Netzwerk ist überaktiv und das vestibuläre multisensorische Netzwerk (des Gleichgewichtsorgans) arbeitet zu wenig. Es ist also eine Software- und keine Hardwarestörung. Deshalb findet man in Untersuchungen nichts (Schwindel ohne Befund).

Therapie: ➤ Kap. 3.13.

2.5 Andere Schwindelformen

2.5.1 Zervikogener Schwindel (Nacken)

Obwohl der zervikogene Schwindel umstritten ist, kann dieser in der Praxis nachgewiesen und behandelt werden. Entscheidend ist aber, dass andere Ursachen ausgeschlossen und die Ursache im Nackenbereich eindeutig nachgewiesen oder der Schwindel reduziert werden kann.

Symptome: Sowohl Dreh- als auch Schwankschwindel, Benommenheit und Übelkeit können auftreten. Der Schwindel kann bei Lagewechsel (Abliegen, Aufsitzen), bei Kopfbewegungen (z. B. nach oben oder unten schauen) oder bei Alltagsaktivitäten wie beim Bücken auftreten.

Ursachen: Es werden mindestens zwei Ursachen unterschieden:
- Überbeweglichkeit einzelner Wirbelabschnitte
- Muskelverhärtungen oder Gelenkblockierungen/-irritationen

Therapie: Je nach Ursache ist die Behandlung folgende (➤ Kap. 3.8):
- Bei Überbeweglichkeit: muskuläre Stabilisation der überbeweglichen und Mobilisation der steifen Abschnitte der Wirbelsäule
- Bei Muskel- oder Gelenkproblemen: manuelle Behandlung

Nach einer Erkrankung des Gleichgewichtsorgans kann sich der Nacken steif und verspannt anfühlen. Ursache ist nicht der Nacken, sondern das Vermeiden von Kopfbewegungen.

2.5.2 Internistischer Schwindel (Herz-Kreislauf-System)

Symptome: Beim Aufstehen morgens, nach längerer Liegezeit, nach längerem Sitzen oder beim Aufrichten nach dem Bücken kann Schwindel mit Schwarzwerden vor den Augen, Beinschwäche oder vegetativen Symptomen auftreten.

Ursachen: Grund ist eine ungenügende Anpassung des Blutdrucks beim Aufstehen oder ein allgemein niedriger Blutdruck. Dies führt zu einer Unterversorgung wichtiger Hirnareale (z. B. für Gleichgewicht). Auch zu hoher Blutdruck, schwankender Blutdruck oder Herzrhythmusstörungen können Schwindel auslösen. Um den Zusammenhang nachzuweisen, kann der Blutdruck in Situationen mit und ohne Schwindel gemessen und in einem Protokoll festgehalten werden.

Therapie: Durch eine Verhaltensänderung wie beispielsweise Gymnastik vor dem Aufstehen, langsames Aufstehen und eine ausreichende Trinkmenge kann häufig eine Verbesserung erreicht werden. Eventuell kann die Dosierung der Medikamente angepasst werden (➤ Kap. 3.9).

2.5.3 Durch Medikamente ausgelöster Schwindel

Ursachen: Verschiedene Medikamente können als Nebenwirkung Schwindel verursachen. Besonders Medikamente, die im zentralen Nervensystem wirken (Antidepressiva, Sedativa, Neuroleptika etc.), können Schwindel auslösen. Blutdruckmedikamente und Medikamente für Muskelentspannung können zu einem Schwindel (z. B. beim Aufstehen) führen. Chemotherapie kann zu einer Polineuropathie (Gefühlsstörungen der Füße) und Gangunsicherheit führen.
Therapie: Allenfalls müssen Medikamentendosierungen angepasst oder reduziert werden.

2.5.4 Multifaktorieller Schwindel

Symptome: Unterschiedliche Schwindelsymptome treten in unterschiedlichen Situationen auf, beispielsweise Drehschwindel bei raschen Drehungen oder beim Abliegen, Unsicherheit im Stehen und Gehen oder konstante Benommenheit usw.
Ursachen: Dabei handelt es sich um die Kombination mehrerer Ursachen oder Erkrankungen. Man spricht auch von multisensorischem Schwindel oder Altersschwindel. Besonders im Alter können mehrere sensorische Systeme (Innenohr, Spürsinn der Füße/Beine, Augen, Augenbewegungen) und Körperfunktionen (z. B. die Blutdruckregulation) betroffen sein.
Therapie: Ziel ist es, die einzelnen Funktionsstörungen zu erkennen und gezielt zu behandeln. Bei Sturzgefahr werden eine multifaktorielle Sturzrisikoabklärung und ein Sturzpräventionsprogramm durchgeführt (➤ Kap. 3.12).

2.5.5 Bewegungskrankheit (Motion Sickness)

Symptome: Übelkeit, Schwindel, Unwohlsein und vegetative Symptome bis zu Erbrechen treten beim Autofahren (v. a. als Beifahrer), beim Skifahren (v. a. im Nebel), in öffentlichen Verkehrsmitteln oder auf einem Schiff auf. Das Lesen während des Autofahrens verstärkt die Symptome. Lenkt der Betroffene das Fahrzeug selbst, treten die Symptome viel weniger oder überhaupt nicht auf.
Ursachen: Grund dafür ist eine Überempfindlichkeit, eine Fehlbewertung oder ein Mismatch der sensorischen Informationen: visuell, vestibulär und somatosensorisch.
Therapie: Medikamente (z. B. Scopolamin, Ingwer) können die Symptome lindern. Ziel der Untersuchung in der spezialisierten Therapie ist die Analyse und gezielte Behandlung der sensorischen Systeme durch Stimulation oder Desensibilisierung.

2.5.6 Mal de Débarquement

Symptome: Die Betroffenen verspüren im Stehen und Gehen ein Schwanken wie auf einem Schiff. Im Sitzen und Liegen haben sie meist keine Symptome. Die Symptome sind vollständig weg, wenn sie sich wieder auf einem Schiff oder in einem Fahrzeug befinden. Die Symptome treten häufig nach einer längeren Schiffs-, Auto-, Zug- oder Flugreise auf.
Ursachen: Nach einer Schiffsreise verspürt man beim Verlassen des Schiffes auf festem Boden noch für eine kurze Zeit ein Schwanken, bis man sich an den festen Untergrund gewöhnt hat. Bei Betroffenen findet diese Rückanpassung ungenügend oder gar nicht statt. Das Schwanken bleibt bestehen. Die Ursache ist noch nicht geklärt. Es wird ein gestörter Innenohr-Augen-Reflex und/oder eine Funktionsstörung des Gehirns vermutet.
Therapie: Als Behandlung ist bisher nur ein optokinetisches Training mit gleichzeitiger Kopfbewegung bekannt, das bei etwa der Hälfte der Betroffenen zu einer Besserung führt.

2.5.7 Höhenschwindel

Symptome: In der Höhe (Balkon in oberen Stockwerken, auf Brücken, Türmen, Bergen etc.) haben Betroffene Schwindel und Standunsicherheit. Dies führt oft zu Angst und Vermeidung von Höhe.
Ursachen: Grund ist ein Datenkonflikt durch fehlende visuelle Objekte in der Nähe und eine Überbewertung der visuellen Informationen.
Therapie: Durch ein Training mit Vorbereitung durch Körperwahrnehmung und dosierter Exposition (sich der Höhe aussetzen) lässt sich ein Höhenschwindel behandeln (➤ Kap. 3.11.7).

Download Merkblatt Behandlung von Höhenschwindel:
www.schwindeltherapie.ch/download-patienten

KAPITEL

3 Therapie

3.1 Übersicht über die Therapieansätze

3.1.1 Abklärung und Behandlung durch spezialisierte vestibuläre Physiotherapie

Die Schwindeltherapie wird auch als „vestibuläre Rehabilitation" bezeichnet. Dieses Fachgebiet ist schon seit mehreren Jahrzehnten bekannt und wissenschaftlich sehr gut untersucht. Es ist eine sichere und wirksame Behandlung.

Wegen der Komplexität des Schwindels und der Beteiligung mehrerer Systeme braucht es zur Behandlung vertiefte Fachkenntnis und Erfahrung. Speziell auf Schwindel oder vestibuläre Rehabilitation ausgebildete Therapeutinnen und Therapeuten bieten diese Untersuchung und Behandlung an. Eine Therapeutenliste mit entsprechenden Spezialisten ist auf www.schwindeltherapie.ch/Therapeutenliste zu finden.

Ideal ist, wenn Sie vor der ersten Sitzung den Fragebogen „Dizziness Handicap Inventory" (DHI) ausfüllen und zum ersten Termin mitbringen. Dieser Fragebogen ist unter www.schwindeltherapie.ch/download-patienten zu finden. Anhand Ihrer Antworten kann der Therapeut bereits das Ausmaß des Schwindels und die Auslöser erkennen. Dies hilft, die Befragung und Untersuchung zu lenken.

Der erste und sehr wichtige Teil der Untersuchung ist die Befragung. Anhand Ihrer Beschreibungen und der ärztlichen Diagnose kann der Therapeut in Betracht ziehen, welches System involviert ist. Anschließend wird dies mit spezifischen Tests bestätigt oder verworfen. Für jedes System (Symptom- und Funktionsgruppe) gibt es anerkannte Tests und Untersuchungen. Häufig dauert es 3–4 Sitzungen, bis die beteiligten Systeme identifiziert sind. Die verschiedenen Tests sind im Fachbuch „Gleichgewicht und Schwindel" dargestellt (Schädler 2022).

In ➤ Tab. 3.1 sind die Therapieansätze zusammengefasst und dargestellt. Nicht selten sind mehrere Systeme betroffen. Für das betroffene System wird zuerst eine auf Sie abgestimmte dosierte Probebehandlung angewandt. Führt diese innerhalb der Sitzung oder der nächsten Tage zu einer Verbesserung, dann sollten Sie dieses Training als Eigentraining zu Hause durchführen.

3.1.2 Tests für das Gleichgewicht

In der vestibulären Physiotherapie wird das Gleichgewicht mit Tests untersucht und analysiert. Je nach Problem werden unterschiedliche Tests eingesetzt. In einzelnen Institutionen wird das Gleichgewicht auch mit elektronischen Geräten gemessen (Posturografie). Nach der Auswertung der Tests können Vermutungen (Hypothesen) auftauchen, die mit weiteren spezifischen Tests untersucht werden (z. B. vestibulär, somatosensorisch, Augenbewegungen, Kraft etc.).

3.1.3 Spezifisches Gleichgewichtstraining

Damit das Training erfolgreich ist, sollte es auf Ihre Bedürfnisse und Probleme zugeschnitten sein. Aufgrund der Testresultate entscheidet der spezialisierte Therapeut, in welchem Bereich ein Training notwendig ist. Um Gleichgewicht zu verbessern, ist ein tägliches Training unumgänglich. Für die Verbesserung von Kraft genügt es, jeden zweiten Tag zu trainieren. Sobald die Übung/das Training besser geht, steigern Sie die Schwierigkeit.

3.1.4 Schwindelabklärung

Um die für Sie optimale Therapie zu finden, wird zu Beginn der spezialisierten Physiotherapie eine Befragung (Anamnese) durchgeführt. Bei der Befragung ist Folgendes von Interesse: Ihr aktuelles Hauptproblem, das Auftreten Ihrer Probleme, Ihre Einschränkungen im Alltag, die Entstehung Ihrer Erkrankung etc. Ihre Diagnose und falls vorhanden Ihr ausgefüllter Fragebogen wird von Anfang an berücksichtigt. Aufgrund der genannten Probleme und Einschränkungen ergeben sich Hypothesen, um welche Symptom- und Funktionsgruppe (➤ Tab. 3.1) es sich handelt. Diese Hypothese wird mit spezifischen Tests überprüft. Bestätigt sich die Hypothese, kommt es zu einer Probebehandlung, um herauszufinden, ob diese Behandlung für Sie zielführend ist.

Tab. 3.1 Symptom- und Funktionsgruppen von Schwindel und deren Behandlungsschwerpunkte

Beeinträchtigung	Behandlungsschwerpunkte	
Gleichgewichtsstörungen	Spezifisches Gleichgewichtstraining	➢ Kap. 3.2
Gutartiger Lagerungsschwindel	Lagerungsmanöver	➢ Kap. 3.3
Vestibuläre Störungen	Vestibuläre Stimulation	➢ Kap. 3.4
Störungen der Augenbewegungen	Training von Augenbewegungen	➢ Kap. 3.5
Defizite des Spürsinns der Füße/Beine	Sensorische Stimulation	➢ Kap. 3.6
Visuelle Abhängigkeit	Abbau visueller Abhängigkeit	➢ Kap. 3.7
Zervikogener Schwindel (Halswirbelsäule) • Instabilität einzelner Wirbelsegmente • Muskulär und/oder Gelenke • Reaktive Ursache: liegt nicht in der Halswirbelsäule, sondern in Vermeidung von Kopfbewegungen mit Verspannung	• Muskuläre Stabilisation • Behandlung von Muskeln und/oder Gelenken • Vestibuläre Stimulation, Muskelentspannung	➢ Kap. 3.8
Blutdruck und Herz-Kreislauf-System	Verhaltensmaßnahmen	➢ Kap. 3.9
Vermeidung oder Übertreibung	Dosierung von Aktivität und Pausen	➢ Kap. 3.10
Emotionale Beteiligung	Je nach beteiligten Systemen, Expositionstherapie	➢ Kap. 3.11
Multifaktorieller Schwindel	Je nach beteiligten Systemen	➢ Kap. 3.12

3.1.5 Spezifische Schwindeltherapie

Die meisten Schwindelformen lassen sich durch eine gezielte Therapie behandeln. In diesem Zusammenhang ist es besser, von „Training" als von „Übung" zu sprechen, denn es ist im wahrsten Sinne des Wortes ein Training von Gleichgewicht, Innenohr, Augenbewegungen, Koordination etc. Da es sich um komplexe und hochkoordinierte Funktionen handelt, genügen 1–2 Therapiesitzungen pro Woche nicht, um diese Funktionen zu verbessern. Bei den meisten Funktionen ist ein tägliches, idealerweise ein mehrmals tägliches Eigentraining zu Hause notwendig.

Die Behandlungsmöglichkeiten der Schwindeltherapie werden in ➢ Tab. 3.1 dargestellt und zusammengefasst. Eine Zusammenfassung dieser Therapieansätzen ist für Patienten unter folgendem Link zu finden:

www.schwindeltherapie.ch/therapie-ansaetze-informationen-fuer-patienten/

3.2 Gleichgewicht

3.2.1 Symptome

Die Betroffenen berichten über Gleichgewichtsprobleme, Schwanken und Unsicherheit in folgenden Situationen:

- Aufstehen
- Ruhiger Stand
- Alltagsaktivitäten
- Anhalten und Stehenbleiben

Auch bei der Fortbewegung kommt es zu Gleichgewichtsproblemen, Schwanken und Unsicherheit, vermehrten Ausfallschritten und Wegabweichungen – z. B. bei folgenden Aktivitäten:

- Gehen drinnen oder draußen
- Richtungswechsel, Tempoveränderung
- Zusatzaufgaben im Gehen wie Kopfbewegungen, Gegenstände tragen
- Gehen im Dunkeln
- Gehen in unebenem Gelände

Gelegentlich berichten Betroffene über Gleichgewichtsverlust mit Ausfallschritten oder sogar über Stolperstürze oder Sturzereignisse.

Fallbeispiel

Ein 79-jähriger Mann mit Gangunsicherheit gegen links hat in den Gleichgewichtstests vor allem Mühe bei kleiner Standfläche (z. B. Einbeinstand), beim Stehen mit geschlossenen Augen und bei Kopfbewegungen während des Gehens. Aufgrund des stark verminderten Spürsinns werden die Füße/Beine stimuliert, was ihm deutlich hilft. Er setzt die Stimulation zu Hause selbst fort. Wegen der verminderten Kraft der Beine führt er zu Hause ein Krafttraining durch, insbesondere für die seitlichen Hüftmuskeln. Zusätzlich macht er regelmäßig ein auf seine Einschränkungen abgestimmtes Gleichgewichtstraining. Es besteht aus Tandemstand, dem Training des statischen Gleichgewichts mit zunehmend kleiner Standfläche sowie das Stehen mit geschlossenen Augen. Zur Verbesserung der Gangsicherheit trainiert er das Gehen mit Kopfbewegungen und mit Drehungen sowie die Kreuzschritte. Die Kraft- und Gleichgewichtsübungen steigert er, sobald diese für ihn einfacher werden. In der Therapie wird auch eine optokinetische Stimulation mit einem Gerät durchgeführt. Nach 2 Monaten hat sich sein Gleichgewicht deutlich verbessert und er fühlt sich viel sicherer beim Gehen.

3.2.2 Hintergrund

Für das Gleichgewicht sind verschiedene Systeme und deren Zusammenspiel maßgeblich (➤ Abb. 1.1), auf die in den folgenden Kapiteln eingegangen wird.

- Sensorische Systeme:
  - Gleichgewichtsorgan im Innenohr (vestibulär ➤ Kap. 3.3 und ➤ Kap. 3.4)
  - Spürsinn der Füße/Beine (somatosensorisch ➤ Kap. 3.6)
  - Augen (visuell ➤ Kap. 3.5)
- Koordination
- Kraft – vor allem der Beine (➤ Kap. 3.2.5)
- Tiefe Haltungsmuskulatur (➤ Kap. 3.2.6)
- Schutzreaktionen/Ausfallschritte (➤ Kap. 3.2.7)
- Durchblutung (➤ Kap. 3.9)
- Kognition
  - Raumorientierung
  - Aufmerksamkeit
  - Doppelaufgaben
  - Planung

3.2.3 Statisches Gleichgewicht im Stehen

Bei Gesprächen, Tätigkeiten in der Küche oder beim Zuhören in einer Gruppe bleiben wir in einer aufgerichteten Haltung ruhig am Ort stehen. Wenn wir genau beobachten, können wir auch im ruhigen Stand kleinste Korrekturbewegungen erkennen. Insbesondere die Drucksensoren an den Fußsohlen registrieren minimale Veränderungen, melden diese an das Zentralnervensystem, das entsprechende Korrekturbewegungen veranlast. Es sind vor allem die tiefen Haltungsmuskeln der Füße, des Sprunggelenks, der Beine und des Rückens, die dafür verantwortlich sind.

Tandemstand

Dieses Training wird eingesetzt
- als Gleichgewichtstraining,
- bei vestibulären Problemen,
- zum Training der tiefen Haltungsmuskulatur,
- zum Abbau des kompensatorischen Armeinsatzes.

! Sorgen Sie für genügend Sicherheit! Bei hoher Sturzgefahr ist dieses Training nicht geeignet.

Ausgangsstellung

- Sie stehen seitlich neben einer festen Einrichtung (z. B. Küchenzeile, Waschbecken, Sessel).
- Halten Sie sich mit einer Hand an der Einrichtung, der andere Arm hängt locker am Körper.
- Stellen Sie einen Fuß in Schrittstellung so nach vorn, dass Sie sicher genug sind, um die Hand loszulassen.

Durchführung

- Zu Beginn oder bei Unsicherheit stellen Sie die Füße etwas breiter hin.
- Lassen Sie los und lassen Sie Schultern und Arme komplett locker hängen.

TIPP

Hilfestellung
- Manchmal hilft die Anspannung der tiefen Haltemuskulatur für eine bessere Stabilität:
  - Aktivierung Beckenboden/untere Bauchmuskeln ➤ Kap. 3.2.6
  - Aktivierung der tiefen Nackenmuskulatur ➤ Kap. 3.8.6 bis ➤ 3.8.7
- Manchmal hilft das Training der seitlichen Hüftmuskulatur für eine bessere Stabilität:
  - Krafttraining der seitlichen Hüftmuskulatur ➤ Kap. 3.2.5

Steigerung
- ☐ Falls Sie etwas breiter stehen, stellen Sie einen Fuß direkt vor den anderen Fuß auf eine Linie, sodass die Ferse des vorderen Fußes die Zehenspitze des hinteren Fußes berührt.
- ☐ Bewegen Sie die Augen nach links und zur Mitte oder nach rechts und zur Mitte. Warten Sie, bis Sie wieder ruhig stehen, und wiederholen Sie die Bewegung.
- ☐ Bewegen Sie die Augen nach links, rechts und zur Mitte. Warten Sie, bis Sie wieder ruhig stehen, und wiederholen Sie die Bewegung.
- ☐ Bewegen Sie den Kopf nach links und zur Mitte oder nach rechts und zur Mitte. Warten Sie, bis Sie wieder ruhig stehen, und wiederholen Sie die Bewegung.
- ☐ Bewegen Sie den Kopf nach links, rechts und zur Mitte. Warten Sie, bis Sie wieder ruhig stehen, und wiederholen Sie die Bewegung.
- ☐ Stehen im Tandemstand mit geschlossenen Augen.
- ☐ Stehen Sie auf einem Schaumstoff, z. B. einem Balancepad.

Dosierung/Wiederholungen

Täglich oder mehrmals täglich.

Bitte beachten

! Sorgen Sie für genügend Sicherheit!

! Verzichten Sie bei Nackenproblemen auf die Kopfbewegungen.

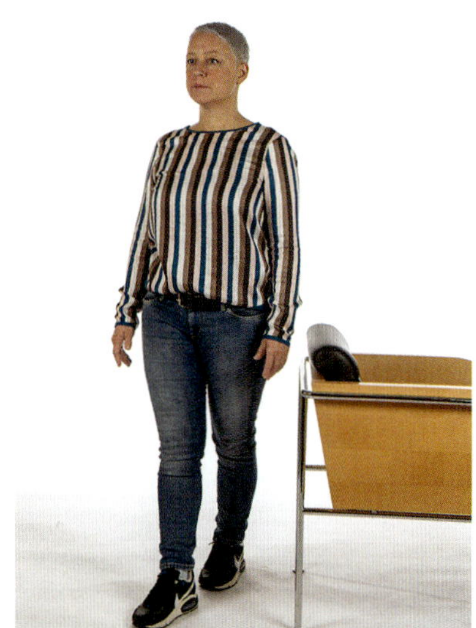

Training statisches Gleichgewicht (Zirkeltraining)

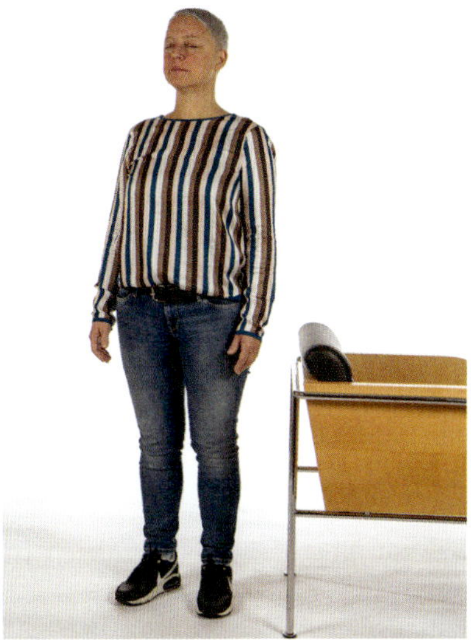

Dieses Training wird eingesetzt
- zum Abbau des kompensatorischen Armeinsatzes,
- zum Training der tiefen Haltemuskulatur,
- bei Benommenheitsschwindel.

! Sorgen Sie für genügend Sicherheit!

! Bei Unsicherheit verzichten Sie auf die Übung oder besprechen diese erst mit Ihrer Therapeutin oder nehmen Sie sich eine Hilfsperson zur Seite.

Ausgangsstellung

- Sie stehen auf festem Boden im Tandemstand (s. o.), auf Schaumstoff oder auf einem Therapiekreisel.
- Sie stehen vor oder neben einer festen Einrichtung (z. B. Küchenzeile, Tisch).

Durchführung

Es ist völlig egal, wenn es etwas wackelt. Hauptsache ist, dass die Schultern und Arme locker hängen. Stehen Sie **ohne Einsatz der Arme** abwechselnd in folgenden Positionen:
- Auf festem Boden mit geschlossenen Augen
- Im Tandemstand (Abb. S. 20)
- Auf dem Kreisel mit offenen Augen (a)
- Auf Schaumstoff, je nach Fähigkeiten mit offenen (b) oder geschlossenen (c) Augen

TIPP

Alternativen
- Anstelle eines Kreisels können Sie auf einem gerollten Handtuch stehen.
- Anstelle eines Schaumstoffs können Sie auf einer gefalteten Gymnastikmatte stehen.

Dosierung/Wiederholungen

- Bleiben Sie etwa 15–40 Sekunden in einer Position und wechseln Sie dann in die nächste Position.
- Führen Sie den Zyklus 2- bis 3-mal durch.

Bitte beachten

- Es ist völlig egal, wenn es etwas wackelt. Hauptsache ist, dass die Schultern und Arme locker hängen.
- Ein leichtes Wackeln der Füße soll Sie nicht stören. Das Nervensystem benötigt diese Reize, um die Koordination zu verbessern und zu trainieren. Nach 2–3 Durchgängen nimmt dieses Wackeln meistens ab.

! Sorgen Sie für genügend Sicherheit!

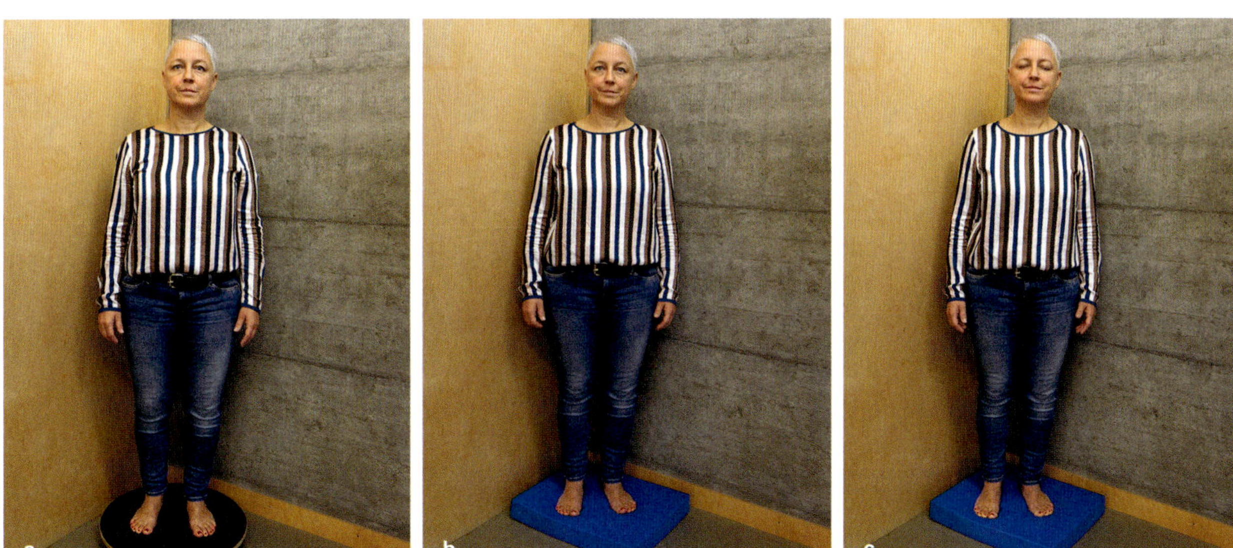

3

Einbeinstand

Der Einbeinstand ist nicht primär vom Gleichgewicht abhängig, sondern von der Kraft folgender Muskeln:

- Kraft der seitliche Hüftmuskeln
- Kraft der Wadenmuskulatur
- Stabilität und Koordination des Fußgewölbes

Haben Sie Schwierigkeiten mit dem Einbeinstand, sollten Sie zuerst diese Muskeln trainieren:

- Krafttraining der Wadenmuskulatur ➤ Kap.3.2.5
- Krafttraining der seitlichen Hüftmuskulatur ➤ Kap.3.2.5

Ausgangsstellung

Stehen Sie seitlich neben einer festen Einrichtung (z. B. Küchenzeile, Waschbecken, Sessel).

Durchführung

- Heben Sie einen Fuß ab und bleiben Sie so lange wie möglich auf einem Bein stehen.
- Versuchen Sie, wenn möglich, die Arme hängen zu lassen.

Dosierung/Wiederholungen

Täglich.

Steigerung

☐ Stehen Sie auf einem Schaumstoff.
☐ Stehen Sie auf einem Kreisel.
☐ Einbeinstand-Zirkel
  – Stehen Sie auf einem Bein auf dem Boden. Wechseln Sie das Bein (a).
  – Stehen Sie auf einem Bein auf einer gefalteten Matte oder später auf einem Schaumstoff (b). Wechseln Sie das Bein.
  – Stehen Sie auf einem Bein auf einem Kreisel. Wechseln Sie das Bein (c).
  – Stehen Sie auf einem Bein wieder auf dem Schaumstoff. Wechseln Sie das Bein.
  – Stehen Sie auf einem Bein wieder auf dem Boden. Wechseln Sie das Bein.
☐ Stehen Sie auf einem Bein und führen Sie zusätzliche Aufgaben durch wie
  – einen Ball von einer Hand in die andere werfen,
  – jonglieren,
  – einen Ball prellen oder an die Wand werfen und fangen,
  – mit den Augen nach links und rechts schauen und wieder zur Mitte,
  – optokinetische Stimulation mit dem Tablet.

Bitte beachten

- Lassen Sie, wenn möglich, die Arme hängen.

! Sorgen Sie für genügend Sicherheit.

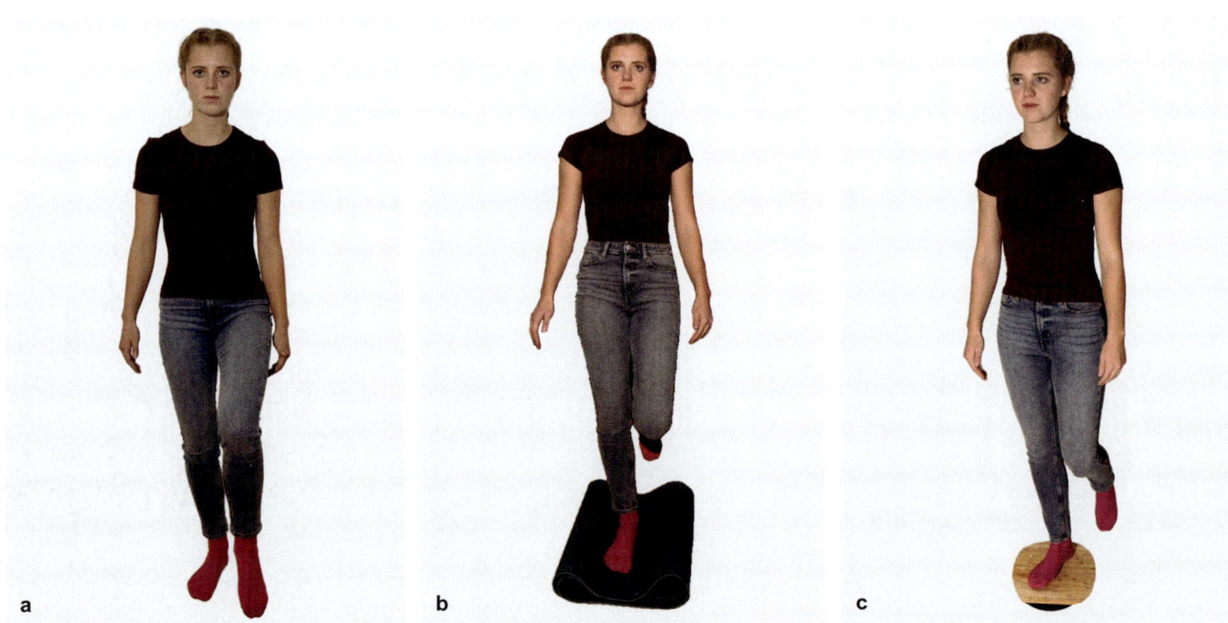

3.2.4 Dynamisches Gleichgewicht

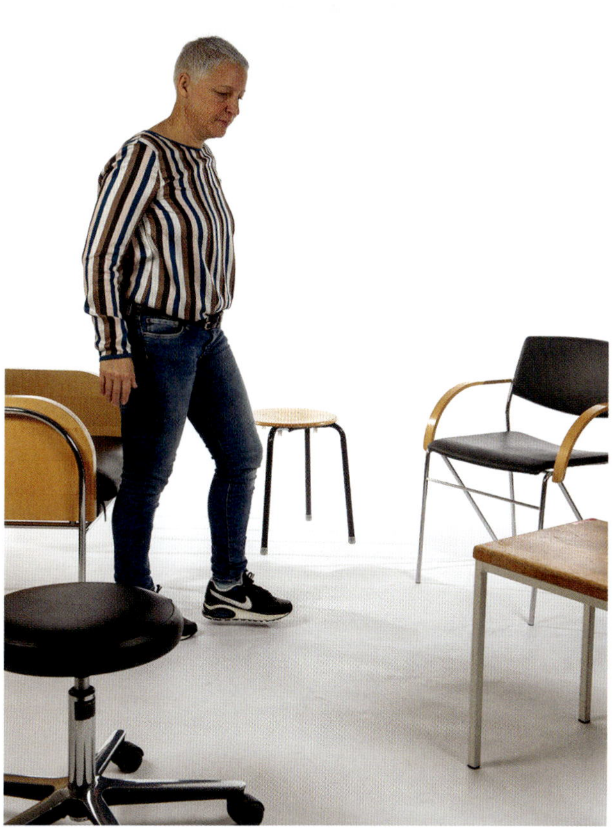

Während verschiedener Tätigkeiten müssen wir stets unser Gleichgewicht bewahren. Ständig wechseln die Anforderungen an das Gleichgewicht. Aufmerksamkeit und Planung tragen einen wesentlichen Teil dazu bei. Achten wir während der Tätigkeit besonders auf das Gleichgewicht, verbessert es sich während des Trainings.

Aufstehen/Absitzen von verschiedenen Sitzgelegenheiten

Dieses Training wird eingesetzt bei:

- Unsicherheiten beim Absitzen und Aufstehen von einem Stuhl.

! Bei Unsicherheit und Sturzgefahr darf dieses Training nur in Begleitung einer Hilfsperson oder in der Therapie durchgeführt werden.

Ausgangsstellung

- Stellen Sie unterschiedliche Stühle/Sitzgelegenheiten im Raum auf (Stuhl mit und ohne Armlehne, Sofa, Sessel, evtl. Bürostuhl).
- Setzen Sie sich auf einen der Stühle.

Durchführung

- Stehen Sie auf, gehen Sie zu einer anderen Sitzgelegenheit und setzen sich auf eine sichere Art und Weise.
- Wählen Sie die nächste Sitzgelegenheit aus, gehen Sie dorthin und setzen sich auf eine sichere Art und Weise.

Dosierung/Wiederholungen

- Insgesamt etwa 10–15 Wechsel auf eine andere Sitzgelegenheit
- 2- bis 3-mal pro Woche

Bitte beachten

- Lassen Sie wenn möglich beim Aufstehen und Absitzen die Schultern und Arme hängen.

! Bei Sturzgefahr ist dieses Training nicht geeignet oder nur mit einer Begleitperson durchzuführen.

Gleichgewicht beim Gehen

Bei Gangunsicherheit können folgende Trainings eingesetzt werden:

- Gehen Sie mit Tempowechsel, einmal schneller, einmal langsamer.
- Gehen Sie mit Kopf- oder Augenbewegungen (➤ Kap.3.4.6).
- Gehen Sie und halten Sie den Kopf für 2–5 m zur linken oder zur rechten Seite gedreht.
- Gehen Sie und drehen Sie sich in die Gegenrichtung um (180°).
- Gehen Sie mit 360°-Drehungen (➤ Kap.3.4.7).
- Lösen Sie eine kognitive Aufgabe während des Gehens (➤ Kap.3.13.6).

TIPP

Hilfestellung

- Gehen Sie mit besonderer Wahrnehmung der Füße/Beine (➤ Kap. 3.6.4)
- Gehen Sie mit Aktivierung der tiefen Bauchmuskeln (➤ Kap.3.2.6).
- Gehen Sie mit Aktivierung den tiefen Nackenmuskeln (➤ Kap. 3.8.6 bis ➤ 3.8.7).

3.2.5 Gleichgewicht und Kraft

Um unseren Körper gegen die Schwerkraft zu halten und das Gleichgewicht zu bewahren, ist genügend Muskelkraft nötig. Besonders wichtig ist die Streckmuskulatur der Beine:

- Wadenmuskulatur
- Kniestrecker (Quadrizeps)
- Hüftstrecker (Gesäßmuskeln)
- Seitliche Hüftmuskeln (Abduktoren)

Bei einer Schwäche der Muskeln ist auch das Gleichgewicht beeinträchtigt. Durch ein Krafttraining mit genügend Widerstand wird die Kraft verbessert.

MERKE

Für ein gutes Gleichgewicht ist ausreichend Kraft der Beinmuskulatur nötig.

Fallbeispiel

Nach einem Schlaganfall verbessert sich der Zustand eines 64-jährigen Mannes durch Rehabilitation, Therapie und Training deutlich. Er kann wieder Wanderungen und Fahrradtouren von 2–4 Stunden bewältigen. Dennoch schafft er es nicht, länger als 3 Sekunden auf seinem betroffenen Bein zu stehen (Einbeinstand), obwohl er dies täglich und seit Wochen übt. Nachdem er das Training der Wadenmuskulatur zwei Wochen lang nur noch einbeinig (s. u.) durchführt, kann er 14 Sekunden auf dem betroffenen Bein stehen.

Fallbeispiel

Eine 69-jährige Frau mit multipler Sklerose hat große Gleichgewichtsprobleme, im Stehen, bei Tätigkeiten im Haushalt und beim Gehen. Sie kommt auf die Idee, mehrmals in der Woche die Treppe in einem Hochhaus einmal vom Erdgeschoss bis nach oben (9 Stockwerke) zu gehen, um die Beine zu stärken. Nach einigen Wochen hat sich ihr Gleichgewicht derart verbessert, dass sie nicht mehr gestürzt ist und sogar von Fachpersonen auf ihr sichtbar besseres Gleichgewicht angesprochen wird.

Krafttraining der Beinstrecker

Dieses Training ist angezeigt, wenn Sie

- Mühe haben, ohne Hände aufzustehen,
- sich beim Treppensteigen aufwärts am Geländer hochziehen müssen.

Ausgangsstellung

Variante A: Sie stehen vor einem Stuhl.
Variante B: Sie stehen auf der untersten Stufe einer Treppe, Blick nach oben, mit leichtem Halt am Geländer.

TIPP

Alternative

Sie können stattdessen die Beinpresse (Leg Press) in einem Fitnesscenter oder in der Therapie nutzen.

Durchführung

Variante A:

- Führen Sie die Bewegung durch, als ob Sie sich hinsetzen möchten.
- Stoppen Sie kurz vor der Sitzfläche und richten sich wieder vollständig auf (a, b).

Variante B:

- Heben Sie einen Fuß und berühren Sie abwechselnd die obere und die darunterliegende Stufe (a, b).
- Versuchen Sie, die untere Stufe nur mit der Ferse zu berühren, ohne ganz abzustellen.

Dosierung/Wiederholungen

- Wiederholen Sie die Bewegung, bis Ihre Beine müde sind, jedoch maximal 15-mal.
- 3 Serien.
- Alle 2 Tage.

Steigerung

Schaffen Sie mehr als 15 Wiederholungen pro Serie, sollte die Schwierigkeit gesteigert werden:

- ☐ Hängen Sie sich einen Rucksack mit 5–10 Kilogramm Zucker, Mehl oder Getränken um.
- ☐ Haben Sie die Variante A durchgeführt, absolvieren Sie Variante B.

Bitte beachten

- Bei Beschwerden (z. B. Hüfte, Knie) stoppen Sie das Training und wenden Sie sich an Ihren Therapeuten.

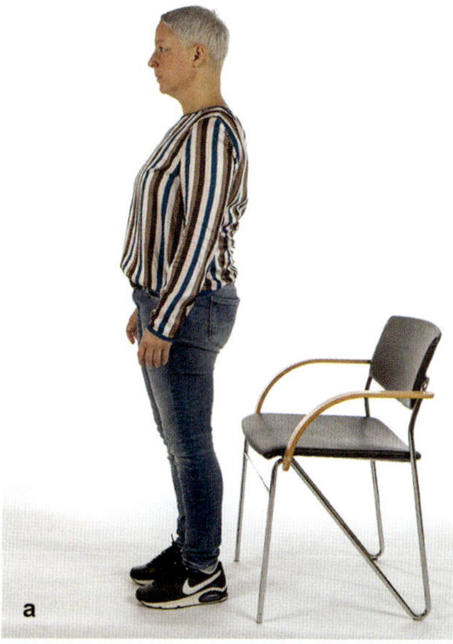
a

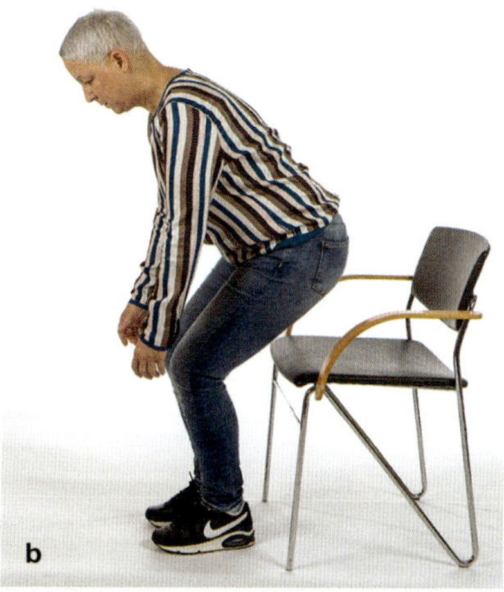
b

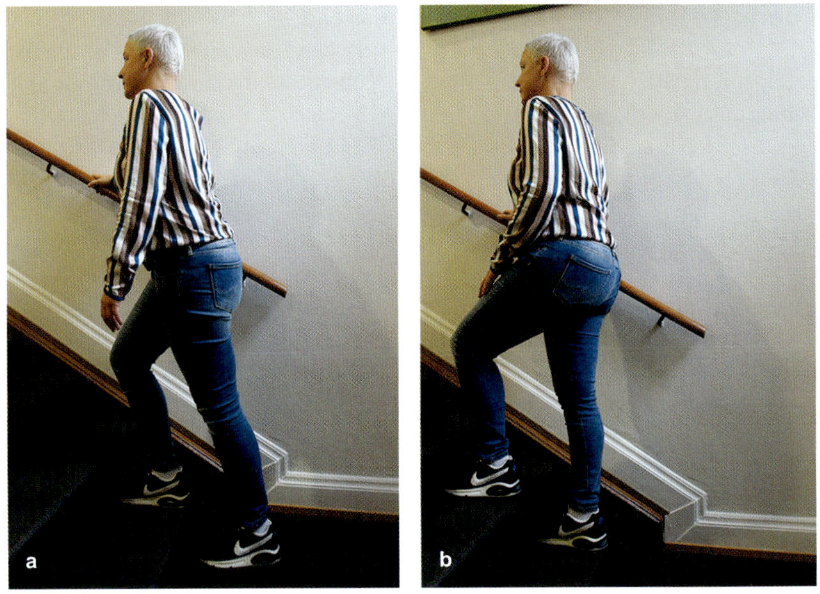

Treppentraining

Alternativ können Sie ihre Beine durch ein Treppentraining kräftigen.

Durchführung

- Gibt es bei Ihnen zuhause ein oder zwei Stockwerke, steigen Sie diese/s solange rauf und runter, bis Sie müde sind oder stoppen Sie, wenn Beschwerden auftreten.

Dosierung/Wiederholungen

Trainieren Sie alle zwei Tage oder einmal täglich.

Steigerung

- ☐ Bereitet Ihnen das Treppensteigen keine Mühe mehr, gehen Sie ein halbes Stockwerk oder ein ganzes Stockwerk mehr.
- ☐ Sie können das Treppentraining auch als Intervalltraining in 2–4 Serien mit doppelt so langer Sitzpause durchführen.

Bitte beachten

- ● Bei Gelenksproblemen wie Kniearthose ist dieses Training nicht geeignet.
- ● Bei Herzproblemen bei Anstrengung sprechen Sie zuerst mit Ihrem Arzt.
- ! Nehmen Beschwerden wie beispielsweise Gelenksschmerzen zu, stoppen Sie dieses Training und wenden Sie sich an Ihren Therapeuten.

Krafttraining der Wadenmuskulatur

Dieses Training ist angezeigt, wenn Sie Mühe haben,
- auf einem Bein zu stehen oder
- sich auf die Zehenspitzen zu stellen.

Ausgangsstellung

Stehen Sie vor einer festen Einrichtung (z. B. Küchenzeile, Waschbecken, Tisch).

Durchführung

Stellen Sie sich auf die Zehenspitzen hoch und wieder zurück (a, b).

Dosierung/Wiederholungen

- Wiederholen Sie die Bewegung, bis Sie ermüden oder die Bewegung nicht vollständig durchführen können, jedoch höchstens 15-mal.
- 3 Serien.
- Alle 2 Tage, bei Bedarf täglich.

Steigerung
Wenn Sie mühelos 15 Wiederholungen schaffen:
☐ Stehen Sie nur auf einem Bein und stellen Sie sich auf die Zehenspitzen hoch und wieder zurück (c, d).

Bitte beachten

- Die Knie bleiben gestreckt.
- Die Bewegung geht nach oben (nicht vor und zurück!).
- Nach Möglichkeit sollen die Hände/Arme nicht mithelfen (also kein Gewicht abnehmen).
- ● Bei Beschwerden (z. B. Fuß, Knie) stoppen Sie das Training.

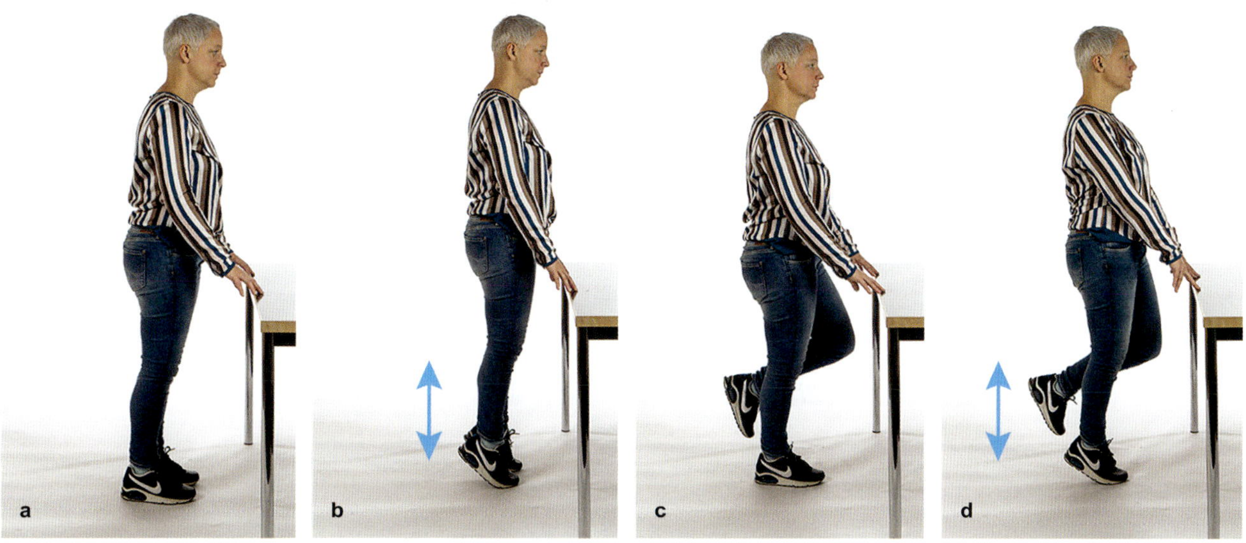

Krafttraining der seitlichen Hüftmuskulatur in Seitenlage

Dieses Training ist indiziert bei Instabilität im

- Tandemstand (➢ Kap. 3.2.3)
- Einbeinstand (➢ Kap. 3.2.3)
- Gehen mit seitlichen Abweichungen

Ausgangsstellung

- Sie befinden sich in Seitenlage, oberes Bein ist gestreckt.
- Das Becken liegt senkrecht.

Durchführung

- Die Ferse des oberen Beines nach unten schieben.
- Heben Sie das obere Bein ab, jedoch nur so hoch, dass sich das Becken nicht bewegt. Führen Sie dann das Bein wieder zurück.

Dosierung/Wiederholungen

- Wiederholen Sie die Bewegung, bis die seitliche Muskulatur müde ist.
- Machen Sie eine Pause von 1–1,5 Minuten.
- 3 Serien.
- Alle 2 Tage.

Bitte beachten

- Das Becken bleibt senkrecht und bewegt sich nicht.
- Das Bein darf sich nicht nach vorn bewegen oder nach außen drehen.
- Bei Beschwerden (z. B. Rücken) stoppen Sie das Training.

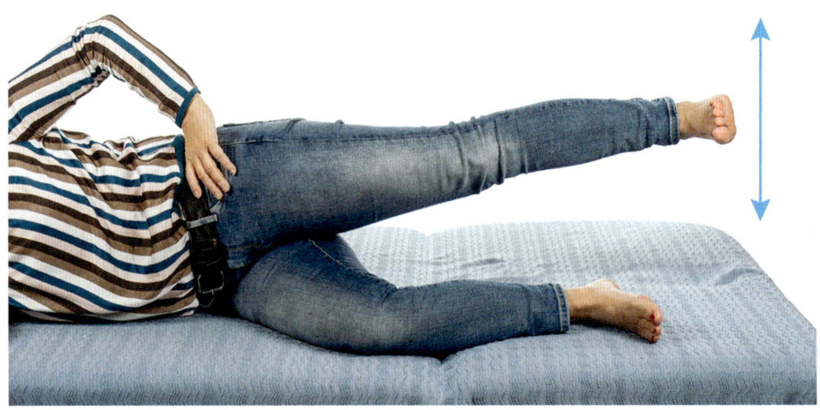

3

Krafttraining der seitlichen Hüftmuskulatur im Stehen

Dieses Training ist indiziert bei Instabilität im
- Tandemstand (➢ Kap.3.2.3)
- Einbeinstand (➢ Kap.3.2.3)
- Gehen mit seitlichen Abweichungen

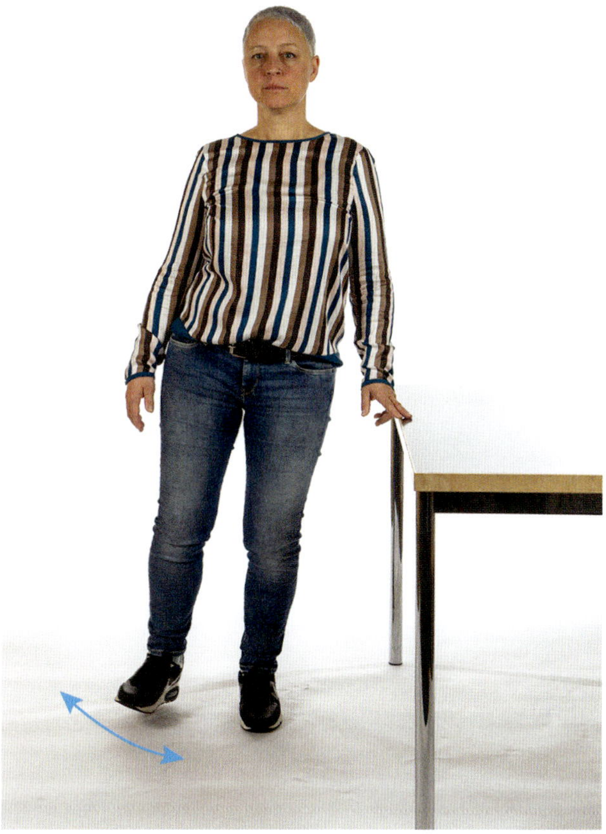

Ausgangsstellung

Stehen Sie seitlich an einer festen Einrichtung und halten sich mit der Hand.

Durchführung

- Bewegen Sie das äußere Bein in einer kurzen schnellen Bewegung nach außen und zurück.
- Drehen Sie sich um 180° und führen Sie dieselbe Bewegung mit dem anderen Bein durch.

Dosierung/Wiederholungen

- Wiederholen Sie die Bewegung so lange, bis Sie im Standbein müde werden (= 1. Serie).
- 3 Serien pro Bein.
- Alle 2 Tage.

Bitte beachten

- Der Oberkörper bleibt gerade.
- Das Becken (Hosenbund/Gürtel) bleibt horizontal.
- Bei Beschwerden (z. B. Rücken, Hüfte, Knie) stoppen Sie die Übung und besprechen dies mit Ihrem Therapeuten

3.2.6 Gleichgewicht und tiefe Haltungsmuskeln

Für die Stabilisierung der Gelenke, zur Haltungskontrolle und Erhaltung des Gleichgewichts sind hauptsächlich die tiefen stabilisierenden Muskeln verantwortlich:

- Tiefe Rückenmuskeln
- Tiefe Bauchmuskeln
- Tiefe Gelenkmuskeln

Die oberflächlichen Muskeln sind für die Ausführung von Bewegungen und die Entwicklung von Kraft zuständig.

MERKE

Für ein gutes Gleichgewicht und Haltungskontrolle sorgen die tiefen gelenknahen Muskeln.

Ziel der Therapie ist es, die tiefen Muskeln im Stehen, im Gehen, bei den Übungen und schließlich im Alltag zu aktivieren. Je öfter dies im Alltag gemacht wird, desto rascher wird die Grundspannung dieser Muskeln automatisiert, und Sie müssen sich nicht mehr darauf konzentrieren.

Tiefe Bauchmuskeln

Im unteren Bauch befindet sich ein tiefer, horizontal verlaufender Muskel. Dieser gehört zu anderen stabilisierenden Haltemuskeln (tiefe Rückenmuskeln, Gesäßmuskeln, Beckenboden).

Ausgangsstellung

- Sie liegen auf dem Rücken auf einer festen Unterlage.
- Die Beine sind aufgestellt.

Durchführung

- Spannen Sie den unteren Bauch (unterhalb des Bauchnabels) an und atmen Sie ruhig weiter (a).
- Halten Sie die Spannung 10 Sekunden.

TIPP

Hilfestellung

- Spannen Sie zusätzlich den Beckenboden an.
- Stellen Sie sich vor, Sie wollen eine enge Hose schließen.

Steigerung

☐ Heben Sie abwechselnd den rechten/linken Fuß 2 cm von der Unterlage ab (b), das Kreuz bleibt auf der festen Unterlage.

☐ Ziehen Sie erst beide Knie leicht zum Körper und halten die Beine angewinkelt. Senken Sie eine Ferse langsam und nur so weit ab, dass das Kreuz den Kontakt zur Unterlage behält. Heben Sie die Ferse wieder hoch und senken Sie die andere Ferse ab.

Dosierung/Wiederholungen

- 10-mal für jeweils 10 Sekunden
- Mehrmals täglich

Bitte beachten

Speichern Sie dieses Gefühl der leichten Anspannung der unteren Bauchmuskeln. Rufen Sie dieses Gefühl tagsüber bei Tätigkeiten ab. Je häufiger Sie diese Muskelaktivität im Alltag anwenden, desto besser und rascher wird sie automatisiert.

Tiefe Nackenmuskeln

Übungen zur Aktivierung der tiefen Nackenmuskeln finden Sie in ➢ Kap. 3.8.6 und ➢ Kap. 3.8.7.

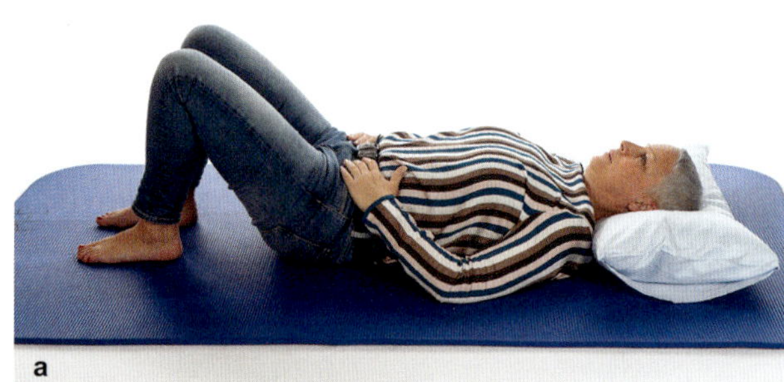

a

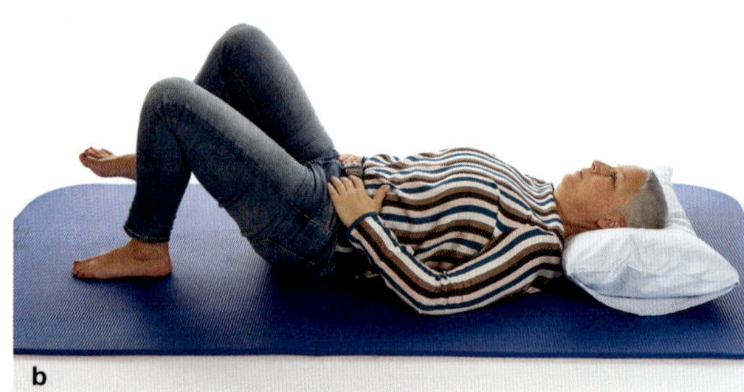

b

3.2.7 Schutzreaktionen (Schutzschritte)

Mit einem guten Gleichgewicht allein können Stürze nicht verhindert werden. Daher sind Schutzreaktionen der Beine und Arme unerlässlich. Diese Reaktionen müssen sehr rasch, automatisch und zuverlässig sein. Im Alter oder bei bestimmten Erkrankungen gehen diese Schutzschritte verloren. Mit einem Training können Kreuz- und Schutzschritte verbessert werden.

Training von Schutzschritten

Dieses Training wird eingesetzt, um Schutzschritte zu verbessern.

Ausgangsstellung

- Freier Stand.
- Bei Unsicherheit stehen Sie neben einer festen Einrichtung (z. B. Stuhl, Küchenzeile, Tisch).
- Falls möglich, bringen Sie Markierungen mit Klebstreifen am Boden an.

Durchführung

- Stehen Sie abwechselnd auf einem Bein und berühren Sie mit dem anderen Fuß die Markierungen am Boden.
- Führen sie die Übung anschließend mit dem anderen Bein durch.

Variante:

- Lassen Sie Musik spielen, die Ihnen gut gefällt.
- Berühren Sie die Punkte im Rhythmus der Musik.

Dosierung/Wiederholungen

- Üben Sie mit einem Bein, so lange die Bewegungen rund und koordiniert sind.
- 3-mal pro Woche bis täglich.

Alternative – App Clock Yourself

Mit der App Clock Yourself können Sie die Schritte einfach und spielerisch trainieren. Laden Sie sich dazu die App auf Ihr Handy unter **https://www.clockyourself.com.au**

Ausgangsstellung

- Stellen Sie das Handy in Augenhöhe auf ein Gestell.
- Stehen Sie in normaler Spur.

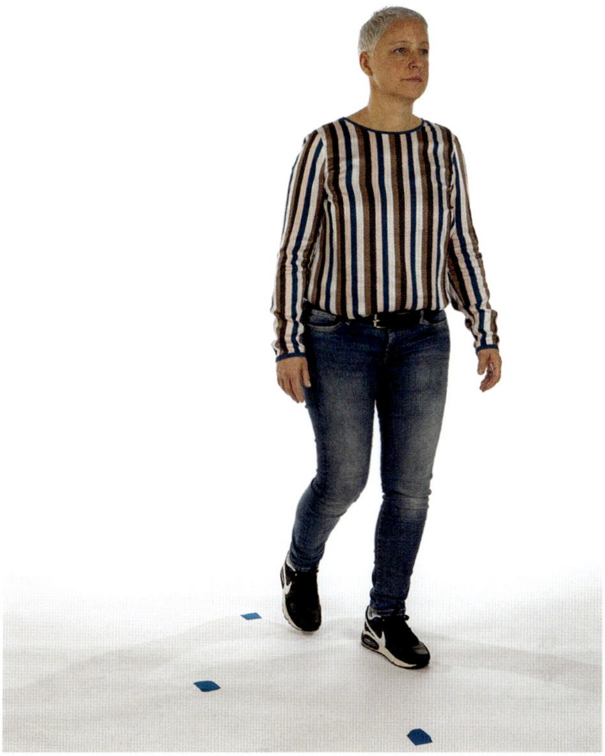

Durchführung

Beginnen Sie mit der einfachsten Aufgabe und mit einer geringeren Geschwindigkeit.

Steigerung

☐ Erhöhen Sie das Tempo.
☐ Wählen Sie eine schwierigere Aufgabe.

Bitte beachten

! Sorgen Sie für genügend Sicherheit!
● Bei Beschwerden (z. B. Rücken) stoppen Sie das Training.

3

Training von Kreuzschritten

Im Folgenden wird ein aufbauendes Training zur Verbesserung der Kreuzschritte aufgezeigt.

Ausgangsstellung

Sie stehen in einem Flur, anfangs mit Halten vor einem Geländer oder einer Wand.

Durchführung

Bei Bedarf halten Sie sich an einem Geländer oder an der Wand. Nachfolgend finden Sie ein aufbauendes Training, um die Kreuzschritte zu erlernen. Wenn Sie bereits Kreuzschritte machen können, beginnen Sie mit dem letzten Punkt.

- Gehen Sie seitwärts nach links und nach rechts.
- Gehen Sie seitwärts nach links bzw. rechts und überkreuzen Sie vorn (a).
- Gehen Sie seitwärts nach links bzw. rechts und überkreuzen Sie hinten (b).
- Gehen Sie seitwärts nach links bzw. rechts und überkreuzen Sie abwechselnd vorn und hinten.

Dosierung/Wiederholungen

Täglich.

Steigerung

- ☐ Sie führen das Training durch, ohne sich zu halten.
- ☐ Steigern Sie das Tempo.

Bitte beachten

- ! Sorgen Sie für genügend Sicherheit.
- ● Bei Beschwerden (z. B. Rücken, Hüfte, Knie, Fuss) stoppen Sie das Training.

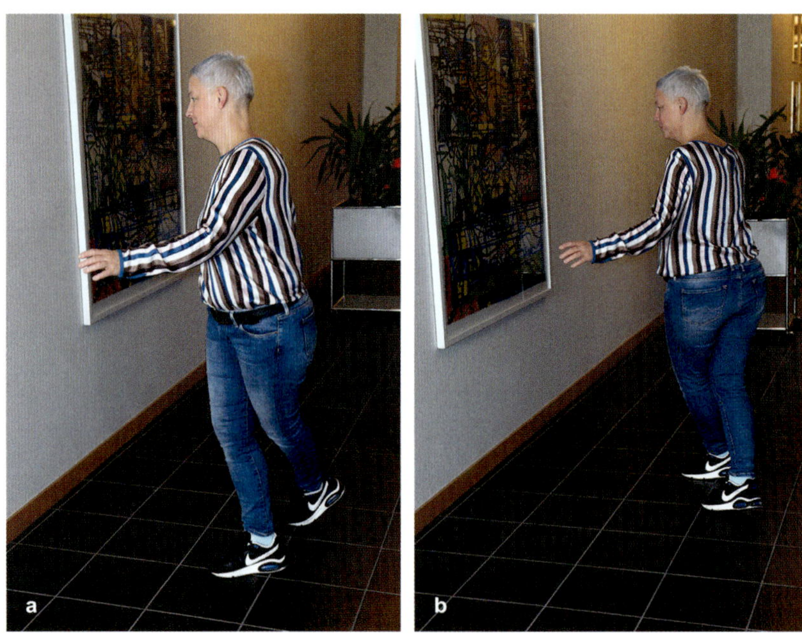

3

3.3 Gutartiger Lagerungsschwindel – Lagerungsmanöver

3.3.1 Symptome

Der benigne paroxysmaler Lagerungsschwindel (BPLS) ist charakterisiert durch anfallartige Drehschwindelattacken. Der heftige Drehschwindel tritt mit einer Verzögerung von 2–4 Sekunden auf, nimmt zunächst zu und dann ab und dauert 10–60 Sekunden.

Der Schwindel kann von einer Stunde auf die andere oder von einem Tag auf den anderen auftreten.

Hinterer (posteriorer) Bogengang

Der heftige Drehschwindel wird ausgelöst durch:

- Sich hinlegen, aufsitzen
- Drehen im Bett, vor allem zur betroffenen Seite
- Kopfbewegungen nach oben oder unten
- Wäsche aufhängen
- Bücken, Schuhe binden

Ist der Schwindel beim Drehen im Bett nach links stärker, ist das linke Organ betroffen. Ist der Schwindel beim Drehen nach rechts stärker, ist es das rechte Organ.

Fallbeispiel

Ein 68-jähriger Mann mit somatoformem Schwindel, Morbus Menière und vestibulärer Unterfunktion berichtet über einen Drehschwindel bei Kopfbewegungen, beim nach oben Schauen, beim Abliegen und Drehen im Bett vor allem nach links. Aufgrund der Beschreibung und erster Tests vermutet der spezialisierte Physiotherapeut einen Lagerungsschwindel. Der Test für den linken hinteren Bogengang ist positiv. Anschließend wird das Epley-Manöver für das linke Organ durchgeführt. In der nächsten Sitzung berichtet der Patient erfreut, dass der Drehschwindel bei Kopfbewegungen, beim sich Hinlegen ins Bett und Drehen im Bett nicht mehr auftritt.

Horizontaler (lateraler) Bogengang

Der heftige Drehschwindel wird ausgelöst durch:

- Drehen im Bett nach beiden Seiten, manchmal auch nur zu einer Seite
- Starke Kopfbewegungen nach oben oder unten
- Bücken
- Sich hinlegen

Um die betroffene Seite zu bestimmen, muss eine spezialisierte Fachperson den Test mit einer Spezialbrille (Frenzel-Brille) durchführen, um die Richtung der rhythmischen Augenbewegungen (Nystagmus) herauszufinden.

MERKE

Im Zweifelsfall machen Sie das Manöver einmal auf die linke Seite und einmal auf die rechte Seite.

Bei einer seltenen Variante tritt der heftige Drehschwindel in Seitenlage sofort auf und bleibt, solange die Person auf dieser Seite liegt. Dann ist das gegenüberliegende Organ betroffen, das heißt in Seitenlage links ist das rechte Organ betroffen.

Fallbeispiel

Wegen eines sehr heftigen Drehschwindels kann ein 66-jähriger Mann nicht mehr auf der rechten Seite liegen. Er hatte 2-mal ein Schleudertrauma mit starken Nackenverspannungen und Kopfschmerzen. In einem Schwindelzentrum konnte sein Schwindel nicht behandelt werden. In der spezialisierten Physiotheraie vermutete man einen Lagerungsschwindel des horizontalen Bogengangs (ageotrope Variante, Cupulolithiasis). Es wird das Barbecue-Manöver für das linke Organ durchgeführt (➤ Kap. 3.3.8). In der darauffolgenden Nacht erwacht er auf der rechten Seite liegend, ohne jeglichen Schwindel.

3.3.2 Hintergrund

Der gutartige Lagerungsschwindel ist mit knapp 18 % die häufigste Ursache für einen Schwindel. Obwohl der heftige Drehschwindel als sehr bedrohlich erlebt wird, ist diese Schwindelform, wie der Name sagt, unbedenklich und gut zu behandeln. In der Regel genügt ein einfaches Manöver für Beschwerdefreiheit. Manchmal muss das Manöver 2- bis 3-mal wiederholt werden.

Der hintere (posteriore) Bogengang ist mit 85–90 % am häufigsten betroffen. Der horizontale (laterale) Bogengang ist in 10–15 % der Fälle betroffen und hat mehrere Varianten. Der vordere (anteriore) Bogengang ist selten betroffen.

Ursache

Wie in der Einführung (➤ Kap. 1.1.1) beschrieben, sind auf den Otolithenorganen (Utriculus und Sacculus) Steinchen, sogenannte Otolithen (Kalziumkarbonatkristalle) aufgeklebt. Diese können sich lösen und in einen Bogengang geraten (➤ Abb. 3.1). Dort lösen sie den unangenehmen Drehschwindel aus. Die Steinchen können entweder im Bogengang frei herumschwimmen (Canalolithiasis) oder sich an der Cupula anhaften (Cupulolithiasis).

Der häufigste Grund (50–70 %) sind altersbedingte Veränderungen. Mit zunehmendem Alter können sich die Otholithen zersetzen (➤ Abb. 3.2) und sich spontan von der Oberfläche des „Puddings“ lösen.

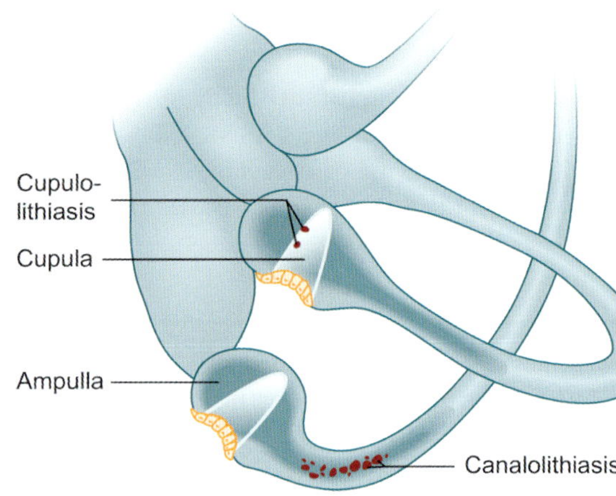

Abb. 3.1 Die Otolithen (Kristalle) befinden sich im Bogengang (Canalolithiasis) oder kleben am Sinnesorgan (Cupulolithiasis). [L231]

Weitere Gründe sind:

- Kopftrauma, z. B. durch einen Schlag gegen den Kopf oder einen Sturz
- Vitamin-D-Mangel
- Erkrankung des Innenohrs (Neuritis vestibularis, Morbus Menière)

Untersuchung und Behandlung

Um herauszufinden, ob ein gutartiger Lagerungsschwindel vorliegt, führt die Fachperson die passenden Tests mit einer Spezialbrille (Frenzel-Brille) durch. Das Glas der Frenzel-

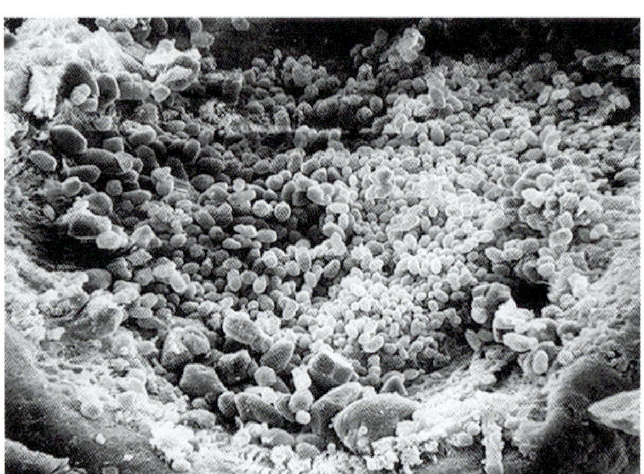

Abb. 3.2 Veränderungen (Abnutzung) der Kristalle im Schwerkraftorgan [G449]

Brille vergrößert die Augen, damit die Augenbewegungen (Nystagmus) besser erkennbar sind. Zudem sieht der Patient dadurch unscharf und kann nicht fixieren. Treten der typische Schwindel und der typische Nystagmus auf, ist der Test positiv. In diesem Fall wird zur Befreiung ein passendes Manöver durchgeführt (➤ Tab. 3.2).

Ziel der Therapie ist es, die Steinchen wieder aus dem Bogengang hinauszubefördern. Mit dem Manöver wird der Kopf so bewegt, dass die Steinchen im Bogengang mit der Schwerkraft zum Ausgang und von dort wieder zurück in den Utriculus fallen. Dort stören die Steinchen nicht und es tritt kein Schwindel mehr auf. Nach 1–2 Manövern ist der Schwindel meistens beseitigt.

WICHTIG!

- Die Manöver sind nur angezeigt, wenn typischer Schwindel vorhanden ist oder ein Lagerungsschwindel durch Tests diagnostiziert wurde. Nach maximal 2–4 Manövern sollte der Schwindel nicht mehr auftreten. Tritt der Schwindel trotzdem auf, handelt es sich möglicherweise um eine andere Schwindelform.
- Bei sehr häufig durchgeführten Manövern können zusätzliche Probleme der Halswirbelsäule entstehen.

Tab. 3.2 Behandlung (Befreiungsmanöver) beim Lagerungsschwindel

Bogengang	Befreiungsmanöver
Hinterer (posteriorer) Bogengang	• Epley-Manöver • Semont-Manöver
Horizontaler (lateraler) Bogengang	• Gufoni-Manöver • Barbecue-Manöver • Zuma-Manöver

Nach erfolgreichem Lagerungsmanöver kann bei einem Teil der Betroffenen ein konstanter Benommenheitsschwindel im Stehen und Gehen auftreten. Diese Schwindelform ist kein Lagerungsschwindel, sondern ein funktioneller Schwindel und völlig ungefährlich. Bewegen Sie sich ganz normal. Bleibt der Schwindel bestehen, folgen Sie ➤ Kap. 3.13.

Nachfolgend zeigt eines von mehreren Fallbeispielen, dass ein korrekt durchgeführtes Lagerungsmanöver eine sehr gute Wirkung hat. Wird das Manöver nicht korrekt durchgeführt oder ein unwirksames Manöver angewendet, bleibt der Erfolg aus und kann sogar zu einer Zunahme von Schwindel führen.

Fallbeispiel

Bei einer 54-jährigen Frau diagnostiziert ein HNO-Arzt einen Lagerungsschwindel und instruiert das Brandt-Daroff-Manöver (➤ Kap. 3.4.14). Wie angewiesen macht sie das Manöver 3-mal täglich. Der Schwindel wird jedoch nicht besser, ganz im Gegenteil. Es stellen sich eine zunehmende Übelkeit, Magenprobleme und Appetitlosigkeit ein. Nach 2 Wochen meldet sie sich in der spezialisierten Physiotherapie. Der Test für den Lagerungsschwindel ist immer noch positiv. Danach wird das Epley-Manöver durchgeführt. Seither hat sie keinerlei Schwindel mehr.

Prophylaxe

Das regelmäßige Durchführen der Manöver zur Prophylaxe kann gemäss wissenschaftlichen Untersuchungen einen erneuten Lagerungsschwindel **nicht** verhindern. Regelmäßige Manöver können zudem ernsthafte Nackenbeschwerden und Schwindel verursachen. Deshalb raten wir von regelmäßigen Manövern ab. Aus unseren Erfahrungen können regelmäßige Manöver sogar zu ernsthaften Nackenproblemen und einer allgemeinen Zunahme von Gangunsicherheit und Schwindel führen. Im Zweifelsfall bei einer spezialisierten Fachperson melden.

MERKE

- Leitlinien empfehlen, die Manöver durch eine Fachperson durchführen zu lassen.
- Führen Sie die Lagerungsmanöver nur durch, wenn der typische Lagerungsschwindel vorliegt. Nach maximal 2–4 Manövern sollte der Schwindel nicht mehr vorhanden sein.
- Regelmäßige Manöver sind **nicht** sinnvoll.

Manche Fachpersonen empfehlen, nach dem Manöver für mehrere Stunden in aufrechter Position zu bleiben oder auf der gesunden Seite zu liegen. Untersuchungen zeigen, dass dies eine prophylaktische Wirkung haben kann. Die Erfolgsrate liegt jedoch nur bei etwa 10 %. Daher empfehlen wir, auf solche Positionseinschränkungen zu verzichten und bei einem erneuten Lagerungsschwindel das Manöver zu wiederholen.

Ein Vitamin-D-Mangel scheint einen wiederholten Lagerungsschwindel zu begünstigen. Bei einem Vitamin-D-Mangel und wiederholtem Lagerungsschwindel ist die regelmäßige Einnahme dieses Vitamins sehr zu empfehlen. Nach neuen Studien reduziert Vitamin D den Lagerungsschwindel.

TIPP

Tritt der Lagerungsschwindel wiederholt auf, lassen Sie Ihren Vitamin-D-Spiegel bestimmen. Ist er niedrig, sollten Sie Vitamin D zu sich nehmen.

3.3.3 Epley-Manöver für den **linken hinteren** Bogengang

● Wenn Sie starke Nackenbeschwerden haben oder eine Instabilität der Halswirbelsäule verspüren, ist dieses Manöver nicht geeignet. Führen Sie dann das Semont-Manöver durch oder das Epley-Manöver mit einer Fachperson auf einer Liege mit nach untem verstellbaren Kopfteil mit stabilisierter Halswirbelsäule.

Ausgangsstellung

- Setzen Sie sich mit ausgestreckten Beinen auf das Bett, an den linken Bettrand.
- Ein Kissen ist so hinter Ihnen platziert, dass es unter dem Brustkorb liegt, wenn Sie sich nach hinten legen.

ACHTUNG!

- Wenn Sie einen Rundrücken haben, nehmen Sie nur ein dünnes Kissen.
- Haben Sie einen starken Rundrücken, verzichten Sie auf ein Kissen.

Durchführung

- Drehen Sie den Kopf 45° nach links (a).
- Legen Sie sich nach hinten ab. Durch das Kissen oder den Rundrücken ist nun der Kopf nach hinten überstreckt (b).
- **Warten Sie 1 Minute.**
- Drehen Sie den Kopf in die Mitte (c).
- **Warten Sie 30 Sekunden.**
- Drehen Sie den Kopf nach rechts (d).
- **Warten Sie 30 Sekunden.**
- Drehen Sie den ganzen Körper mit dem Kopf ganz auf die rechte Seite, sodass Ihr Gesicht nach unten schaut (e).
- **Warten Sie 1 Minute.**
- Machen Sie ein Doppelkinn und setzen Sie sich auf.
- Halten Sie den Kopf noch **30 Sekunden** nach vorn gebeugt (f).

Dosierung/Wiederholungen

- 1- bis 2-mal.
- Tritt kein Schwindel mehr auf, ist das Manöver nicht mehr nötig.

Bitte beachten

! Ist der Schwindel nach 4 Manövern immer noch vorhanden, stoppen Sie mit den Manövern und nehmen Sie mit einer spezialisierten Fachperson Kontakt auf.

https://youtu.be/1eIZBNI_gp4

Erklärvideo:
https://youtu.be/HrxDvkAy6gw

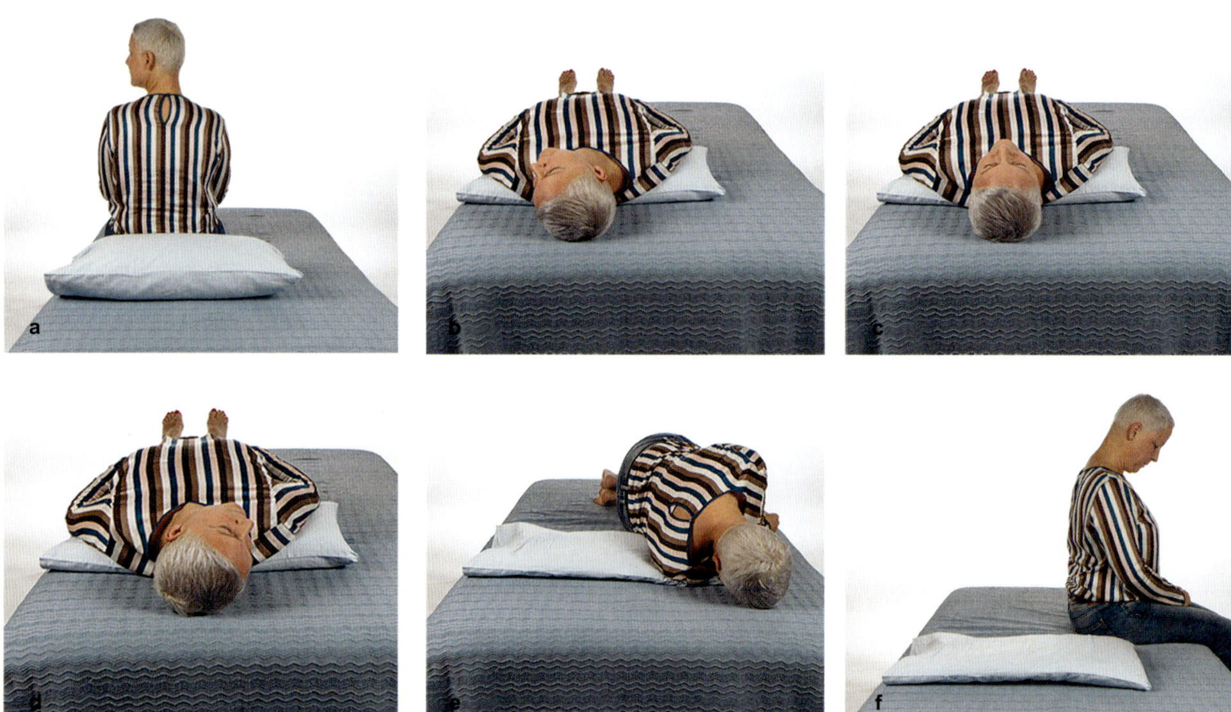

3.3.4 Semont-Manöver für den **linken hinteren** Bogengang

● Wenn Sie starke Nackenbeschwerden haben oder an einer Überbeweglichkeit der Halswirbelsäule leiden, führen Sie das Manöver mit einer Fachperson durch.

Ausgangsstellung

Setzen Sie sich in der Mitte des Bettes an den Bettrand.

Durchführung

- Drehen Sie den Kopf 45° nach rechts. Der Kopf bleibt während des gesamten Manövers in dieser Stellung (schauen Sie immer zur rechten Schulter) (a).
- Legen Sie sich auf die linke Seite und legen Sie den Kopf ganz ab. Dabei schaut Ihr Gesicht nach schräg oben (b).
- **Warten Sie 2 Minuten.**
- Schwingen Sie sich in einer sehr schnellen Bewegung zur Gegenseite auf die rechte Seite. Das Gesicht schaut nach schräg unten (c).
- **Warten Sie 2 Minuten.**
- Machen Sie ein Doppelkinn und setzen Sie sich auf.
- Halten Sie den Kopf noch **30 Sekunden** nach vorn gebeugt (d).

Dosierung/Wiederholungen

- 1-bis 2-mal.
- Tritt kein Schwindel mehr auf, ist das Manöver nicht mehr nötig.

Bitte beachten

! Ist der Schwindel nach 4 Manövern immer noch vorhanden, stoppen Sie mit den Manövern und nehmen Sie mit einer spezialisierten Fachperson Kontakt auf.

https://youtu.be/3eseP2yEyac

Erklärvideo:
https://youtu.be/ka0mvIALc0I

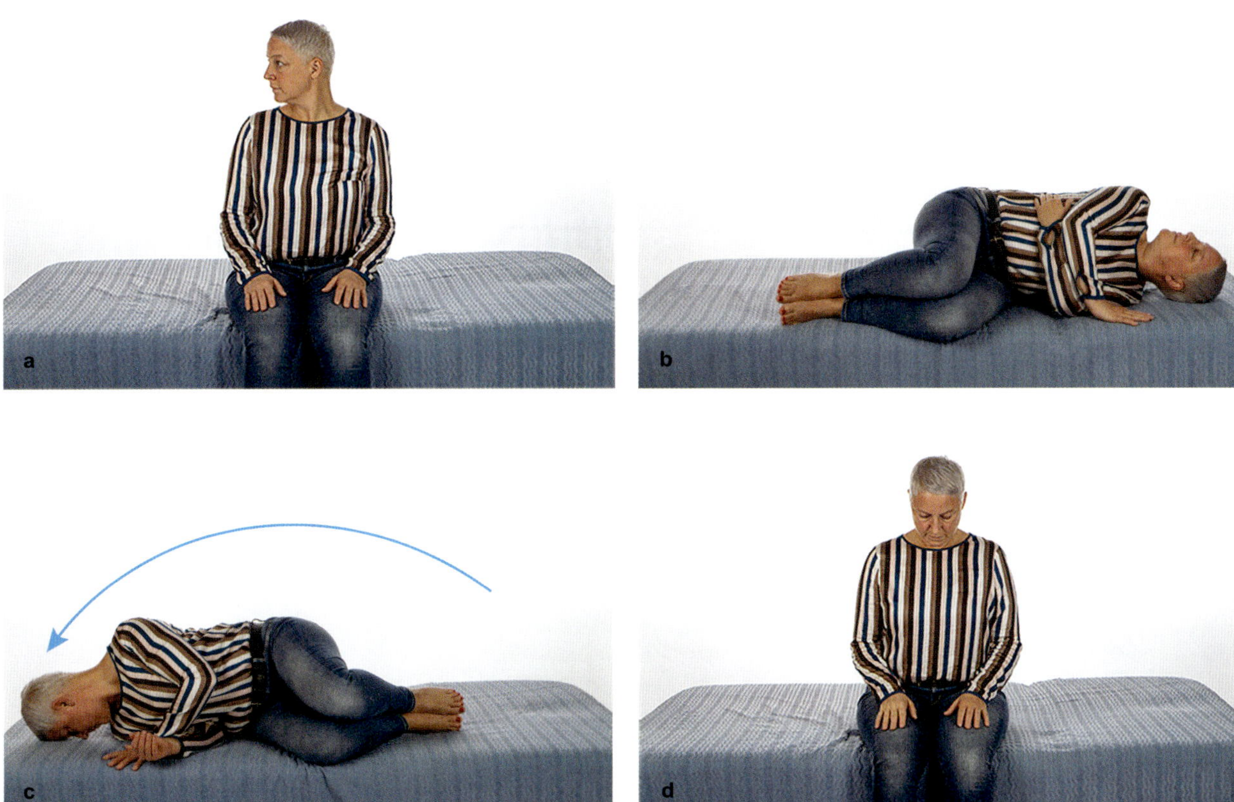

3.3.5 Epley-Manöver für den **rechten hinteren** Bogengang

● Wenn Sie starke Nackenbeschwerden haben oder eine Instabilität der Halswirbelsäule verspüren, ist dieses Manöver nicht geeignet. Führen Sie dann das Semont-Manöver durch oder das Epley-Manöver mit einer Fachperson auf einer Liege mit nach untem verstellbaren Kopfteil mit stabilisierter Halswirbelsäule.

Ausgangsstellung

- Setzen Sie sich mit ausgestreckten Beinen auf das Bett, an den rechten Bettrand.
- Ein Kissen ist so hinter Ihnen platziert, dass es unter dem Brustkorb liegt, wenn Sie sich nach hinten ablegen.

ACHTUNG!

- Wenn Sie einen Rundrücken haben, nehmen Sie nur ein dünnes Kissen.
- Wenn Sie einen starken Rundrücken haben, verzichten Sie auf ein Kissen.

Durchführung

- Drehen Sie den Kopf 45° nach rechts (a).
- Legen Sie sich nach hinten ab. Durch das Kissen oder den Rundrücken ist nun Ihr Kopf nach hinten überstreckt (b).
- **Warten Sie 1 Minute.**
- Drehen Sie den Kopf in die Mitte (c).
- **Warten Sie 30 Sekunden.**
- Drehen Sie den Kopf nach links (d).
- **Warten Sie 30 Sekunden.**
- Drehen Sie den ganzen Körper mit dem Kopf ganz auf die linke Seite, sodass das Gesicht nach unten schaut (e).
- **Warten Sie 1 Minute.**
- Machen Sie ein Doppelkinn und setzen Sie sich auf.
- Halten Sie den Kopf noch **30 Sekunden** nach vorn gebeugt(f).

Dosierung/Wiederholungen

- 1- bis 2-mal pro Tag.
- Tritt kein Schwindel mehr auf, ist das Manöver nicht mehr nötig.

Bitte beachten

! Ist der Schwindel nach 4 Manövern immer noch vorhanden, stoppen Sie mit den Manövern und nehmen Sie mit einer spezialisierten Fachperson Kontakt auf.

https://youtu.be/kYfbGdYjz_E

Erklärvideo:
https://youtu.be/LCLCLjy3C-M

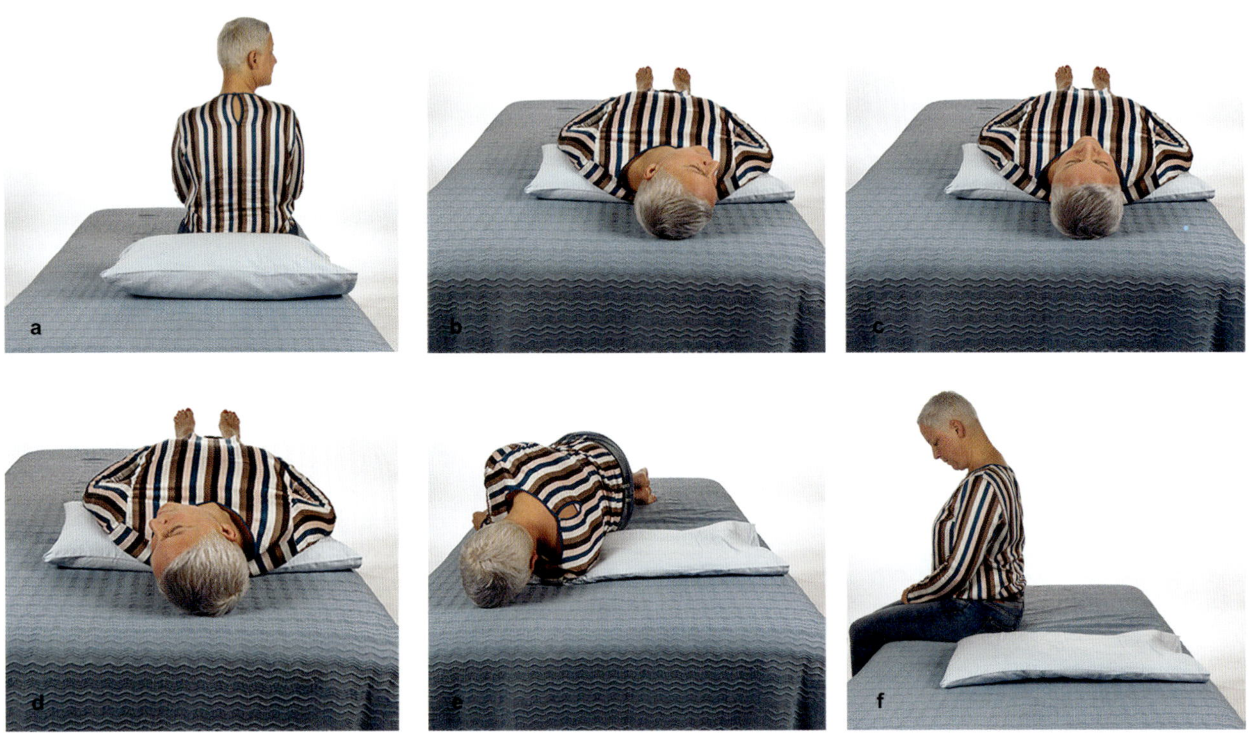

3.3.6 Semont-Manöver für den **rechten hinteren** Bogengang

● Wenn Sie starke Nackenbeschwerden haben oder an einer Überbeweglichkeit der Halswirbelsäule leiden, führen Sie das Manöver mit einer Fachperson durch.

Ausgangsstellung

Setzen Sie sich in der Mitte des Bettes an den Bettrand.

Durchführung

- Drehen Sie den Kopf 45° nach links. Der Kopf bleibt während des gesamten Manövers in dieser Stellung (schauen Sie immer zur linke Schulter) (a).
- Legen Sie sich auf die rechte Seite und legen den Kopf ganz ab. Dabei schaut Ihr Gesicht nach schräg oben (b).
- **Warten Sie 2 Minuten.**
- Schwingen Sie sich in einer sehr schnellen Bewegung zur Gegenseite auf die linke Seite. Das Gesicht schaut nach schräg unten (c).
- **Warten Sie 2 Minuten.**
- Machen Sie ein Doppelkinn und setzen Sie sich auf.
- Halten Sie den Kopf noch **30 Sekunden** nach vorn gebeugt (d).

Dosierung/Wiederholungen

- 1- bis 2-mal.
- Tritt kein Schwindel mehr auf, ist das Manöver nicht mehr nötig.

Bitte beachten

! Ist der Schwindel nach 4 Manövern immer noch vorhanden, stoppen Sie mit den Manövern und nehmen Sie mit einer spezialisierten Fachperson Kontakt auf.

https://youtu.be/WuZxOw68Rys

Erklärvideo:
https://youtu.be/8qbRkOjsNcw

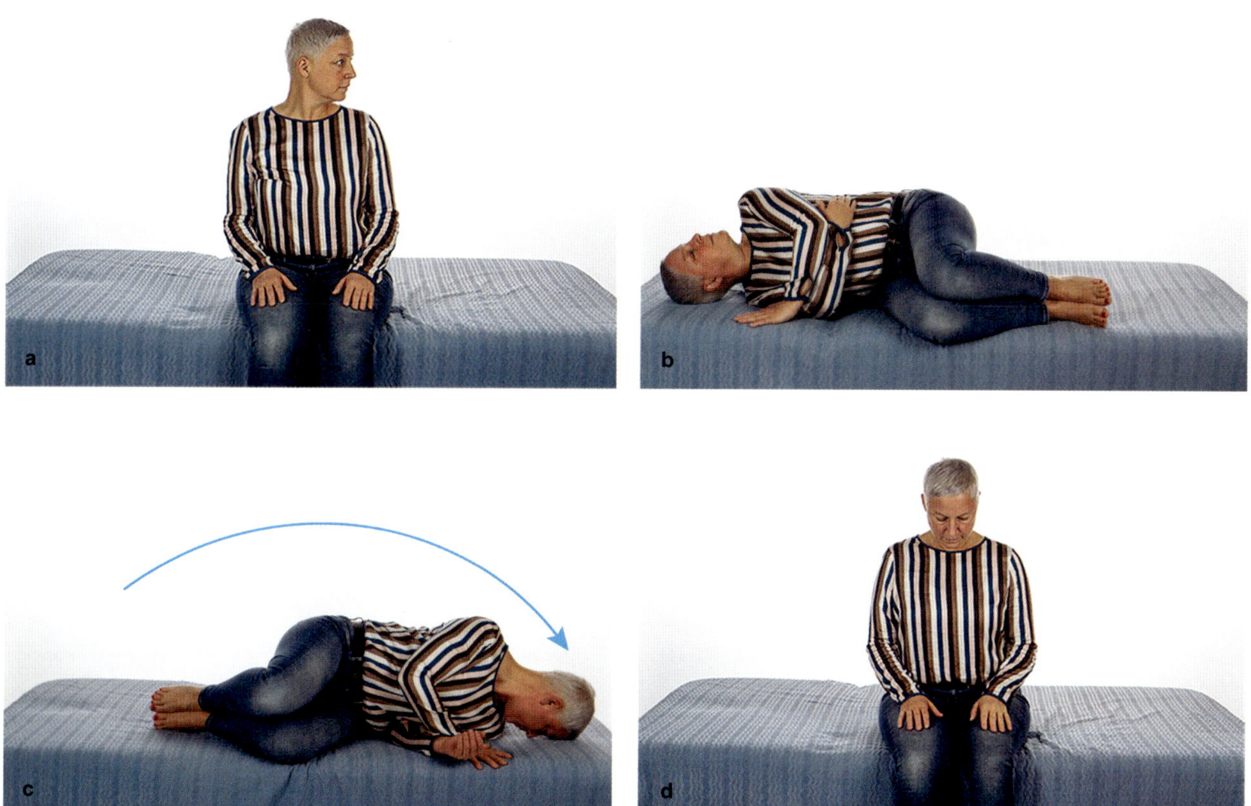

3.3.7 Gufoni-Manöver für den **linken horizontalen** Bogengang

Ausgangsstellung

Setzen Sie sich in der Mitte des Bettes an den Bettrand (a).

Durchführung

- Legen Sie sich auf die rechte Seite (b).
- **Warten Sie 1 Minute.**
- Drehen Sie den Kopf nach unten, sodass Ihr Gesicht zum Boden zeigt (c).
- **Warten Sie 2 Minuten.**
- Setzen Sie sich wieder auf (d).

Dosierung/Wiederholungen

- 1- bis 2-mal.
- Tritt kein Schwindel mehr auf, ist das Manöver nicht mehr nötig.

Bitte beachten

! Ist der Schwindel nach 4 Manövern immer noch vorhanden, stoppen Sie mit den Manövern und nehmen Sie mit einer spezialisierten Fachperson Kontakt auf.

https://youtu.be/Bu7sN-08Eeo

Erklärvideo:
https://youtu.be/Uf6kHOdwWVg

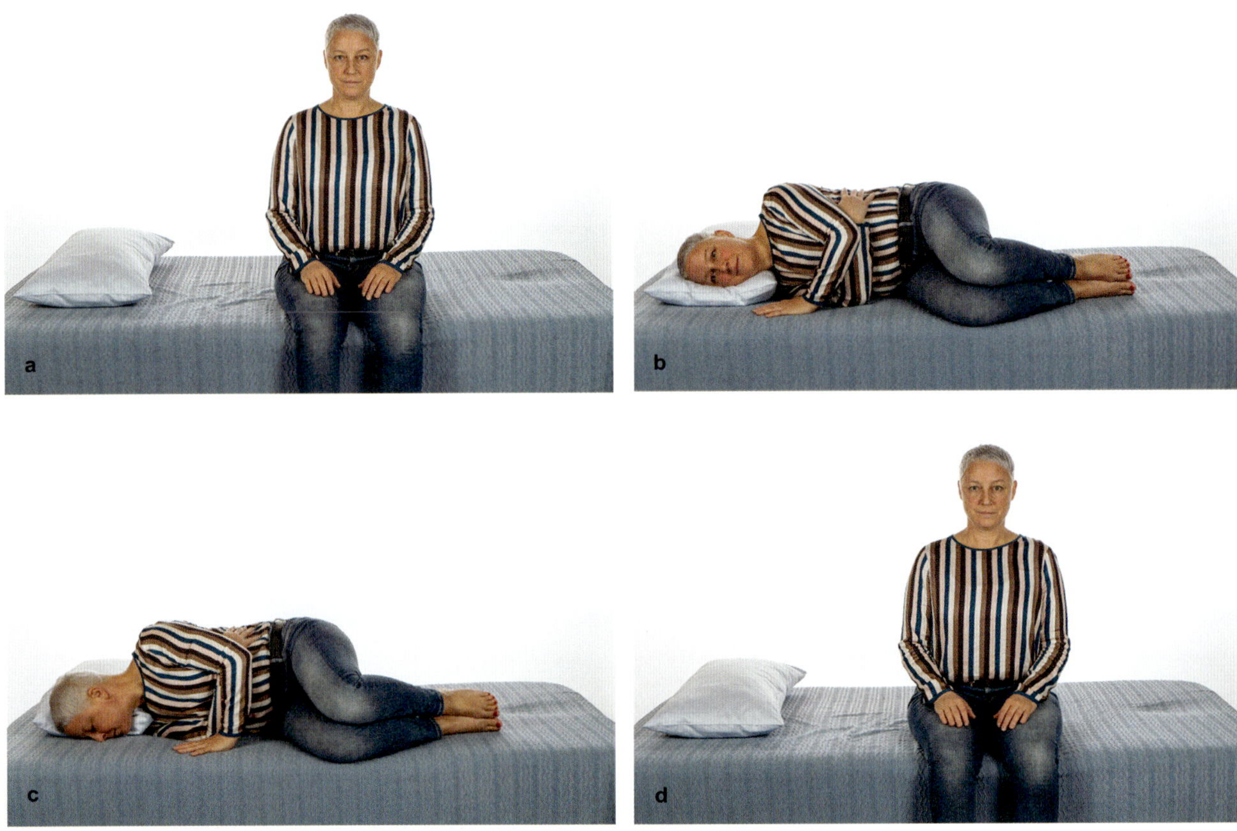

3.3.8 Barbecue-Manöver für den **linken horizontalen** Bogengang

Ausgangsstellung

Legen Sie sich auf die linke Seite und bleiben Sie **1 Minute** in dieser Position (a).

Durchführung

- Drehen Sie sich auf den Rücken (b).
- **Warten Sie 1 Minute.**
- Drehen Sie sich auf die rechte Seite (c).
- **Warten Sie 1 Minute.**
- Drehen Sie sich weiter über die rechte Seite auf den Bauch (d).
- **Warten Sie 1 Minute.**
- Drehen Sie sich weiter, sodass Sie wieder auf der linken Seite liegen (e).

Dosierung/Wiederholungen

- 1- bis 2-mal.
- Tritt kein Schwindel mehr auf, ist das Manöver nicht mehr nötig.

Bitte beachten

! Ist der Schwindel nach 4 Manöver immer noch vorhanden, stoppen Sie mit den Manövern und nehmen Sie mit einer spezialisierten Fachperson Kontakt auf.

https://youtu.be/GRfyE0r9wu8

Erklärvideo:
https://youtu.be/WKyN0Z7dk5o

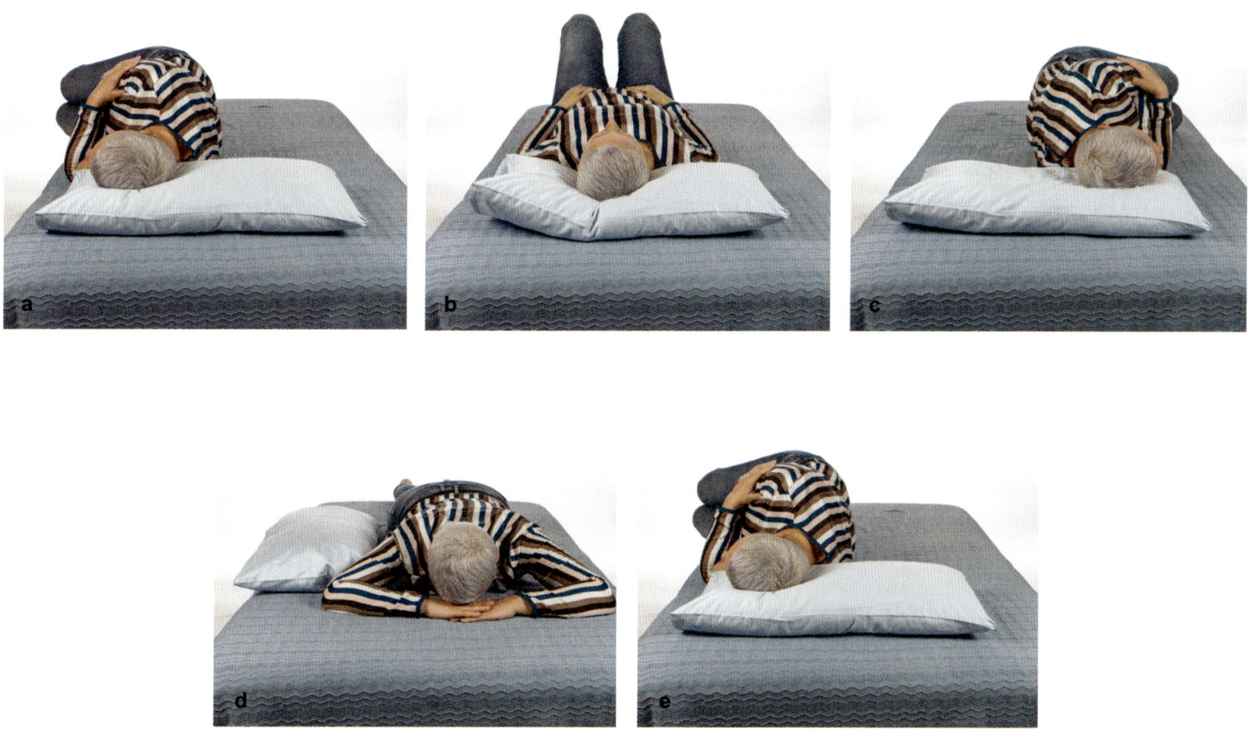

3.3.9 Zuma-Manöver für den **linken horizontalen** Bogengang

Ausgangsstellung

Setzen Sie sich an die Bettkante, sodass das Kissen auf Ihrer linken Seite liegt.

Durchführung

- Legen Sie sich zügig auf ihre linke Seite ab.
- **Warten Sie 1 Minute.**
- Drehen Sie sich auf den Rücken.
- **Warten Sie 1 Minute.**
- Drehen Sie sich auf die rechte Seite.
- **Warten Sie 1 Minute.**
- Drehen Sie den Kopf nach unten, so dass Ihr Gesicht zum Boden zeigt.
- **Warten Sie 1 Minute.**
- Setzen Sie sich wieder auf.

Dosierung/Wiederholungen

- 1- bis 2-mal.
- Tritt kein Schwindel mehr auf, ist das Manöver nicht mehr nötig.

Bitte beachten

! Ist der Schwindel nach 4 Manövern immer noch vorhanden, stoppen Sie mit den Manövern und nehmen Sie mit einer spezialisierten Fachperson Kontakt auf.

https://youtu.be/-Wt6HQc7KtU

Erklärvideo:
https://youtu.be/bKyYls-BYLU

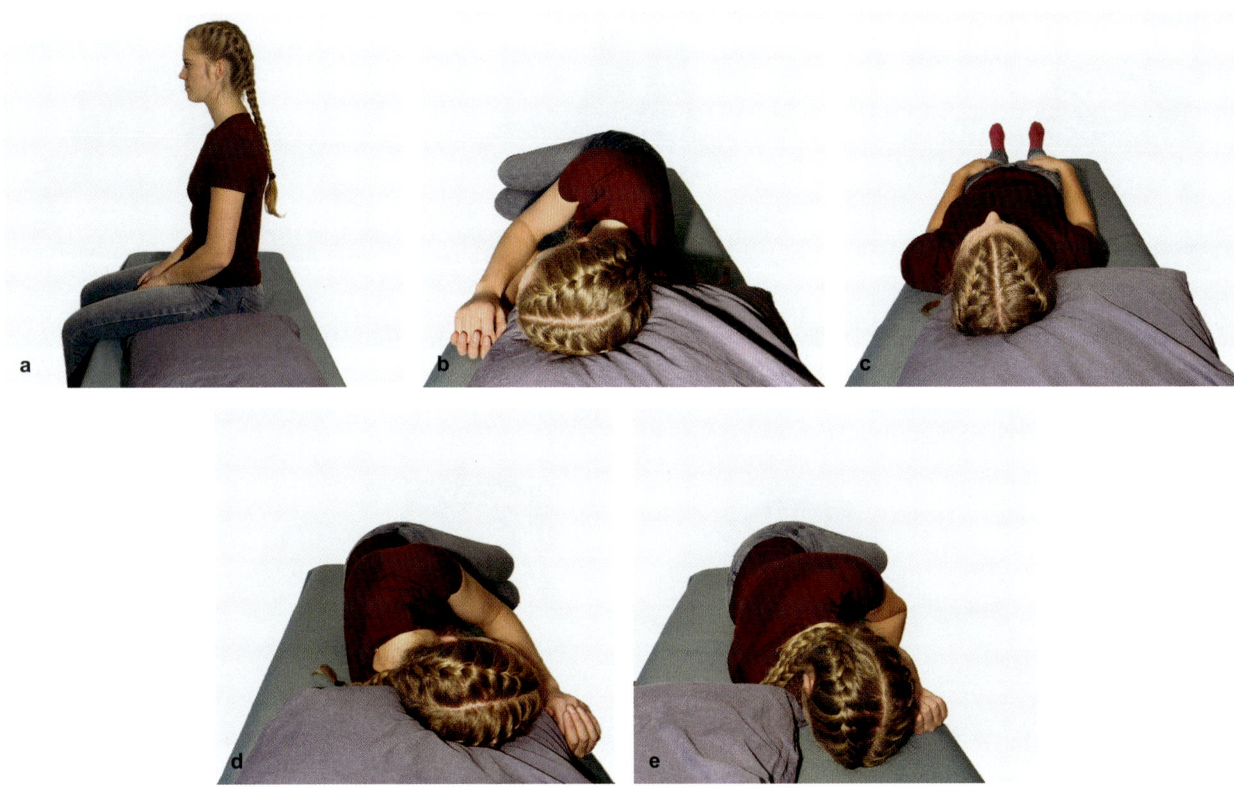

3.3.10 Gufoni-Manöver für den **rechten horizontalen** Bogengang

Ausgangsstellung

Setzen Sie sich in der Mitte des Bettes an den Bettrand (a).

Durchführung

- Legen Sie sich auf die linke Seite (b).
- **Warten Sie 1 Minute.**
- Drehen Sie den Kopf nach unten, sodass Ihr Gesicht zum Boden zeigt (c).
- **Warten Sie 2 Minuten.**
- Setzen Sie sich wieder auf (d).

Dosierung/Wiederholungen

- 1- bis 2-mal pro Tag.
- Tritt kein Schwindel mehr auf, ist das Manöver nicht mehr nötig.

Bitte beachten

! Ist der Schwindel nach 4 Manövern immer noch vorhanden, stoppen Sie mit den Manövern und nehmen Sie mit einer spezialisierten Fachperson Kontakt auf.

https://youtu.be/YFjQJtPv1fc

Erklärvideo:
https://youtu.be/ywofJttPL74

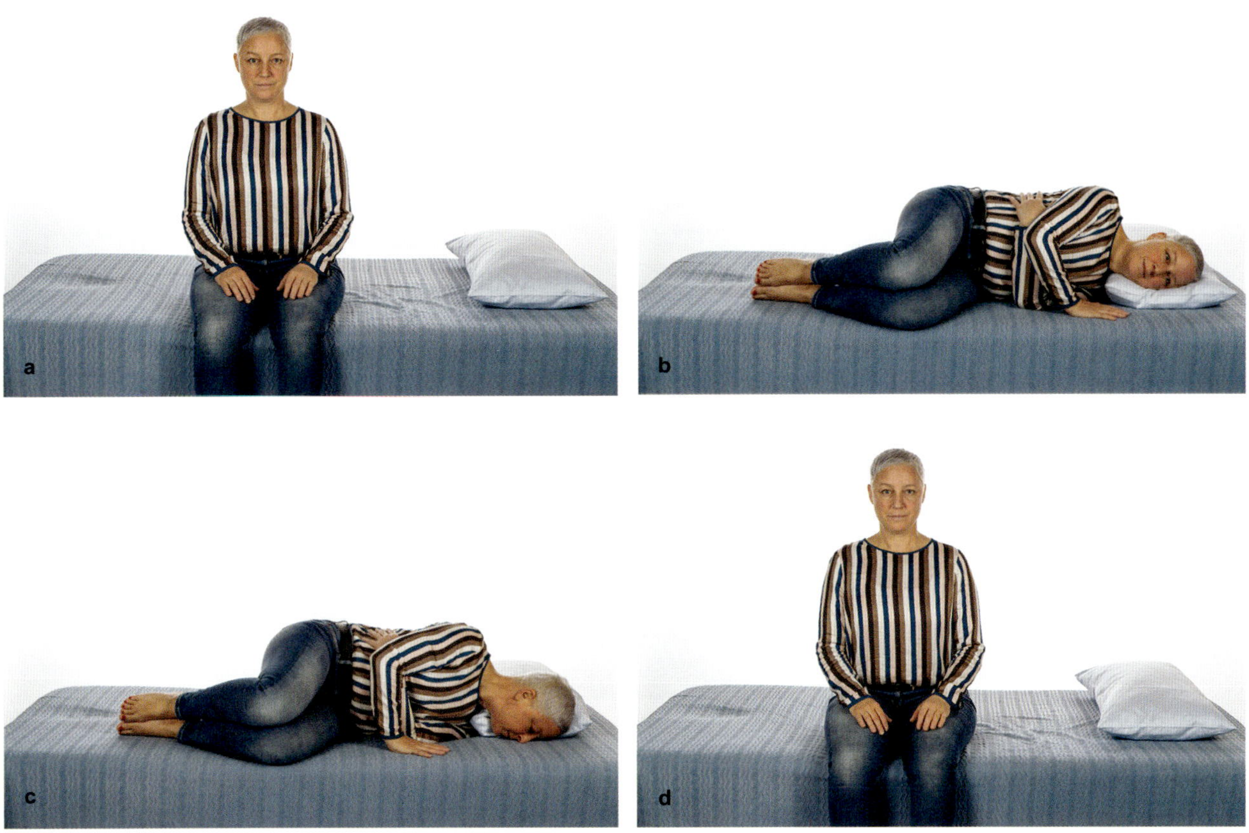

3.3.11 Barbecue-Manöver für den **rechten horizontalen** Bogengang

Ausgangsstellung

Legen Sie sich auf die rechte Seite und bleiben Sie **1 Minute** in dieser Position (a).

Durchführung

- Drehen Sie sich auf den Rücken (b).
- **Warten Sie 1 Minute.**
- Drehen Sie sich auf die linke Seite (c).
- **Warten Sie 1 Minute.**
- Drehen Sie sich weiter über die linke Seite auf den Bauch (d).
- **Warten Sie 1 Minute.**
- Drehen Sie sich weiter, sodass Sie wieder auf der rechten Seite liegen (e).

Dosierung/Wiederholungen

- 1- bis 2-mal.
- Tritt kein Schwindel mehr auf, ist das Manöver nicht mehr nötig.

Bitte beachten

! Ist der Schwindel nach 4 Manöver immer noch vorhanden, stoppen Sie mit den Manövern und nehmen Sie mit einer spezialisierten Fachperson Kontakt auf.

https://youtu.be/LA9FwEguZB8

Erklärvideo:
https://youtu.be/4GU3Vd9Nt5w

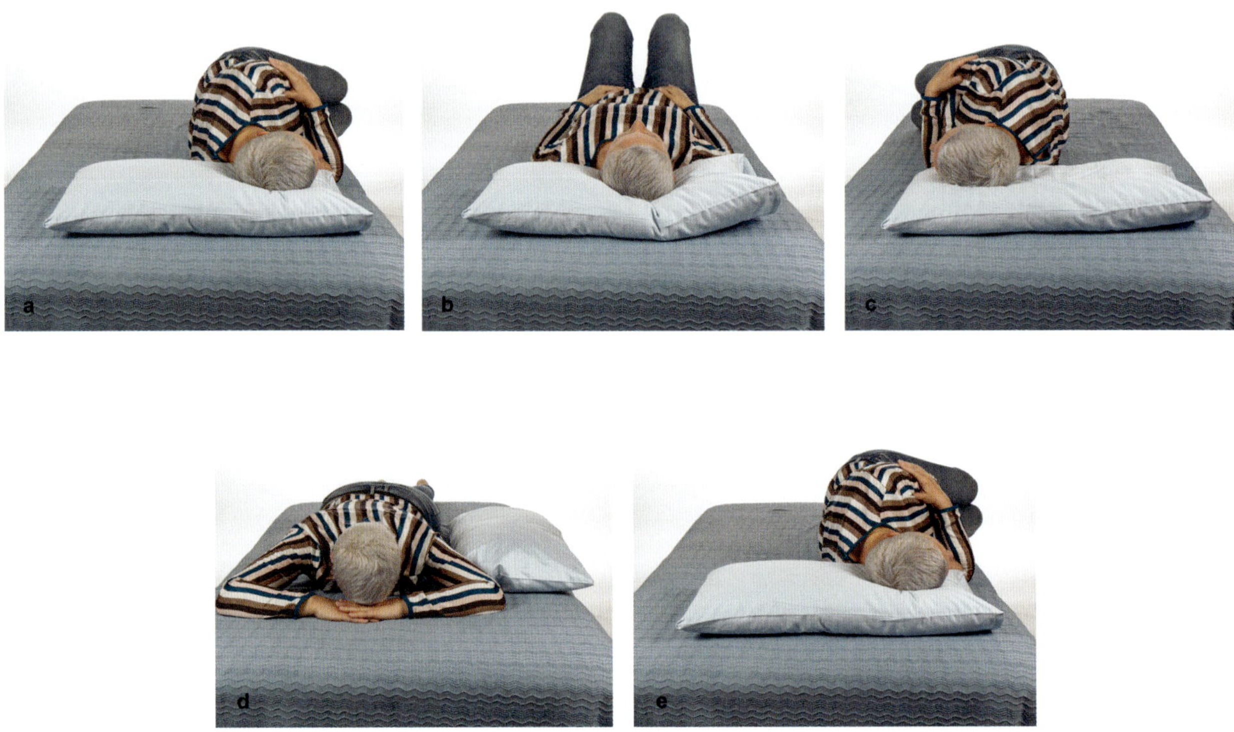

3.3.12 Zuma-Manöver für den **rechten horizontalen** Bogengang

Ausgangsstellung

Setzen Sie sich an die Bettkante, sodass das Kissen auf Ihrer rechten Seite liegt.

Durchführung

- Legen Sie sich zügig auf ihre rechte Seite ab.
- **Warten Sie 1 Minute.**
- Drehen Sie sich auf den Rücken.
- **Warten Sie 1 Minute.**
- Drehen Sie sich auf die linke Seite.
- **Warten Sie 1 Minute.**
- Drehen Sie den Kopf nach unten, sodass Ihr Gesicht zum Boden zeigt.
- **Warten Sie 1 Minute.**
- Setzen Sie sich wieder auf.

Dosierung/Wiederholungen

- 1- bis 2-mal.
- Tritt kein Schwindel mehr auf, ist das Manöver nicht mehr nötig.

Bitte beachten

! Ist der Schwindel nach 4 Manövern immer noch vorhanden, stoppen Sie mit den Manövern und nehmen Sie mit einer spezialisierten Fachperson Kontakt auf.

https://youtu.be/5CJduY_rkP0

Erklärvideo:
https://youtu.be/-8_W8o2jKIQ

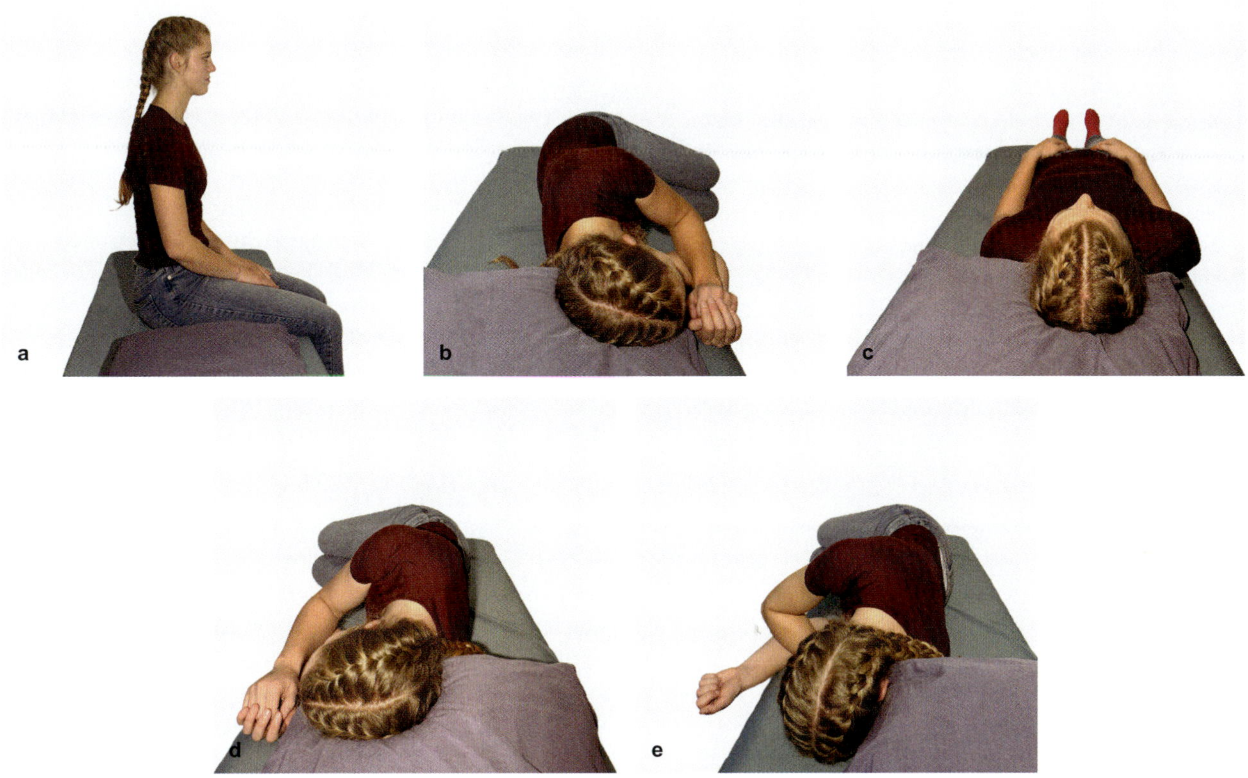

3.4 Vestibuläre Störungen – vestibuläre Stimulation

3.4.1 Symptome

Die Betroffenen berichten über einen Drehschwindel oder einen Schwindel mit einer klaren Richtung. Der Schwindel tritt sofort auf und dauert nur wenige Sekunden.

Der Schwindel tritt bei folgenden Bewegungen auf:

- Drehungen, im Stehen oder Gehen,vor allem zur betroffenen Seite, oder der Schwindel ist bei Drehungen auf dieser Seite stärker.
- Kopfbewegungen.
- Lagewechseln wie aufstehen, abliegen, bücken.

Ist der Schwindel akut, genügt eine kleine Bewegung bereits im Liegen oder Sitzen.

Betroffene berichten manchmal, dass es Sie beim Gehen auf eine Seite zieht oder Sie auf eine Seite schwanken.

Dieser Schwindel tritt meistens nach einer Innenohrerkrankung auf.

Fallbeispiel

Wegen ihres Schwindels kann eine 54-jährige Frau immer noch nicht arbeiten. Vor einem Monat erlitt sie einen akuten Ausfall des rechten Gleichgewichtsorgans (Neuropathie vestibularis). In der Therapie fand man heraus, dass eine Kopfbewegung (2-mal nach links und rechts drehen) den Schwindel für wenige Sekunden auslöst. Nachdem der Schwindel abgeklungen ist, wird die Bewegung (2-mal nach links und nach rechts) wiederholt. Diesmal dauert der Schwindel etwas kürzer. Mit jeder Bewegung wird der Schwindel als kürzer empfunden. Dies macht sie als Heimprogramm 3- bis 5-mal täglich. Nach 4 Tagen kann sie den Schwindel durch Kopfbewegungen nicht mehr auslösen. Zur Steigerung werden beim Gehen Kopfbewegungen und Drehungen durchgeführt. Nach 4 Wochen kann sie ihre Arbeit wieder aufnehmen.

3.4.2 Hintergrund

Die Gleichgewichtsorgane melden ihre Position im Raum ständig ans Gehirn. Dies nennt man Vestibularistonus. Die Signale beider Organe sind in gesundem Zustand im Gleichgewicht (symmetrisch). Bei Drehungen wird das Innenohr in die Drehrichtung aktiviert, das Organ auf der Gegenseite wirkt dabei hemmend. Die beiden Signale heben sich auf und man ist im Gleichgewicht. Bei schnellen Bewegungen wie z. B. Drehungen speichert das Netzwerk im Gehirn die Signale kurz, damit wir ein Gefühl von Drehungen haben. Ist jemand sehr gut trainiert (z. B. Tänzer, Eiskunstläufer), empfinden sie die Drehungen aufgrund ihres guten Trainingszustandes kaum. Ist jemand wenig trainiert oder vermeidet schnelle Bewegungen oder Drehungen, empfindet er diese Bewegungen sehr stark. Die Gefahr ist nun, dass die Person solche Bewegungen vermeidet, was die Überempfindlichkeit zusätzlich verstärkt.

Ist ein Organ erkrankt, kommt es zu einem Ungleichgewicht der linken und rechten Signale (Asymmetrie) beider Organe. Dies führt zu Schwindel, Gleichgewichts- und Augenbewegungsstörungen.

Das Netzwerk im Gehirn und die Gleichgewichtsorgane lassen sich aber gut trainieren. Entscheidend ist dabei die Dosierung!

3.4.3 Der Innenohr-Augen-Reflex

Der Innenohr-Augen-Reflex (vestibulo-okulärer Reflex [VOR]) ist ein sehr wichtiger Mechanismus, der ständig für ein ruhiges stabiles Bild sorgt. Das Gleichgewichtsorgan registriert jede Kopfbewegung. Über den sehr schnellen Reflex werden bei jeder Kopfbewegung die Augen sofort in die Gegenrichtung eingestellt.

Beispiel: Wenn ich mit einer Videokamera durch einen Raum oder draußen umhergehe, sehe ich später ein verwackeltes Bild. Wenn ich aber ohne Videokamera durch den Raum oder draußen umhergehe, habe ich ein ruhiges stabiles Bild.

Bei einem Ausfall eines oder beider Gleichgewichtsorgane ist auch der Innenohr-Augen-Reflex beeinträchtigt. Insbesondere wenn beide Gleichgewichtsorgane betroffen sind, entsteht beim Gehen und Bewegungen ein verwackeltes Bild. Ein Ziel der Therapie ist es, den Innenohr-Augenreflex (VOR) wieder zu trainieren.

3.4.4 Die zentrale Kompensation

Durch ein dosiertes Training lässt sich die Empfindlichkeit der zentralen Netzwerke und Gleichgewichtsorgane in kurzer Zeit deutlich verbessern. Dazu muss ein Schwindel ausgelöst werden, der nach wenigen Sekunden wieder vergeht. Wird die Bewegung wiederholt, nimmt der Schwindel von Bewegung zu Bewegung oder von Tag zu Tag ab. Entscheidend ist dabei die Dosierung des Trainings. Diesen Prozess nennt man „zentrale Kompensation" und er basiert auf dem Lernen des Gehirns. Zur zentralen Kompensation gehört auch die Übernahme durch andere Systeme:

- Augenbewegungen normalisieren und trainieren (➢ Kap. 3.5)
- Spürsinn der Füße/Beine stimulieren und bewusst wahrnehmen (➢ Kap. 3.6)
- Gleichgewicht normalisieren (➢ Kap. 3.2)

Ziel der Therapie ist das Training der vestibulären Funktionen, um das zentrale Netzwerk wieder in Balance zu bringen. Man kann es mit einer Desensibilisierung vergleichen.

WICHTIG!
Entscheidend ist die Dosierung!

- Sind die Reize zu stark oder zu nah aufeinander, nimmt der Schwindel zu. Das Netzwerk lernt nicht.
- Sind die Reize zu gering, haben sie keine Wirkung. Das Netzwerk lernt nicht.
- Das zentrale Netzwerk lernt dann, wenn durch eine Bewegung der Schwindel für wenige Sekunden ausgelöst und die nächste Bewegung erst gemacht wird, wenn der Schwindel weg ist. Dauert der Schwindel mit jeder Bewegung kürzer, ist die Dosierung ideal.
- Zur zentralen Kompensation gehört auch die Verbesserung der Innenohr-Augen-Verbindung (vestibulo-okulärer Reflex). Die Übungen finden Sie in ➤ Kap. 3.5.15.
- Durch eine Innenohrerkrankung kann die Wahrnehmung für den Spürsinn der Füße/Beine verringert werden. Eine Stimulation und die bewusste Wahrnehmung der Füße/Beine verbessern das Gleichgewicht und vermindern den Schwindel (➤ Kap. 3.6)
- Bei einem vestibulären Ausfall entsteht eine Falltendenz zur betroffenen Seite. Das Gleichgewicht sollte im Stehen und Gehen durch ein Training wieder normalisiert werden.
- Durch eine vestibuläre Erkrankung kann es zu Nackenverspannungen kommen. Bewegen Sie Ihren Kopf möglichst wie vorher und entspannen Sie die Nackenmuskulatur.

3.4.5 Dosierte Kopf- oder Augenbewegungen

Dieses Training wird eingesetzt bei
- kurzem Schwindel bei Kopfbewegungen und Drehungen,
- einer Innenohrerkrankung mit Schwindel.

Ausgangsstellung

- Bei starkem Schwindel beginnen Sie in Rückenlage.
- Rückenlage, Sitz oder Stand je nach Intensität ihres Schwindels.

Durchführung

- Drehen Sie den Kopf 1-mal nach links, nach rechts und stoppen Sie in der Mitte (a).

! Es dürfen keine endgradigen Kopfbewegungen gemacht werden!

Dauert der Schwindel kürzer als 5 Sekunden:
- Wiederholen Sie die Bewegung erst, wenn der Schwindel abgeklungen ist.
- Wiederholen Sie die Bewegung 5- bis 8-mal.

Varianten:
- Bewegen Sie den Kopf nach unten, nach oben und zur Mitte (b).
- Bewegen Sie die Augen nach links, nach rechts und zur Mitte.
- Bewegen Sie die Augen nach unten, nach oben und zur Mitte.

Bei Nackenproblemen:
- Bewegen Sie nur die Augen (s. o.).
- Drehen Sie im Sitzen oder Stehen den Oberkörper (zusammen mit dem Kopf) nach links, nach rechts und zur Mitte (c).

Dosierung/Wiederholungen

Mehrmals täglich.

WICHTIG!
Entscheidend ist die Dosierung!

Dauert der Schwindel länger als 5 Sekunden, beachten Sie Folgendes:
- Ausgangsstellung: Sitzen statt Stehen, Liegen statt Sitzen.
- Bewegung: Wählen Sie eine langsamere oder eine kleinere oder eine andere Bewegung, die den Schwindel weniger auslöst.

Kann kein Schwindel ausgelöst werden, gilt Folgendes:
- Ausgangsstellung: Sitzen statt Liegen, Stehen statt Sitzen oder Training im Gehen (➤ Kap. 3.4.6).
- Steigern Sie die Bewegung: Führen Sie die Bewegung entweder 2- oder 3-mal durch oder steigern Sie das Tempo.

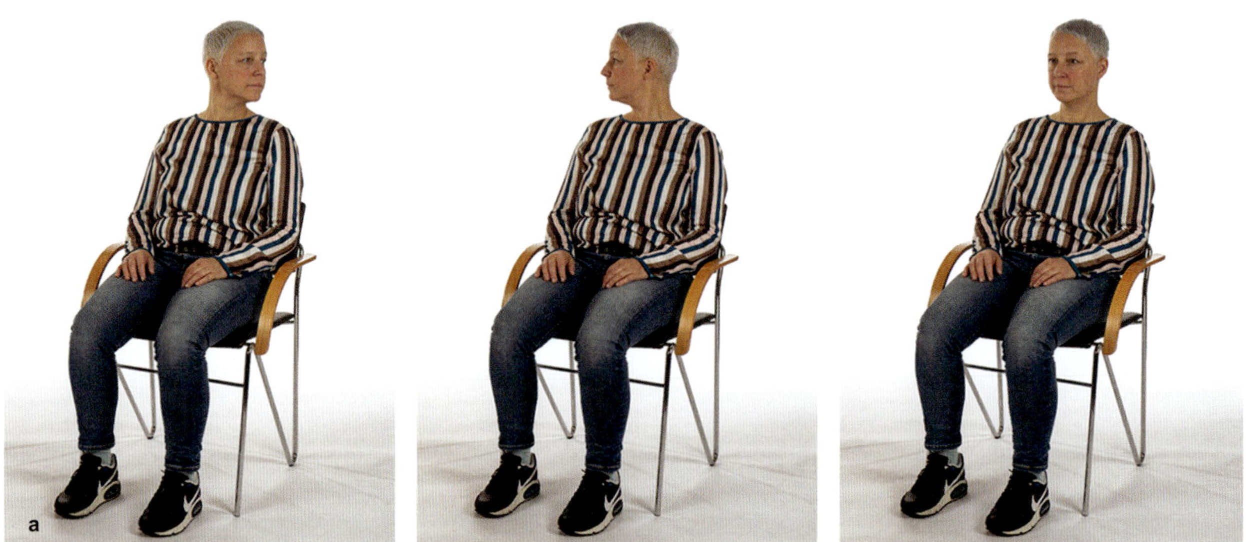

Steigerung
- ☐ Führen Sie die Bewegung schneller durch.
- ☐ Führen Sie 2 Bewegungen nacheinander durch.
- ☐ Wenn Sie liegen, setzen Sie sich auf, wenn Sie sitzen, stehen Sie auf.
- ☐ Stellen Sie sich auf eine gefaltete Gymnastikmatte.
- ☐ Schütteln Sie den Kopf 4 Sekunden lang.
- ☐ Führen Sie Drehungen beim Gehen durch (➤ Kap. 3.4.6).

ACHTUNG!
Bei Nackenbeschwerden kein Kopfschütteln durchführen!

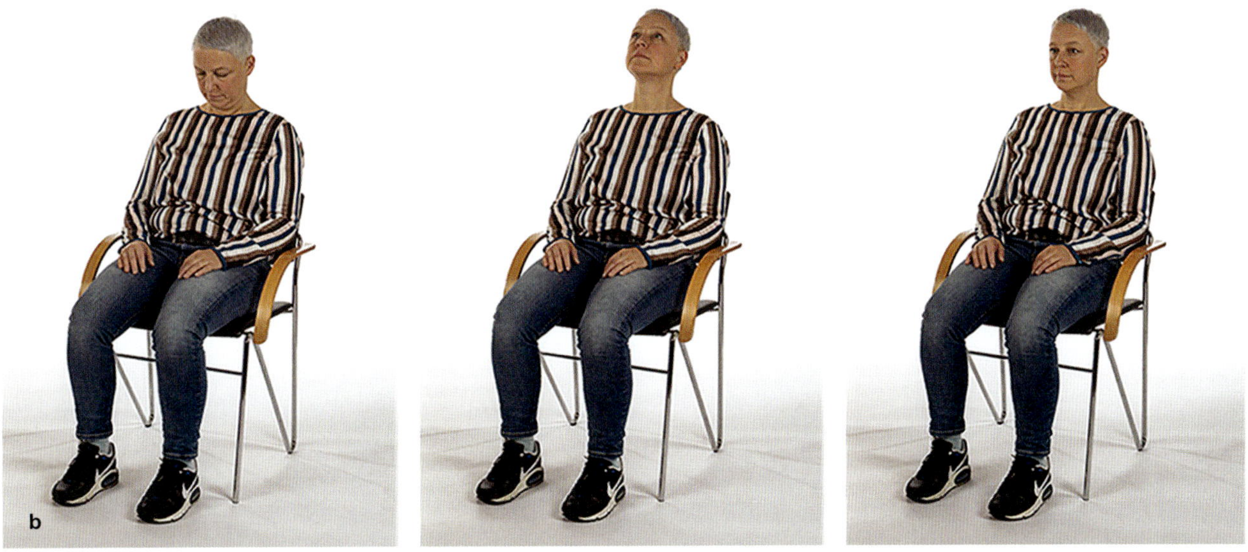

Bitte beachten

- ! Es dürfen keine endgradigen Kopfbewegungen gemacht werden.
- ! Bei Nackenbeschwerden führen Sie das Training entweder mit Augenbewegungen oder mit Drehungen/Bewegungen des Oberkörpers durch.

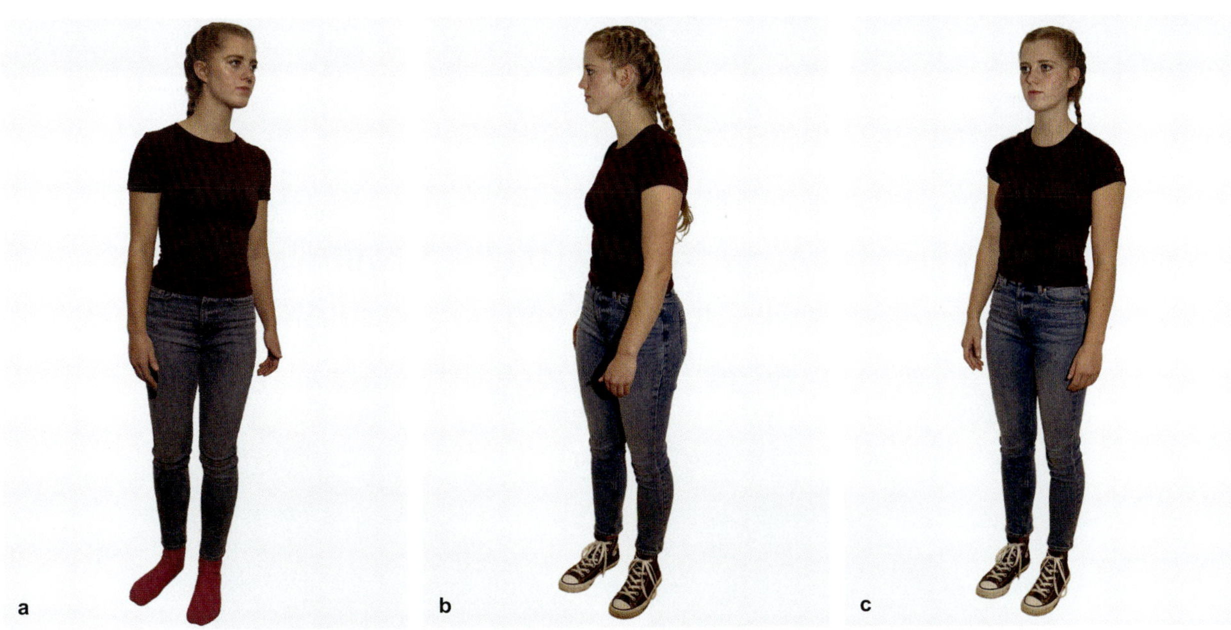

3.4.6 Gehen mit Kopf- oder Augenbewegungen

Dieses Training wird eingesetzt
- als Steigerung des vorangegangenen Trainings,
- bei kurzem Schwindel bei Kopfbewegungen oder Drehungen beim Gehen,
- bei einer Innenohrerkrankung mit Schwindel,
- bei Gangunsicherheit oder Wegabweichungen,
- bei visueller Abhängigkeit (➤ Kap. 3.7).

Ausgangsstellung

Gehen Sie eine Strecke von 15–25 m.

Durchführung

- Gehen Sie in Ihrem gewohnten Tempo (a).
- Bewegen Sie während des Gehens den Kopf nach rechts (b), nach links (c) und zur Mitte (a).
- Bewegen Sie während des Gehens den Kopf nach oben (d), nach unten (e) und zur Mitte (a).
- Gehen Sie nach einer Bewegung so lange geradeaus, bis Sie sich wieder sicher fühlen. Erst dann wiederholen Sie die Bewegung.
- Beginnen Sie mit 2 Kopfbewegungen auf einer Strecke von 25 m.

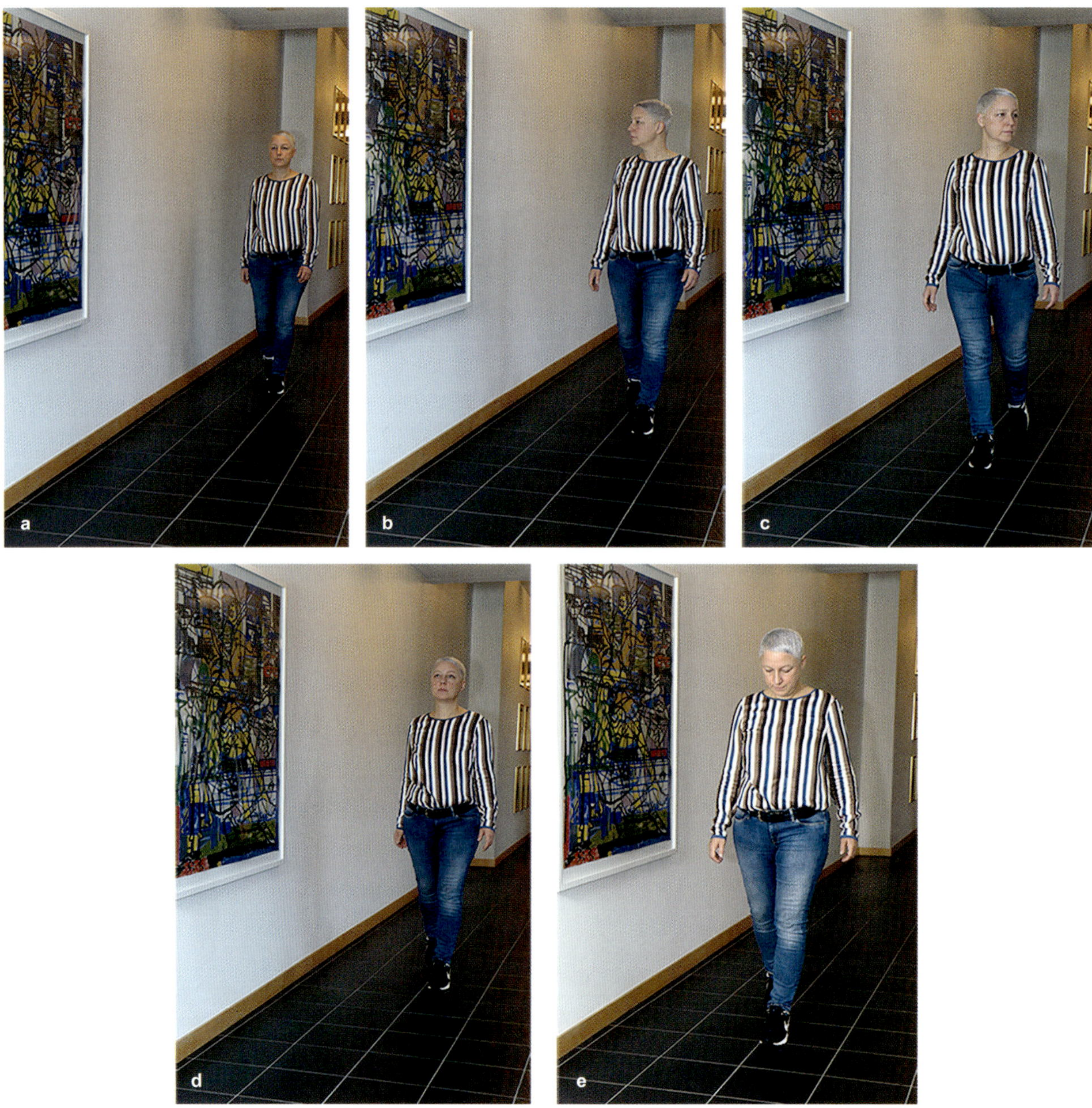

Variante:
- Bewegen Sie während des Gehens die Augen nach links, nach rechts und zur Mitte.
- Bewegen Sie während des Gehens die Augen nach unten, nach oben und zur Mitte.

Dosierung/Wiederholungen

Täglich oder mehrmals täglich.

WICHTIG!
Entscheidend ist die Dosierung!

- Nimmt der Schwindel zu, bewegen Sie den Kopf nur 1-mal auf 15–25 m.
- Bei starkem Schwindel oder Unsicherheit machen Sie die Bewegung nur zu einer Seite und wieder zur Mitte.
- Wird nur wenig oder kein Schwindel oder Unsicherheit ausgelöst, bewegen Sie den Kopf 3- oder 4-mal auf 25 m.

Bitte beachten

- Verzichten Sie bei Nackenbeschwerden auf Kopfbewegungen und führen Sie nur Augenbewegungen oder Drehungen durch.
- ! Bei leichten Nackenbeschwerden verzichten Sie darauf, nach oben und nach unten zu schauen.
- ● Nicht empfohlen ist dieses Training bei Sturzgefahr oder bei zunehmenden Nackenbeschwerden.
- Zu Beginn kann ein leichtes Schwanken oder eine Wegabweichung auftreten. Mit der Wiederholung des Trainings nehmen diese Beschwerden in der Regel ab.
- Achten Sie während des Gehens auf die Spürinformationen der Füße. Oft verbessert dies den Schwindel.

3.4.7 Gehen mit 360°-Drehungen

Dieses Training wird eingesetzt
- als Steigerung des vorangegangenen Trainings,
- bei Schwindel bei Drehungen beim Gehen,
- bei einer Innenohrerkrankung mit Schwindel,
- bei Gangunsicherheit,
- bei visueller Abhängigkeit (➤ Kap. 3.7).

3

Ausgangsstellung

Gehen Sie eine Strecke von 15–25 m.

Durchführung

- Gehen Sie in Ihrem gewohnten Tempo
- Drehen Sie sich in Ihrem Tempo einmal um Ihre eigene Achse (360°) und gehen Sie geradeaus weiter.
- Beginnen Sie mit der Drehung zur besseren Seite.
- Beginnen Sie mit 2 Drehungen auf einer Strecke von 15–25 m in die gleiche Richtung.
- Machen Sie eine kurze Pause und wiederholen Sie die Strecke mit 2 Drehungen.
- Dann führen Sie die Drehung zur anderen Seite durch.

Dosierung/Wiederholungen

Trainieren Sie täglich.

WICHTIG!
Entscheidend ist die Dosierung!

Nimmt der Schwindel zu, dann
- drehen Sie sich langsamer oder
- drehen Sie sich nur 1-mal auf der Strecke von 15–25 m.

Wird kein oder nur wenig Schwindel ausgelöst, dann
- drehen Sie sich langsamer oder
- drehen Sie sich 3- oder 4-mal auf der Strecke von 15–25 m.

Bitte beachten

- Bei Sturzgefahr wird dieses Training nicht empfohlen.
- Zu Beginn kann ein leichtes Schwanken oder eine Wegabweichung auftreten. Mit der Wiederholung des Trainings nehmen diese Beschwerden in der Regel ab.
- Achten Sie während des Gehens auf den Spürsinn der Füße. Oft reduziert dies den Schwindel.

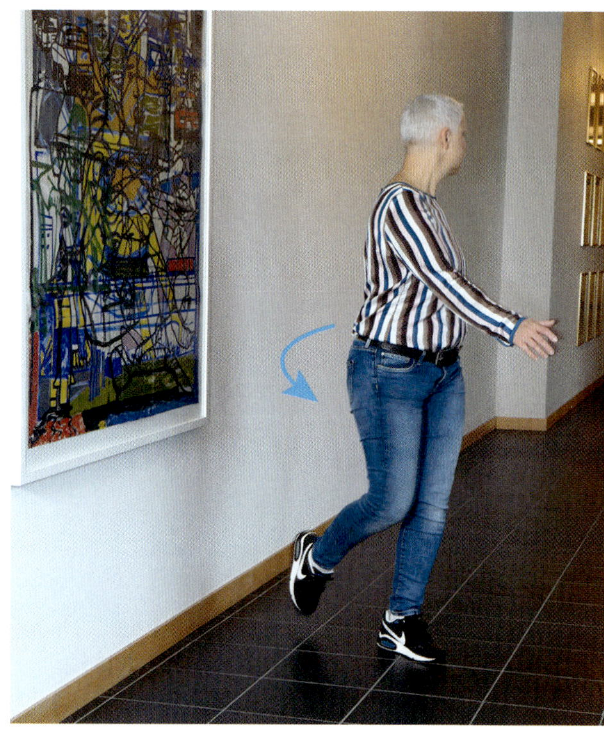

3.4.8 Drehstuhltraining

Dieses Training wird eingesetzt
- zur Steigerung vorangegangener Übungen,
- bei kurzem Schwindel bei Drehungen,
- bei einer Innenohrerkrankung mit Schwindel.

Ausgangsstellung

Sie sitzen auf einem Drehstuhl.

Durchführung

- Drehen Sie sich einmal mit dem Drehstuhl in einem Tempo, bei dem sie sich wohl fühlen, bis Sie wieder in Ihrer ursprünglichen Position sind.
- Warten Sie, bis der Schwindel weg ist.
- Dann wiederholen Sie die Drehung und warten erneut, bis der Schwindel weg ist.
- Dauert der Schwindel länger als 5 Sekunden, drehen Sie langsamer.

Dosierung/Wiederholungen

Täglich.

Steigerung
Wird weniger oder kein Schwindel ausgelöst, dann
☐ drehen Sie sich etwas schneller,
☐ drehen Sie sich 2-mal oder mehr.

Bitte beachten

Nimmt der Schwindel allgemein zu, machen Sie die Drehung langsamer.

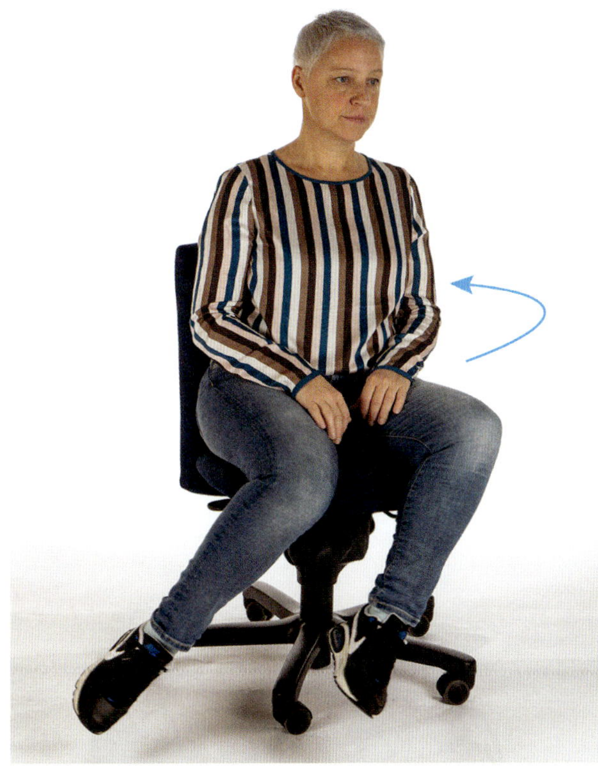

3.4.9 Partnerübung mit Ball

Dieses Training wird eingesetzt
- als Steigerung des vorangegangenen Trainings,
- wenn bei anderen Übungen kein Schwindel ausgelöst werden kann,
- bei kurzem Schwindel bei schnellen Drehungen.

Ausgangsstellung

Stehen Sie zu einer anderen Person in einem Abstand von etwa 3 m Rücken an Rücken und halten Sie einen Ball.

Durchführung

- Drehen Sie sich gemeinsam so zu einer Seite, dass Sie sich sehen.
- Werfen Sie der anderen Person den Ball zu (a).
- Dann drehen Sie sich beide mit dem Oberkörper auf die andere Seite, bis Sie sich wieder sehen. Die andere Person wirft Ihnen den Ball zurück (b).
- Nun drehen Sie sich wieder zur anderen Seite, werfen den Ball zu und verfahren so weiter.
- Verspüren Sie Schwindel, machen Sie eine Pause.
- Ist der Schwindel abgeklungen, machen Sie mit dem Training weiter, bis Sie wieder eine Pause brauchen.

Dosierung/Wiederholungen

1- bis 2-mal pro Woche oder nach Bedarf.

Bitte beachten

! Sorgen Sie für genügend Sicherheit! Bei Unsicherheit beginnen Sie mit langsamen Bewegungen.

- Nimmt der Schwindel allgemein zu, machen Sie die Drehung langsamer oder führen Sie eine einfachere Übung durch.

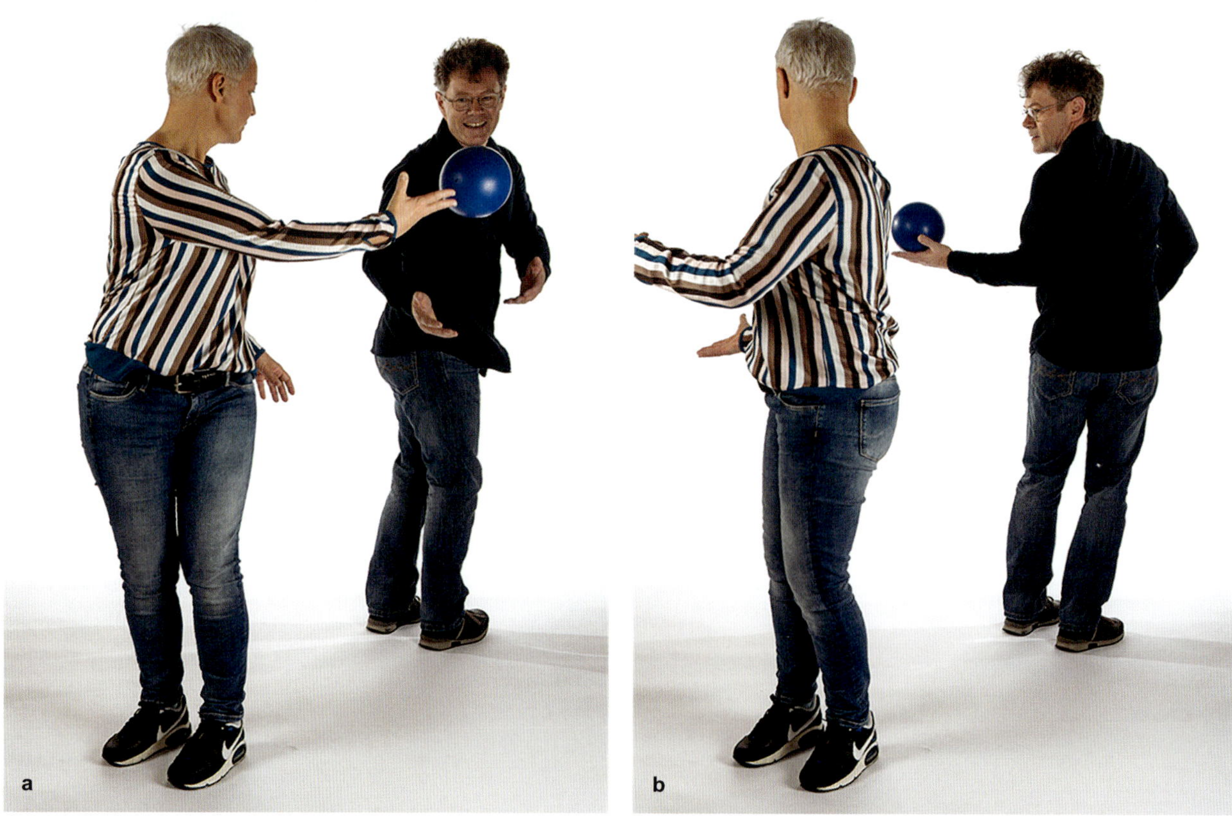

3.4.10 Diagonale für die vertikalen Bogengänge

Dieses Training wird eingesetzt
- als Steigerung, wenn andere Bewegungen keinen oder nur geringen Schwindel auslösen,
- wenn Ihr Schwindel bei komplexen Bewegungen auftritt, wie beispielsweise beim Geschirrspüler ausräumen, Bücken und Wäsche aufhängen,
- wenn diese Bewegungen Schwindel auslösen,
- wenn Sie aus Ihren Untersuchungen wissen, dass einer oder beide (vorderer und/oder hinterer) vertikalen Bogengänge beeinträchtigt sind.

Ausgangsstellung

- Stehen Sie in einer leichten Grätschstellung.
- Strecken Sie Ihren rechten Arm auf Schulterhöhe aus und ballen Ihre Hand zur Faust.
- Schauen Sie während der ganzen Bewegung immer auf ihre Faust.

Durchführung

- Bewegen Sie die Faust zum gegenüberliegenden Fuß (a) und sogleich in die Gegenrichtung nach oben/außen (b).
- Führen Sie 3 Bewegungen pro Seite durch.
- Warten Sie, bis der Schwindel weg ist.
- Wiederholen Sie dies mit der anderen Seite (c, d).

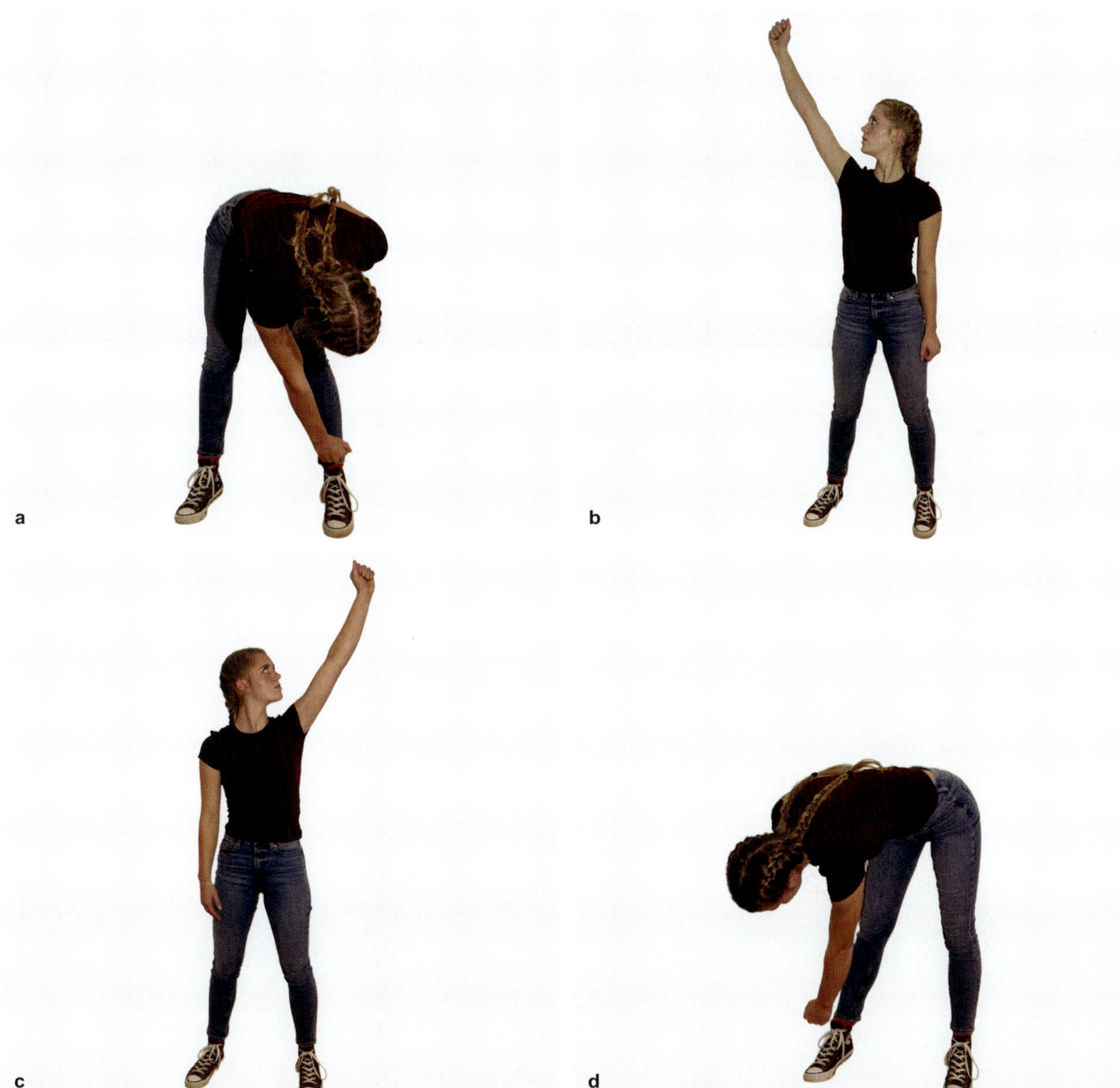

3

Dosierung/Wiederholungen

- Lösen 3 Bewegungen keinen Schwindel aus, steigern Sie nach und nach die Anzahl der Bewegungen, bis zu maximal 8 Bewegungen pro Seite.
- Täglich oder mehrmals täglich durchführen.

Steigerung

☐ Führen Sie 2–3 Serien pro Seite aus.

☐ Steigern Sie das Tempo.

Bitte beachten

- Bei Rückenproblemen ist dieses Training nicht geeignet.
- Bei Schulterbeschwerden sollte dieses Training nicht durchgeführt werden.
- Dieses Training ist nicht angezeigt bei ausgeprägten Nackenproblemen.

3.4.11 Übungen nach Miniconi

Mit diesem Training stimulieren Sie alle drei Bogengänge von beiden Seiten.

Kopfdrehung nach rechts	Rechter horizontaler Bogengang
Vorbeugung mit Kopf 45° nach rechts	Linker vorderer Bogengang
Aufrichten	Rechter hinterer Bogengang
Kopfdrehung nach links	Linker horizontaler Bogengang
Vorbeugung mit Kopf 45° nach links	Rechter vorderer Bogengang
Aufrichten	Linker hinterer Bogengang

Dieses Training wird eingesetzt
- als Steigerung, wenn andere Bewegungen keinen oder nur geringen Schwindel auslösen,
- wenn Ihr Schwindel bei komplexen Bewegungen auftritt, wie beispielsweise beim Geschirrspüler ausräumen, Bücken und Wäsche aufhängen,
- bei einem Defizit/Ausfall des Gleichgewichtsorgans.

Ausgangsstellung

- Stehen Sie in normaler Spur.
- Sind Sie unsicher, stellen Sie sich mit dem Rücken zu einer Ecke, ohne die Wände zu berühren.

Durchführung

Beginnen Sie bei der ersten Durchführung langsam. Geht es gut, steigern Sie nach und nach das Tempo.
Bleiben Sie in jeder Position 2 Sekunden.
- Drehen Sie den Kopf rasch nach rechts, sodass Ihr Gesicht 45° nach rechts zeigt (a).
- Der Kopf bleibt in dieser Stellung. Bewegen Sie den Oberkörper gerade nach vorne unten (b).
- Richten Sie den Oberkörper wieder auf (c).
- Drehen Sie den Kopf rasch nach links, so dass Ihr Gesicht 45° nach links zeigt (d).
- Der Kopf bleibt in dieser Stellung. Bewegen Sie den Oberkörper gerade nach vorne unten (e).
- Richten Sie den Oberkörper wieder auf (f).
- Wiederholen Sie diesen Ablauf.

Dosierung/Wiederholungen

Täglich oder mehrmals täglich.

Steigerung
- ☐ Erhöhen Sie das Tempo.
- ☐ Schließen Sie die Augen.
- ☐ Stellen Sie die Füße ganz zusammen, erst mit offenen Augen, später mit geschlossenen Augen.
- ☐ Stellen Sie sich in normaler Spur auf eine gefaltete Schaumgummimatte mit offenen, später mit geschlossenen Augen.
- ☐ Stellen Sie sich auf eine gefaltete Matte, die Füße sind ganz zusammen – zunächst mit offenen Augen, später mit geschlossenen Augen.
- ☐ Falten Sie die Matte so, dass Sie dreifach, später vierfach ist.

Bitte beachten

- ● Bei Rückenproblemen ist dieses Training nicht geeignet.
- ● Dieses Training ist bei ausgeprägten Nackenproblemen nicht geeignet.
- ! Sorgen Sie für genügend Sicherheit. Stellen Sie sich mit dem Rücken zu einer Ecke eines Raumes, ohne die Wände zu berühren.

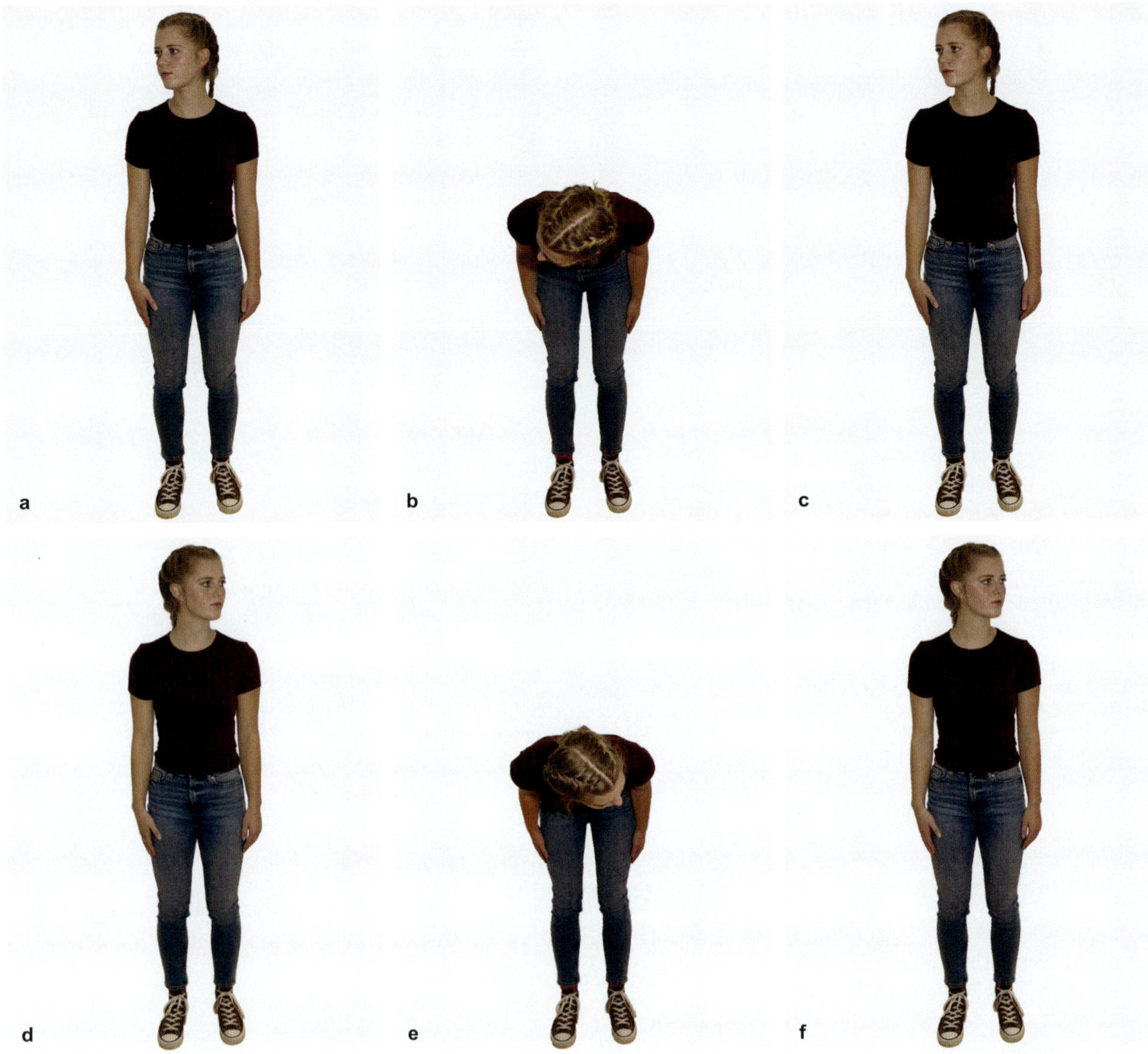
a
b
c
d
e
f

3.4.12 Hüpfen auf Trampolin oder im Sitz auf Gymnastikball

Dieses Training wird eingesetzt
- bei Benommenheitsschwindel,
- bei Schwindel beim Aussteigen nach einer Auto- oder Zugfahrt,
- bei Schwindel durch vertikale Bewegungen wie Liftfahren, auf dem Schiff oder im Flugzeug,
- bei kurzem Schwindel bei vertikalen Bewegungen,
- bei einer Innenohrerkrankung mit Schwindel.

Ausgangsstellung

- Sie sitzen auf einem Gymnastikball (a).
- Sie stehen auf einem Trampolin (b).

WICHTIG!
Das Training auf dem Trampolin nur bei genügendem Gleichgewichts- bzw. Sicherheitsgefühl durchführen.

Durchführung

- Hüpfen Sie 3 Sekunden lang (leichtes Hüpfen) und halten Sie dann an.
- Wird Schwindel ausgelöst, warten Sie, bis der Schwindel wieder abgeklungen ist.
- Wiederholen Sie das Hüpfen.

Dosierung/Wiederholungen

Täglich oder mehrmals täglich.

WICHTIG!
Entscheidend ist die Dosierung!

- Dauert der Schwindel weniger als 5 Sekunden, machen Sie so weiter.
- Nimmt der Schwindel im Laufe des Trainings ab, hüpfen Sie länger (z. B. 6 Sekunden, 8 Sekunden etc.).

Bitte beachten

! Sorgen Sie für genügend Sicherheit! Wenn Sie unsicher sind, platzieren Sie den Gymnastikball oder das Trampolin in einer Ecke in Ihrer Wohnung.

Anleitung dosiertes Trampolintraining bei konstantem Benommenheitsschwindel (PPPD)

Das dosierte Trampolintraining wird bei konstantem Benommenheitsschwindel und zur Entspannung der Nackenmuskulatur eingesetzt. Entscheidend für den Erfolg ist die korrekte Dosierung.

Gut zu wissen:
- Der Schwindel tritt in der Regel nicht beim Wippen auf, sondern erst, wenn Sie auf dem Boden stehen.
- Es verbessert in der Regel den Schwindel nicht sofort.

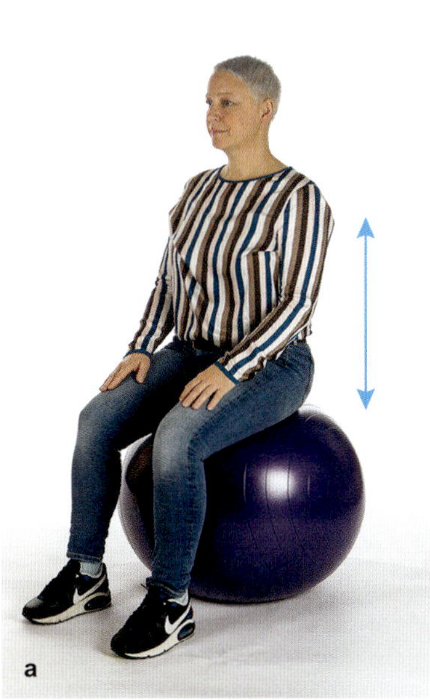
a

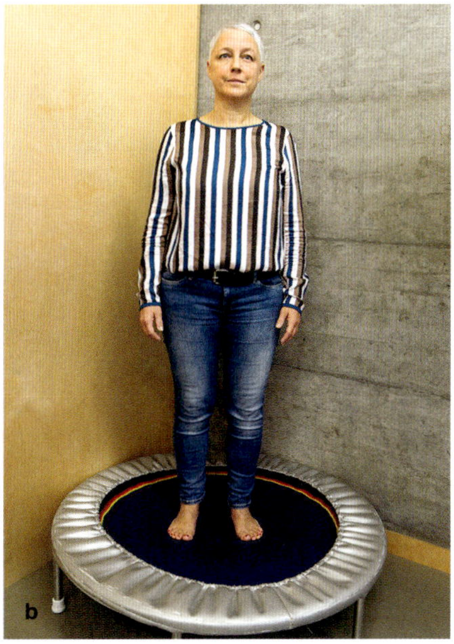
b

- Die Wirkung des Trampolintrainings tritt meistens nach 2-3 Wochen täglicher Anwendung ein.
- Bei etwa zwei Drittel der Betroffenen wirkt das Trampolintraining, bei etwa einem Drittel nicht.
- Bewährt hat sich ein Trampolin, das nicht zu hart und nicht zu weich ist.
- Bei jüngeren Personen wurde beobachtet, dass das Hüpfen keinen Schwindel auslöst, wenn Sie auf den Boden runtersteigen. Wenn Sie aber nur leicht Wippen, löst es nach dem Runtersteigen auf den Boden Schwindel aus.

Dosierung

WICHTIG!

- Auf dem Trampolin nur wippen, nicht hüpfen.
- Zählen Sie die Sekunden und nicht die Anzahl der Wipp-Bewegungen.

Gehen Sie zum Ermitteln der Dosierung wie folgt vor:

- Beginnen Sie 3 Sekunden lang zu wippen – dann anhalten – 3 Sekunden wippen – anhalten und 3 Sekunden wippen (= 1 Serie à 3 × 3 Sekunden), danach stehen Sie wieder auf den Boden.
- Tritt auf dem Boden leichter Schwindel auf, der nach wenigen Sekunden vergeht, wiederholen Sie die Serie 3 × 3 Sekunden und stehen Sie wieder auf den Boden. Bleibt der Schwindel gleich oder weniger, wiederholen Sie nochmals 3 × 3 Sekunden. Dann ist dies ihre richtige Dosierung. (= 3 Serien à 3 × 3 Sekunden)
- Löst die Serie 3 × 3 Sekunden längeren Schwindel aus, testen Sie zu einem späteren Zeitpunkt nur 3 Sekunden wippen und stehen Sie danach wieder auf den Boden. Wenn dies nur für wenige Sekunden Schwindel auslöst, wiederholen Sie 3 Sekunden wippen und stehen Sie wieder auf den Boden.
- Tritt beim zweiten Mal gleichviel oder weniger Schwindel auf, führen Sie dies ein drittes Mal durch. Dann ist dies ihre Dosierung (3 Serien à 3 Sekunden).
- Löst die Serie 3 × 3 Sekunden keinen Schwindel aus, wenn Sie auf den Boden kommen, testen Sie die Serie 4 × 4 Sekunden und stehen Sie danach wieder auf den Boden. Löst dies auch keinen Schwindel aus, testen Sie die Serie 5 × 5 Sekunden.

Grundsatz

- Nach dem Betreten des Bodens darf kurz Schwindel auftreten. Dieser sollte nach jeder Serie gleich lang dauern oder sogar weniger werden.
- Nimmt der Schwindel nach jeder Serie zu, müssen Sie die Dosierung reduzieren.
- Tritt während des Wippens Schwindel auf, stoppen Sie das Trampolintraining und besprechen dies mit ihrer Physiotherapeutin.
- Tritt nach Betreten des Bodens kein Schwindel mehr auf, steigern Sie sorgfältig die Dosierung wie weiter unten beschrieben.

Anwendung

Führen Sie das Training mit Ihrer Dosierung 1- bis 2-mal täglich durch. Wenn es gut geht, können Sie es mehrmals täglich durchführen.

Steigerung:

- ☐ Löst die Serie 3 × 3s in 3 Serien keinen Schwindel mehr aus, führen Sie 4 Serien 4 × 4s durch.
- ☐ Erst wenn dies keinen Schwindel mehr auslöst, führen Sie 5 Serien mit 5 × 5s, durch.
- ☐ Löst dies keinen Schwindel mehr aus, können Sie beispielsweise 30s am Stück wippen und den Boden betreten in 5 Serien. Später können Sie die Zeit auf 40s, 50s oder 60s ausdehnen.
- ☐ Ziel ist es, dass Sie irgendwann 60 Sekunden in 5 Serien durchführen.

Wie lange muss ich das Trampolintraining machen?

Wenn das Trampolintraining wirkt und der Schwindel deutlich besser ist oder nicht mehr besteht, stellt sich die Frage, ob das Trampolintraining weiter notwendig ist oder ob es beendet werden kann. Nach Beendigung des Trampolintrainings kehrt bei etwa zwei Drittel der Betroffenen der Schwindel zurück, etwa ein Drittel bleibt schwindelfrei.

Sie können bewusst eine Pause machen, um zu beurteilen, ob der Schwindel wieder auftritt oder nicht. Kommt der konstante Benommenheitsschwindel wieder zurück, nehmen Sie das Trampolintraining wieder auf.

Warum wirkt das Trampolintraining?

Es bestehen verschiedene Vermutungen, weshalb das Trampolintraining wirkt:

- Bei vielen Patienten mit konstantem Benommenheitsschwindel verbessert eine Behandlung des Schulter-Nacken-Muskels (M. trapezius descendens) oder des vorderen Halsmuskels (M. sternocleidomastoideus) den Schwindel deutlich. Diese Wirkung hält meistens nur 2–3 Tage an. Aus Studien ist bekannt, dass, wenn das Gleichgewichtsorgan weniger arbeitet, die Nackenmuskulatur mehr arbeitet bzw. deren Spannung zunimmt. Es wurde überlegt, diesen Zusammenhang umzukehren: Indem

man das Gleichgewichtsorgan stimuliert, nimmt die Spannung der Nackenmuskulatur ab.
Das Gleichgewichtsorgan hat 5 Anteile. Der vertikale Anteil (Sacculus) ist mit Nerven direkt mit diesen beiden Muskeln verbunden (vestibulo-collischer Reflex). Beim Wippen auf dem Trampolin wird also Sacculuc stimuliert.

- Der Schwindel tritt in der Regel erst auf, wenn Sie auf dem Boden stehen. Warum? Auf dem Trampolin wird durch das Tuch des Trampolins der Spürsinn der Fußsohlen ausgeschaltet. Das Gehirn verwendet nur noch Sinnesreize aus den Gleichgewichtsorganen und den Augen. Wenn wir den Boden betreten, muss das Gehirn auf den Spürsinn der Füße umschalten. Man vermutet, dass dieses Umschalten den Schwindel auslöst.
- Vom Benommenheitsschwindel ist bekannt, dass das vestibuläre multisensorische Hirnareal zu wenig arbeitet. Durch die Stimulation des Gleichgewichtsorgans und dem anschließenden Umschalten beim Betreten des Bodens aktivieren wir diese Region.

Aus einer Studie bei Patienten mit PPPD ist bekannt, dass vertikale Bewegungen diese Hirnregion stimulieren.

3.4.13 Oberkörperpendel für Utrikulus

Dieses Training wird eingesetzt
- als Alternative zur Übung ➢ 3.4.14,
- bei seitlichen Gleichgewichtsproblemen beim Gehen,
- zur Stimulation des horizontalen Schwerkraftorgans (Utriculus),
- bei einem Defizit des Utriculus in der Untersuchung des Arztes.

Ausgangsstellung

- Setzen Sie sich aufrecht an eine Bettkante oder auf ein Sofa.
- In bestimmten Fällen ist es sinnvoll, wenn Sie vor sich eine Struktur sehen wie beispielsweise ein Büchergestellt oder ein Fenster.

Durchführung

- Pendeln Sie Ihren Oberkörper nach links (a) und rechts (b). Achten Sie darauf, dass der Kopf in der Verlängerung der Körperachse stabilisiert bleibt. Er darf keine zusätzliche seitliche Bewegung dem Rumpf gegenüber machen.
- Es spielt keine Rolle, ob ihre Hände auf ihren Oberschenkeln liegen oder ob ihre Hände beim Hin- und Herpendeln auf dem Bett oder Sofa abstützen und mithelfen.

Dosierung/Wiederholungen

- Führen Sie 10 bis 20 Bewegungen durch. Machen Sie eine Pause und führen Sie nochmals 1–2 Serien durch.
- Täglich oder mehrmals täglich.

Bitte beachten

! Tritt beim Pendeln Schwindel auf, stabilisieren Sie den Nacken, indem Sie entweder ein Doppelkinn machen oder den Nacken mit ihren Händen von beiden Seiten umfassen. Ist der Schwindel deutlich besser, stoppen Sie dieses Training, denn es könnte eine Instabilität der Halswirbelsäule vorliegen. Wenden Sie sich an ihren Therapeuten und führen Sie zuerst ein Stabilisationstraining der Halswirbelsäule durch wie in ➢ Kap. 3.8.7 bis ➢ Kap. 3.8.9 aufgeführt.

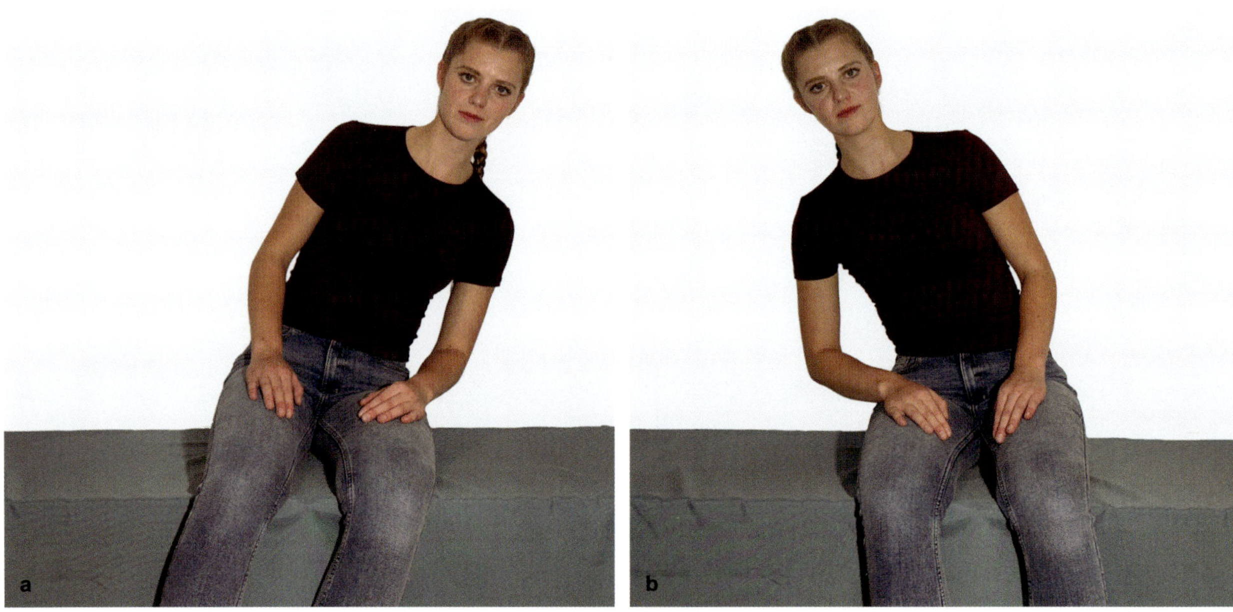

3.4.14 Seitlich abliegen und aufsitzen

Dieses Training wird eingesetzt
- zur Steigerung vorangegangener Übungen,
- bei kurzem Schwindel bei Lagewechseln,
- bei einer Innenohrerkrankung mit Schwindel.

MERKE
Dieses Training ist als **Brandt-Daroff-Manöver** bekannt. Dabei wird in jeder Position 30 Sekunden lang verharrt. Wissenschaftliche Untersuchungen belegen, dass es bei Lagerungsschwindel nicht wirkt, weshalb es zu dessen Behandlung nicht empfohlen wird.

Ausgangsstellung

- Sie sitzen auf der Bettkante (a).
- Auf beiden Seiten ist je ein Kissen so platziert, dass Sie in Seitenlage den Kopf ablegen können.

Durchführung

- Legen Sie sich auf die Seite (b) und warten Sie, bis der Schwindel weg ist.
- Setzen Sie sich wieder auf und warten Sie, bis der Schwindel weg ist (c).
- Legen Sie sich auf die andere Seite und warten Sie, bis der Schwindel weg ist (d).
- Setzen Sie sich hin und warten Sie, bis der Schwindel weg ist (c).

Dosierung/Wiederholungen

Täglich.

Steigerung
Wird weniger oder kein Schwindel ausgelöst, dann
☐ führen Sie die Bewegung schneller durch.

Bitte beachten

- Nehmen der Schwindel oder die Nackenbeschwerden zu, stoppen Sie dieses Training und besprechen Sie es mit Ihrem Therapeuten.

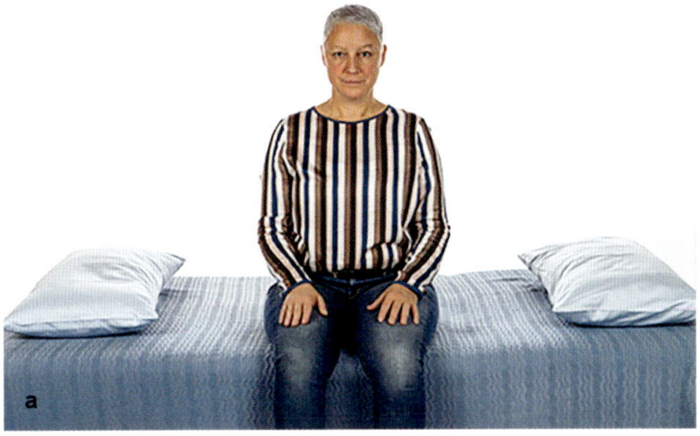
a

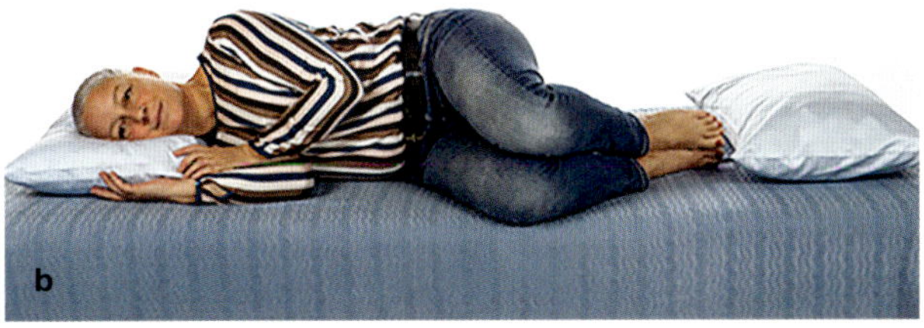
b

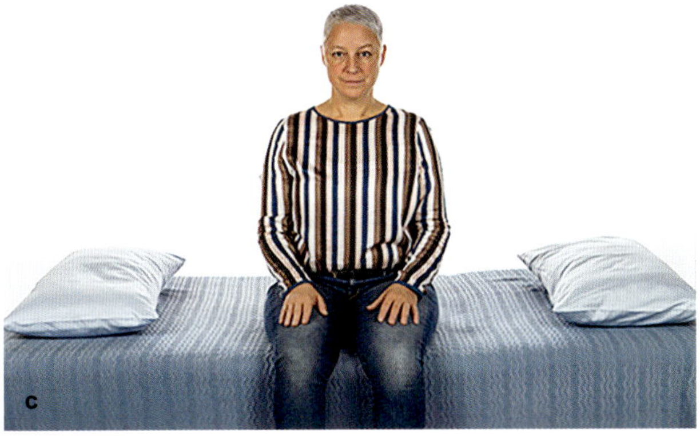
c

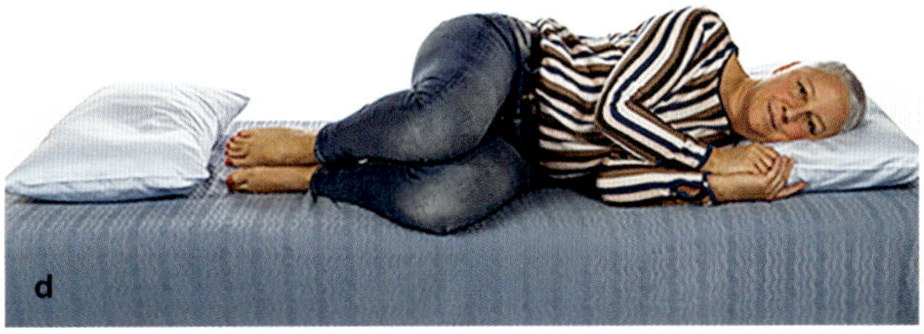
d

3.4.15 Herausfordernde Übungen auf dem Boden

Dieses Training wird eingesetzt
- als Steigerung des vorangegangenen Trainings,
- wenn bei anderen Übungen kein Schwindel ausgelöst werden kann.

Ausgangsstellung

Für dieses Training benötigen Sie eine größere freie Fläche am Boden, idealerweise mit einer Gymnastikmatte belegt.
Variante A: Legen Sie sich auf den Rücken auf den Boden.
Variante B: Nehmen Sie eine Hockposition ein.

Durchführung

Variante A:
- Rollen Sie sich über die Seite auf den Bauch und weiter, bis Sie wieder auf dem Rücken liegen.
- Ist der Schwindel weg, rollen Sie wieder zurück.

Variante B:
- Machen Sie eine Rolle vorwärts und warten Sie, bis der Schwindel vergangen ist.
- Wiederholen Sie die Rolle.

Dosierung/Wiederholungen

1- bis 2-mal pro Woche oder nach Bedarf.

Steigerung
☐ Machen Sie mehrere Rollen nacheinander.

Bitte beachten

● Variante B ist bei Rücken- oder Nackenbeschwerden oder Einschränkungen von Hüft- und Kniebeweglichkeit nicht geeignet.

3.4.16 Cawthorne-Cooksey-Übungsprogramm zur vestibulären Rehabilitation

Das vorliegende Übungsprogramm zur vestibulären Rehabilitation hat sich bewährt. Die Wirksamkeit wurde in zahlreichen Studien belegt. Es reduziert die Symptome bei verschiedenen Schwindelformen und verbessert das Gleichgewicht. Tägliches Training ist die wichtigste Voraussetzung zur Verbesserung der Problematik. Neben dem Übungsprogramm sind regelmäßige Bewegung (z. B. Gehtraining) und die Stimulation der Füße sehr hilfreich.

Fallbeispiel

Eine 80-jährige Frau leidet seit 20 Jahren unter wiederkehrenden Schwindelattacken durch Morbus Menière. Nach einer Schwindelattacke muss sie ruhig liegen und benötigt 2–3 Tage, bis sie sich wieder normal bewegen kann.

In der Therapie wird ihr das Cawthorne-Cooksey-Übungsprogramm erklärt und angeleitet. Die Empfehlung: Beim nächsten Schwindelanfall soll sie mit den Übungen beginnen, sobald es ihr möglich ist. Nach wenigen Wochen tritt erneut ein Schwindelanfall auf. Sofort nimmt sie das Übungsprogramm zur Hand und beginnt mit den einfachsten Übungen im Liegen. Erstaunt stellt sie fest, dass es wirkt. Bereits nach einer halben Stunde kann sie Ihre Tätigkeiten in der Küche wieder aufnehmen.

Ziele

- Augen unabhängig vom Kopf bewegen können
- Kopfbewegungen zulassen können
- Verbesserung des Gleichgewichts
- Entspannung der Nackenmuskeln
- Vertrauen in Alltagsaktivitäten gewinnen

Übungsanleitung

- Beginnen Sie mit den Übungen im Liegen. Erst, wenn diese keinen Schwindel mehr auslösen, führen Sie die Übungen im Sitzen fort.
- Üben Sie 3- bis 5-mal täglich. Üben Sie lieber mehrmals kurz als einmal lang.
- Die Dosierung ist entscheidend!
- Beginnen Sie langsam. Steigern Sie die Geschwindigkeit erst, wenn Sie ein gutes Gefühl haben.
- Gehen Sie erst zur nächsten Aufgabe über, wenn Sie ein gutes Gefühl haben.
- Sollten sich die Symptome verstärken, machen Sie eine Pause und versuchen Sie es später wieder.

Das vorliegende Übungsprogramm wurde aus dem Englischen (Herdman 2000) übersetzt und basiert auf den Cawthorne-Cooksey-Übungen. Sie wurden von Cawthorne (1944) und Cooksey (1945) publiziert und in zahlreichen Studien zu vestibulärer Rehabilitation untersucht.

Download Cawthorne-Cooksey-Übungsprogramm:
www.schwindeltherapie.ch/download-patienten

Bitte beachten

- Bei Nackenbeschwerden ist dieses Programm nicht geeignet.
- Nimmt der Schwindel deutlich zu, stoppen Sie das Übungsprogramm.
- ! Leitlinien empfehlen, das Übungsprogramm zu stoppen, wenn kein Schwindel mehr vorhanden ist oder ein Plateau erreicht ist.

Übungsprogramm

Im Liegen oder Sitzen

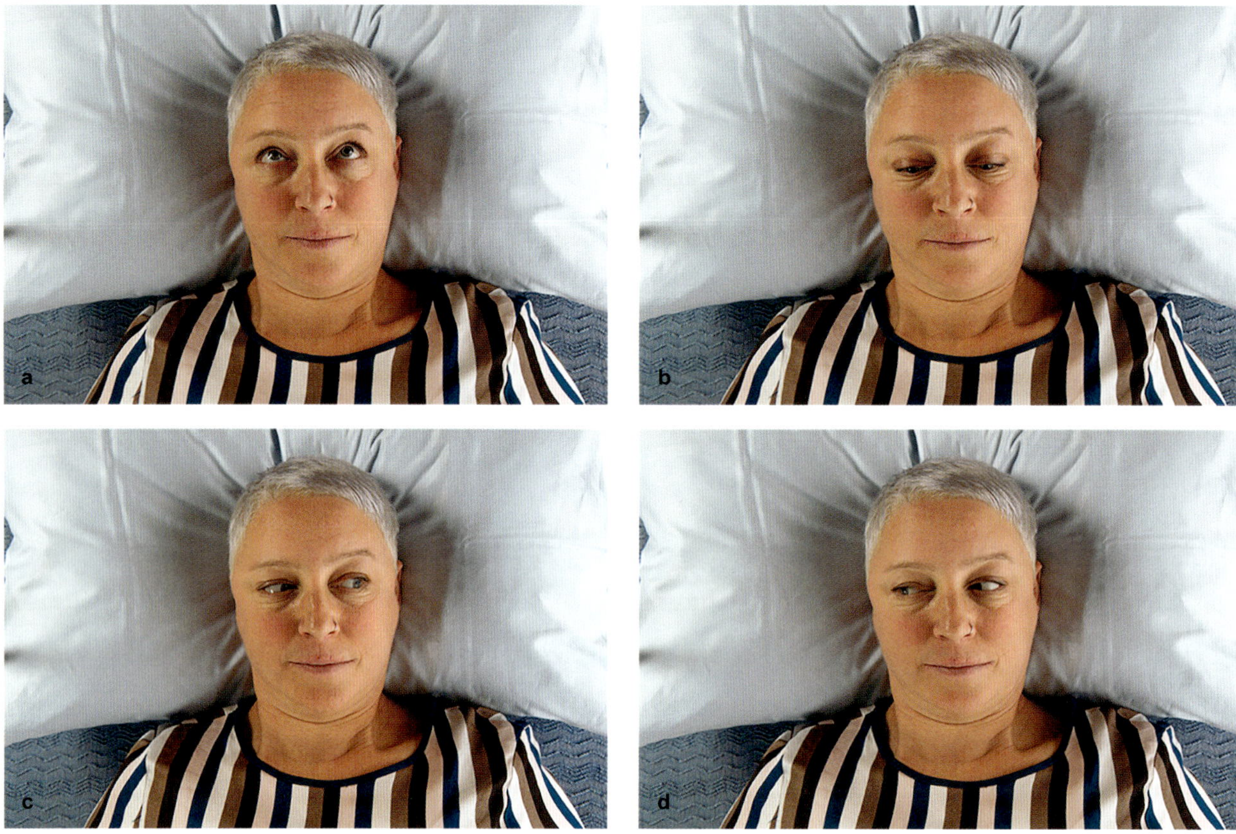

- Augenbewegungen (Kopf bleibt ruhig): erst langsam, dann schneller
  - Nach oben und unten (a, b)
  - Von einer Seite zur anderen (c, d)
  - Einen Finger fixieren und diesen vor dem Gesicht von ca. 90 cm auf 30 cm vor- und zurückführen

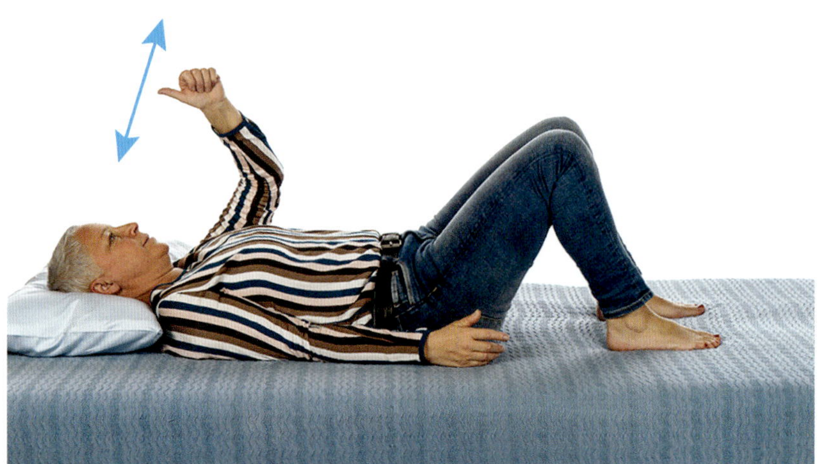

- Kopfbewegungen: erst langsam, dann schneller; später mit geschlossenen Augen
  - Kopf nach vorn und nach hinten beugen (a, b)
  - Kopf von einer Seite zur anderen drehen (c, d)

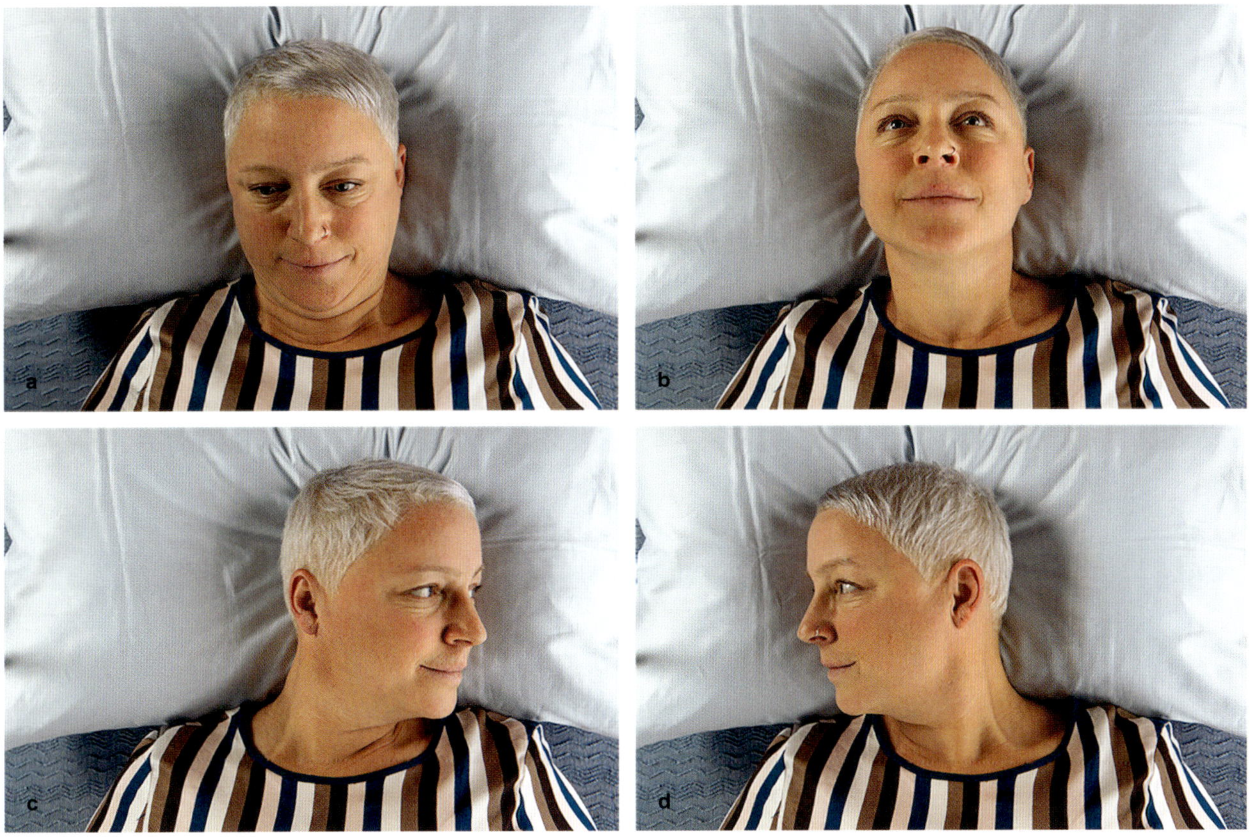

Im Sitzen (ohne Armlehne)

- Augen- und Kopfbewegungen wie oben beschrieben

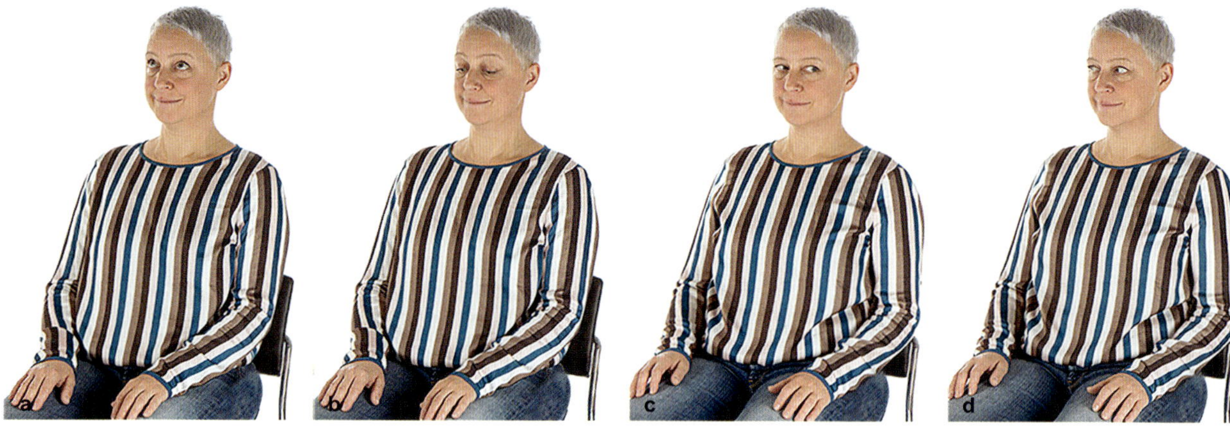

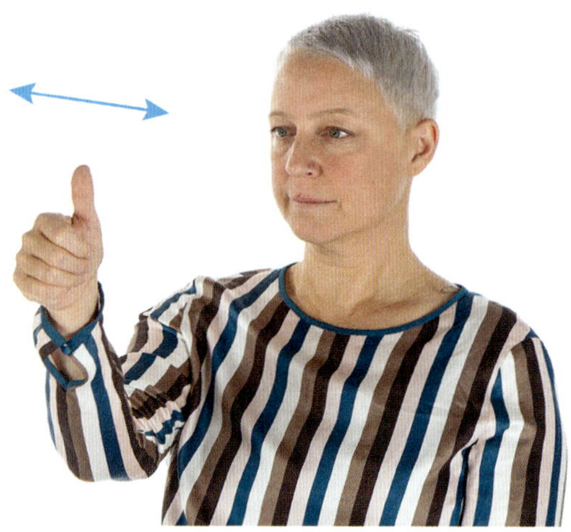

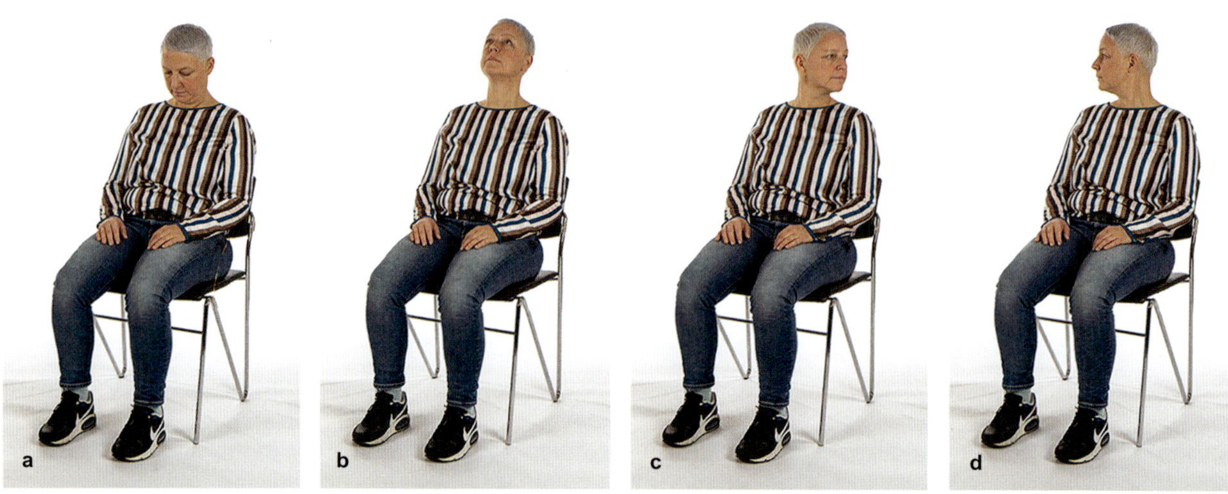

- Schulter nach oben und unten bewegen und kreisen lassen

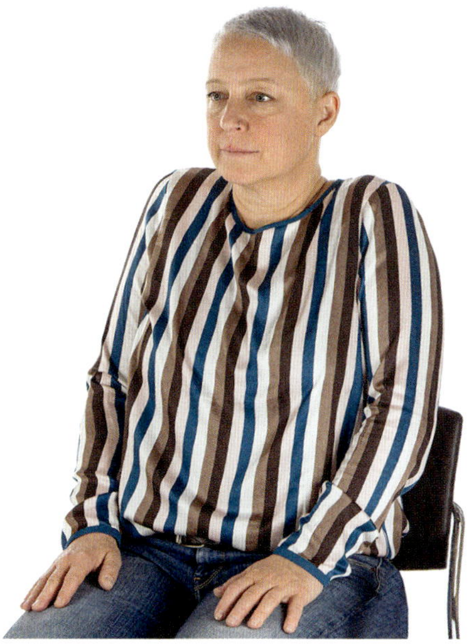

- Nach vorn beugen und einen Gegenstand vom Boden aufheben

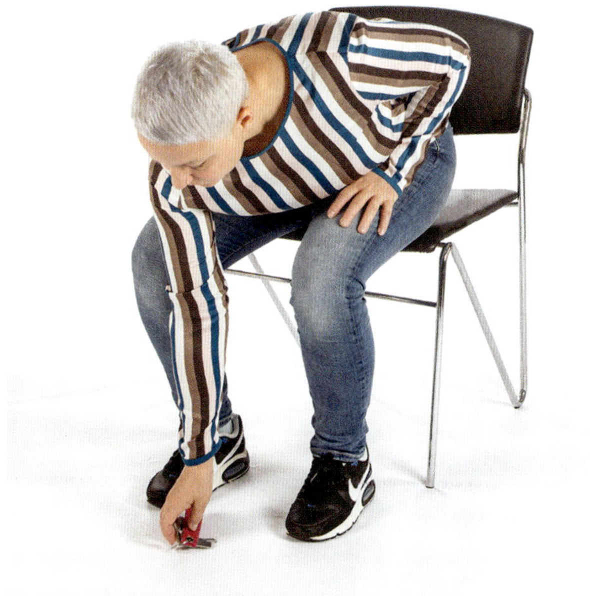

- Kopf und Schultern langsam drehen, allmählich das Tempo steigern, erst mit offenen, dann mit geschlossenen Augen

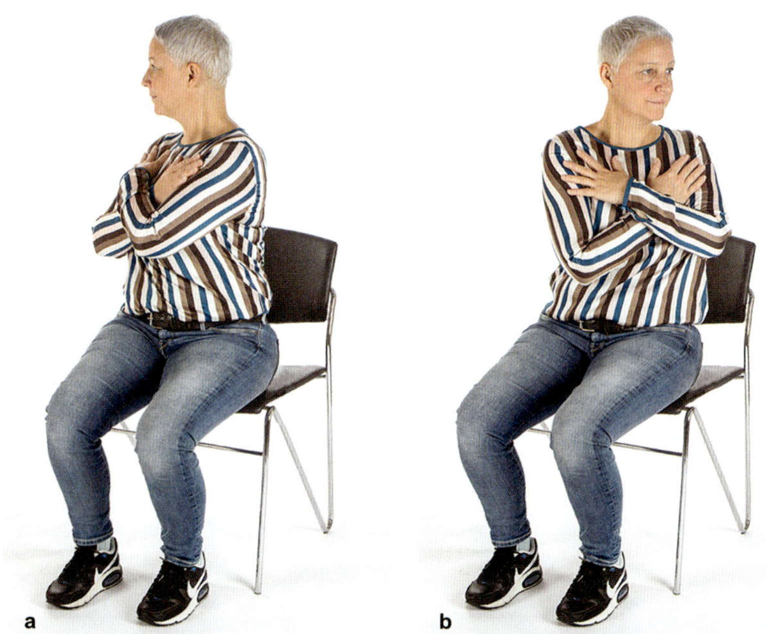

Im Stehen

- Augen-, Kopf- und Schulterbewegungen wie oben beschrieben
- Aufstehen und absitzen, erst mit offenen und dann geschlossenen Augen (a)
- Einen kleinen Ball über Augenhöhe von einer Hand zur anderen werfen (b)
- Ball abwechselnd unter dem linken/rechten Knie durchwerfen, von einer Hand zur anderen werfen
- Aufstehen und absitzen und sich dazwischen umdrehen (c)

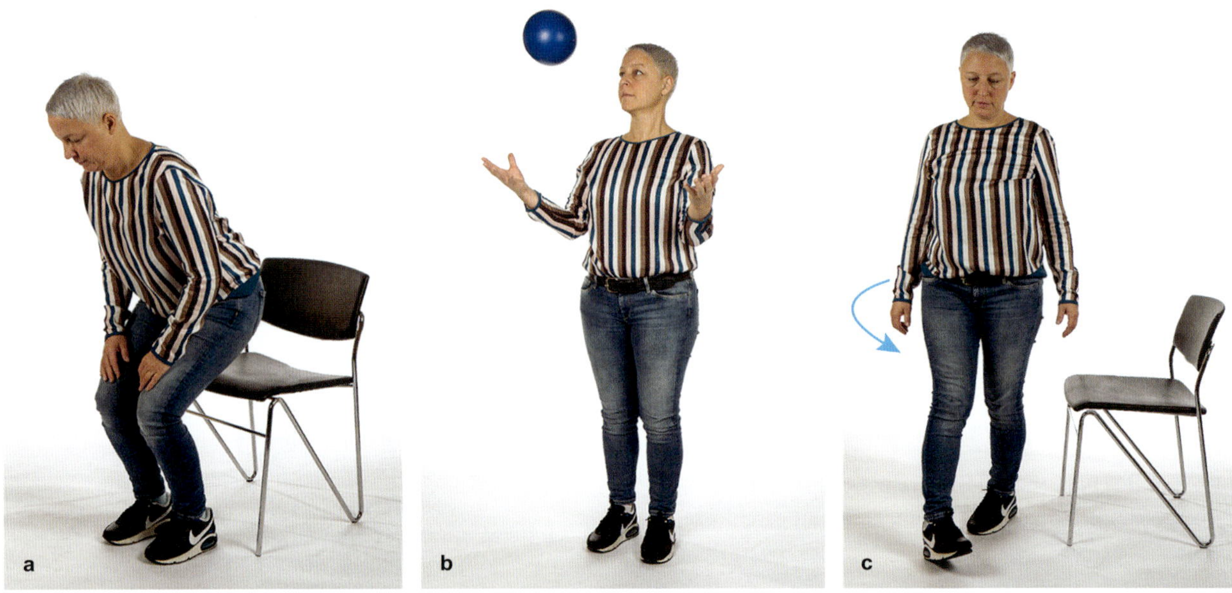

Im Gehen

- Eine Person umkreisen, sich dabei gegenseitig einen Ball zuwerfen
- Durch einen Raum gehen, erst mit offenen, dann mit geschlossenen Augen
- Einen Hang oder eine Rampe hinauf- und hinuntergehen, erst mit offenen, dann mit geschlossenen Augen
- Stufen hoch- und runtersteigen, erst mit offenen, dann mit geschlossenen Augen
- Verschiedene Spiele mit Geh- und Stoppbewegungen wie Kegeln, Ballspiele etc.

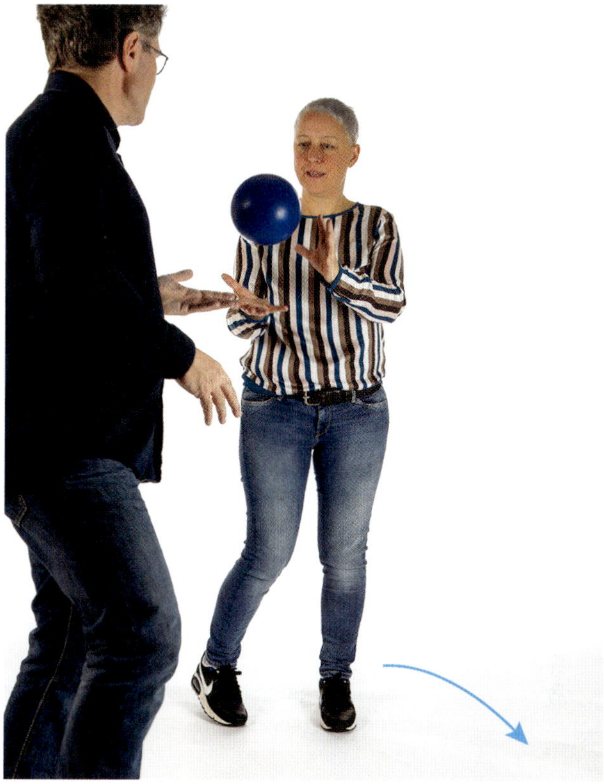

3.5 Augenbewegungsstörungen – okulomotorisches Training

3.5.1 Symptome

Die Betroffenen berichten über einen unspezifischen Schwindel, manchmal über Taumel oder Müdigkeit der Augen, bisweilen auch über Schwank- oder Drehschwindel.

Ausgelöst wird der Schwindel durch Folgendes:

- Augenbewegungen
- Blick aus dem Auto- oder Zugfenster
- Autofahren als Beifahrer
- Gehen durch einen Gang im Supermarkt
- Blick auf den Boden beim Gehen
- Bewegte Personen in einer Menschenmenge
- Am Bildschirm nach unten oder oben scrollen

Zudem können weitere Symptome auftreten, die seit der Erkrankung oder dem Schwindelereignis bestehen:

- Unscharfes Sehen
- Sehen von Doppelbildern
- Verwackeltes Bild bei Bewegungen oder Drehungen
- Bild läuft bei Drehungen verzögert nach
- Schwierigkeiten beim Lesen
- Unwillkürliche Augenbewegungen bei geschlossenen Augen

Diese Symptome können mit oder ohne Schwindelgefühl auftreten.

WICHTIG!

- Die Sehstörungen bestehen seit der Erkrankung bzw. seit dem Schwindelereignis.
- Es gibt keinen Zusammenhang mit der Sehschärfe (Kurz-/Weitsichtigkeit). Häufig gehen Betroffene zum Augenarzt, der jedoch nichts findet. Der Grund sind nicht die Augen selbst (Optik), sondern die Augenbewegungen (Okulomotorik).

Fallbeispiel

Neben schnellen Kopfbewegungen verspürt eine 25-jährige Frau mit Bewegungskrankheit (Motion Sickness) beim Autofahren und beim Suchen von Waren im Supermarkt einen starken Schwindel. Unter anderem kann der Schwindel mit langsamen Folgebewegungen und bei optokinetischer Stimulation ausgelöst werden. Sie trainiert erst die langsame Blickfolge in einer kleinen und langsamen Bewegung. Später kann sie die Bewegung steigern und schneller durchführen. Nun beginnt sie mit der optokinetischen Stimulation in der Therapie mit einem speziellen Gerät. Zunächst muss sie es im Sitzen und mit niedriger Geschwindigkeit trainieren. Später toleriert sie die Stimulation auch im Stehen und bei hohen Geschwindigkeiten. In dieser Zeit trainiert sie auch täglich zu Hause am Computer. Nach einigen Wochen hat sie keinerlei Schwindel mehr, weder beim Autofahren noch im Supermarkt oder anderen Situationen.

3.5.2 Hintergrund

Die beiden Augen mit den Augenmuskeln (➤ Abb. 3.3) müsen vom Nervensystem so gesteuert werden, dass die beiden Bilder im Gehirn stets deckungsgleich und klar sind. Schwieriger wird es, wenn sich der Kopf bewegt oder sich der Kopf im Raum bewegt. Die Augen müssen sich unabhängig vom Gleichgewicht frei bewegen können, ob im Stehen, beim Gehen oder in einer belebten Bahnhofshalle.

Das Innenohr ist sehr eng mit den Augen verschaltet. Jede Kopfbewegung wird durch das Innenohr registriert und durch einen sehr schnellen Reflex wird die Augenstellung angepasst. Dieser Reflex wird **vestibulo-okulärer Reflex (VOR)** genannt und korrigiert die Augenstellung bei Kopfbewegungen in die Gegenrichtung.

Bewegte Bilder, die an uns vorbeiziehen, wie etwa beim Blick aus dem Zug- oder Autofenster oder beim Gang durch den Supermarkt, sind weitere Herausforderungen.

Reflexe und Funktionen der Augenbewegungen

Die Augen werden durch ein kompliziertes Netzwerk gesteuert, damit die Bilder der beiden Augen stets deckungsgleich sind und wir in jeder Situation und bei jeder Bewegung immer ein stabiles Bild haben. Wir bezeichnen dies als Augensteuerung oder **Okulomotorik**. Dieses Netzwerk der Augensteuerung verfügt über verschiedene Funktionen und Reflexe, die wir in der Therapie untersuchen und trainieren können.

Die Funktionen und Reflexe der Augenbewegungen sind folgende:

- Auf **nahe** und **weite** Objekte werden die Augen so fein eingestellt, dass die Bilder der beiden Augen deckungsgleich sind **(Vergenz).**
- Schnelle **Blicksprünge** sind unser Alltagsmodus. Mit sehr raschen Augenbewegungen steuern wir die verschiedenen Sehziele an **(Sakkaden).**
- Verfolgen wir bewegte Objekte, beispielsweise ein fahrendes Auto oder einen Fahrradfahrer, werden die beiden Augen in der richtigen Geschwindigkeit präzise gesteuert. Wir nennen dies **Folgebewegungen.**
- Bewegen wir den Kopf, registriert das Innenohr die Bewegung und stellt über einen schnellen Reflex die Augen sofort in die Gegenrichtung. Damit sehen wir auch bei Kopfbewegungen stets ein stabiles klares Bild. Diesen

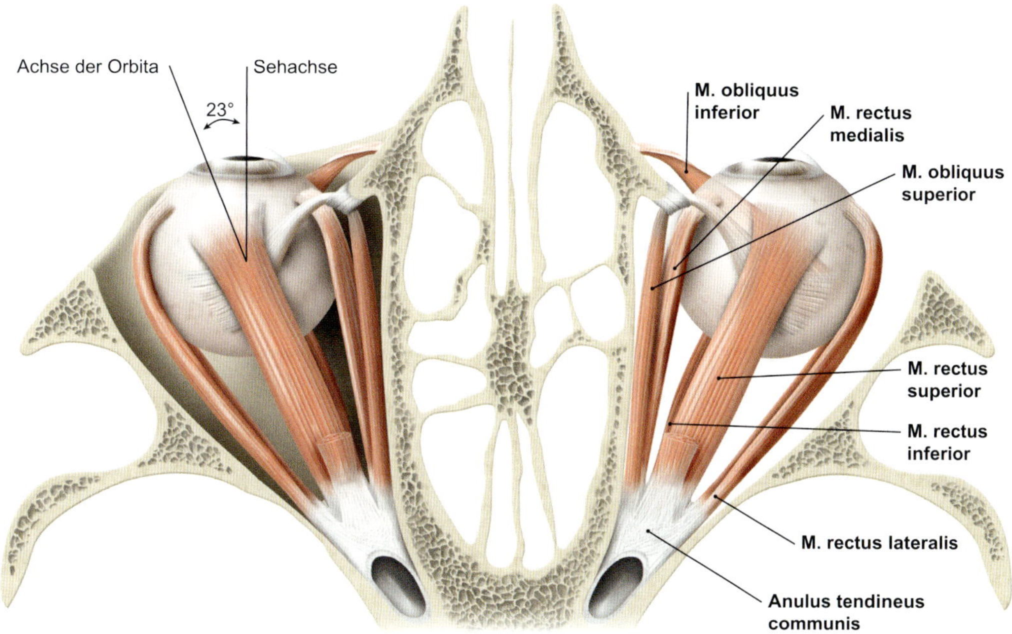

Abb. 3.3 Die Augenmuskeln [S700-L275]

wichtigen **Innenohr-Augen-Reflex** nennen wir **vestibulo-okulären Reflex.**

- Betrachten wir bewegte Bilder, wenn wir aus dem Zug- oder Autofenster sehen, folgen die Augen der Landschaft. Die Augen müssen aber immer wieder zurückspringen, damit wir ein klares Bild der Landschaft sehen. Diese zitternden Augenbewegungen (optokinetischer Nystagmus – OKN) können wir z. B. bei einem Fahrgast im Zug beobachten, der aus dem Fenster sieht (➤ Abb. 3.4). Dies wird **optokinetischer Reflex** genannt.
- Bewegen wir den Kopf langsam, melden die Sensoren der Nackenregion die Veränderungen ans Gehirn und korrigieren die Augen in die Gegenrichtung **(zerviko-okulärer Reflex).** Allerdings ist dieser Reflex unter Fachpersonen umstritten, obwohl wissenschaftliche Untersuchungen und praktische Erfahrungen einen Zusammenhang belegen.

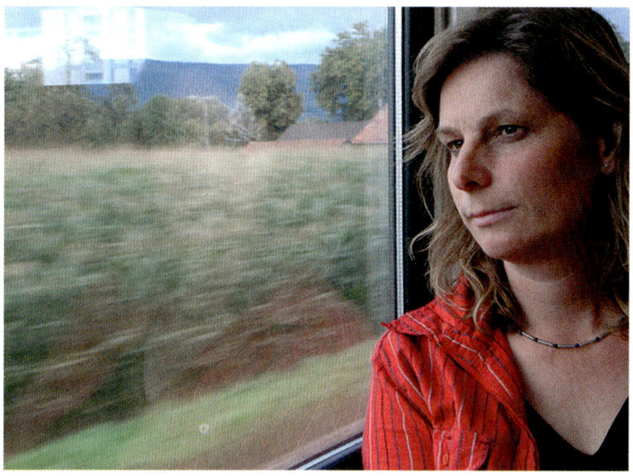

Abb. 3.4 Augenzittern beim Blick aus dem Zugfenster [P136]

Was den Schwindel auslöst

Unkontrollierte Augenbewegungen (Nystagmus), verzögerte, unpassende oder ungewohnt schnelle Augenbewegungen führen zu verwackelten Bildern, visuellen Fehlinformationen oder passen nicht zur gegenwärtigen Situation. Es kommt zu einem Missmatch, einem unpassenden Zusammenspiel von der visuellen Wahrnehmung zu den vestibulären und somatosensorischen Bildern. Beispiele dafür sind:

- Blick aus dem Zugfenster im stehenden Zug im Bahnhof, der gegenüberliegende Zug fährt ab.
- 3-D-Brille.

Die Augenmuskeln haben sehr viele Sensoren im Vergleich zu anderen Muskeln. Dies hat die Natur so eingerichtet, damit die Augen sehr feine Einstellungen vornehmen können. Wenn die Augen weniger bewegt werden, sind die Augenmuskeln nicht mehr trainiert und verkürzen. Werden die verkürzten Muskeln gedehnt, lösen die Sensoren der Muskeln so starke Signale aus, dass sie im zentralen Netzwerk zu einem Missmatch und zu Schwindel führen.

Ziel der Therapie ist es, die betroffenen Augenfunktionen zu trainieren und zu normalisieren. Dadurch sollten sich die Symptome im Alltag verbessern.

ACHTUNG!

- Bei den meisten der folgenden Übungen werden visuelle Fixpunkte für das Training verwendet. Diese dienen dazu, die Augensteuerung zu verbessern und zu normalisieren.
- Wir empfehlen, im Alltag **keine** Punkte zu fixieren. Es hilft zwar kurzfristig, führt aber langfristig zu Einschränkungen (➤ Kap. 3.7).

Tränenflüssigkeit und Augentropfen

Die Tränenflüssigkeit sorgt dafür, dass die Hornhaut nicht austrocknet und geschädigt wird. Sie sorgt aber auch für eine reibungsfreie Bewegung des Augapfels in der Augenhöhle. Sind die Augen sehr trocken, lässt sich der Augapfel durch die Augenmuskeln nur schwer bewegen. Diese erhöhte Anstrengung für die Augenmuskeln kann zu Bewegungsstörungen, Muskelüberlastung und Schwindel führen. Mehrere Fälle haben gezeigt, dass der Schwindel deutlich geringer wird oder völlig verschwindet, wenn bei trockenen Augen regelmäßig Augentropfen verwendet werden.

Fallbeispiel

Wegen ihres Schwindels sucht eine 48-jährige Frau die spezialisierte Physiotherapie auf. Es finden sich einige Funktionsstörungen, unter anderem auch Augenbewegungsstörungen, die behandelt werden. Es folgen weitere Abklärungen beim HNO-Arzt und später beim Augenarzt. Der Augenarzt kann nur sehr trockene Augen diagnostizieren. Er verschreibt ihr Augentropfen, die sie regelmäßig anwenden soll. Seit der Anwendung der Augentropfen ist der Schwindel fast vollständig verschwunden.

TIPP

Bei trockenen Augen sollten regelmäßig Augentropfen verwendet werden. Lassen Sie sich von einer Fachperson beraten.
Füllen Sie die Augentropfen **in Rückenlage** bei normaler Kopfhaltung ein. Ein häufiges Eintropfen bei Überstrecken des Kopfes im Sitzen oder Stehen kann zu Problemen der Halswirbelsäule führen.

3.5.3 Scharfstellen (Vergenz), Grundübung

Dieses Training wird eingesetzt bei
- unscharfem Sehen (durch Augenbewegungsstörung),
- Doppelbildern,
- Schwierigkeiten bei Nah-Weit-Einstellungen.

Ausgangsstellung

Variante A:
- Sie sitzen bequem vor einem Tisch.
- Auf dem Tisch sind 3 Flaschen (oder andere Gegenstände) in einer Linie auf Augenhöhe aufgestellt. Die Flaschendeckel sind ideale Fixpunkte für dieses Training. Ihre klare Kontur erleichtert das Fixieren und Scharfstellen.

Variante B: Nur 2 Flaschen.

Durchführung

Variante A:
- Fixieren Sie den 1. Flaschendeckel, bis er scharf und klar erkennbar ist, dann den 2., den 3. und falls möglich einen Punkt in der Ferne.
- Kehren Sie in umgekehrter Reihenfolge zurück und beginnen Sie von vorn.

Variante B: Wechseln Sie in einem Ihnen angenehmen Tempo vom vorderen zum hinteren Flaschendeckel und zurück.

Dosierung/Wiederholungen

- Beginnen Sie in einem Ihnen angenehmen Tempo.
- Trainieren Sie am Anfang eher kurz. Führen Sie diese Übung nur so lange durch, wie Sie sich dabei gut fühlen. Dies kann zwischen 15 Sekunden und 1-2 Minuten dauern.
- Mehrmals täglich.

Steigerung
Wenn Ihnen das Scharfstellen leichterfällt, machen Sie Folgendes:
- ☐ Fahren Sie im Zufallsprinzip fort (beispielsweise 2–1–3–2 – Ferne – 1–3 etc.).
- ☐ Führen Sie das Training länger durch.
- ☐ Erhöhen Sie das Tempo.
- ☐ Verschieben Sie die Linie der Flaschen/Punkte so, dass Sie in einer schrägen Richtung von Ihnen nach links oder nach rechts zur Seite positioniert ist. Der **Kopf bleibt gerade,** die Blickrichtung geht nach links oder nach rechts.
- ☐ Machen Sie die Übung, die unter ➢ 3.5.4 aufgeführt ist.

Bitte beachten

Achten Sie auf eine gute Körper- und Kopfhaltung.

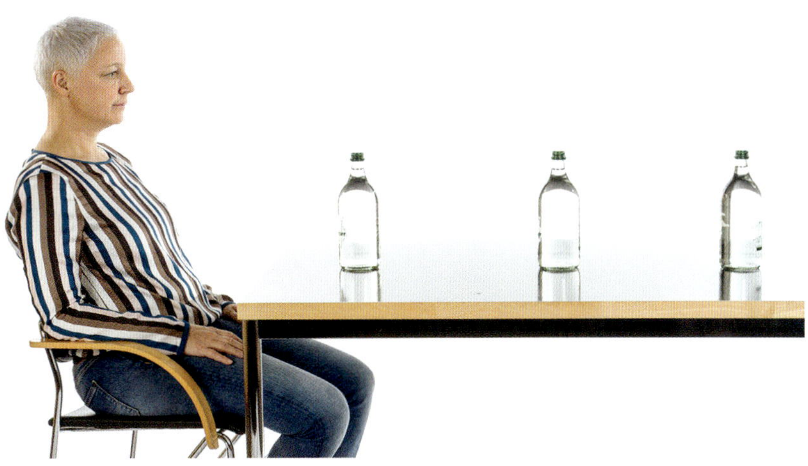

3.5.4 Scharfstellen (Vergenz) nah-weit

Dieses Training wird eingesetzt

- bei unscharfem Sehen (durch Augenbewegungsstörung),
- beim Sehen von Doppelbildern vor allem in die Ferne,
- bei Schwierigkeiten bei Nah-Weit-Einstellungen vor allem in die Ferne.

Ausgangsstellung

- Sitzen Sie bequem vor einem Tisch vor einem Fenster oder stehen Sie.
- Nahpunkt: Wählen Sie den Deckel einer Flasche (a) oder den ausgestreckten Daumen (b).
- Fernpunkt: Suchen Sie sich einen Punkt in der Ferne in einer mittleren oder größeren Distanz.

Durchführung

Wechseln Sie in einem Ihnen angenehmen Tempo vom Nah- zum Fernpunkt und wieder zurück, in dem es keine Symptome auslöst.

Dosierung/Wiederholungen

Täglich oder mehrmals täglich.

Steigerung
Wenn Ihnen das Scharfstellen leichter fällt,
☐ erhöhen Sie das Tempo,
☐ nehmen sie einen Punkt weiter entfernt,
☐ wählen Sie Punkte/Objekte in verschiedenen Distanzen,
☐ wählen Sie Punkte (nah-weit) zur Seite nach links oder nach rechts.

Bitte beachten

Achten Sie auf eine aufgerichtete Körper- und Kopfhaltung.

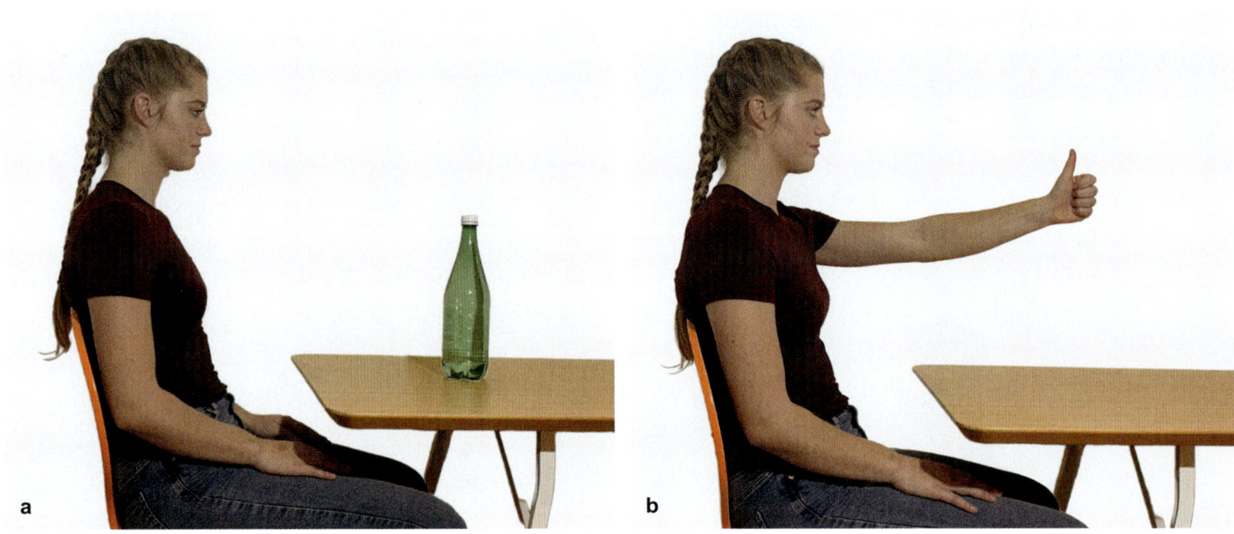

3.5.5 Scharfstellen (Vergenz), dynamisch

Dieses Training wird eingesetzt bei
- unscharfem Sehen (durch Augenbewegungsstörung),
- Sehen von Doppelbildern,
- Schwierigkeiten bei Nah-Weit-Einstellungen.

Ausgangsstellung

- Sie nehmen die für Sie angenehme Stellung ein: Rückenlage, Sitz oder Stand.
- Ein Arm ist mit der Faust nach vorn gestreckt, der Daumen ist auf Augenhöhe mittig vom Gesicht nach oben gestreckt.

Durchführung

Bewegen Sie den Daumen auf die Augen zu und wieder weg. Verfolgen Sie den Daumen mit Ihren Augen.

Dosierung/Wiederholungen

- Beginnen Sie in einem Ihnen angenehmen Tempo. Es darf keinen Schwindel auslösen.
- Trainieren Sie am Anfang eher kurz. Führen Sie dieses Training nur so lange durch, wie Sie sich dabei gut fühlen. Dies kann zwischen 15 Sekunden und 1–2 Minuten dauern.
- Mehrmals täglich.

Steigerung
- ☐ Führen Sie das Training länger durch.
- ☐ Erhöhen Sie das Tempo.
- ☐ Führen Sie das Training im Stehen durch.

Bitte beachten

Achten Sie im Sitz oder Stand auf eine gute Körper- und Kopfhaltung

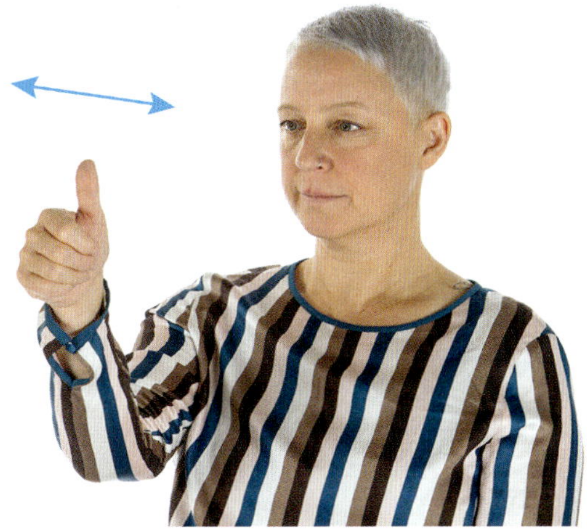

3

3.5.6 Scharfstellen (Vergenz), Perlenkettenübung

Dieses Training wird eingesetzt
- zur Steigerung der vorangegangenen Übungen,
- bei unscharfem Sehen (durch Augenbewegungsstörung),
- bei Doppelbildern,
- bei Schwierigkeiten von Nah-Weit-Einstellungen.

Ausgangsstellung

- Sie sitzen bequem auf einem Stuhl.
- Die Perlenkette wird mit einem Gummiband am Kopf so befestigt, dass ein Ende zwischen den Augen liegt oder Sie halten ein Ende der Perlenkette genau zwischen den Augen fest.
- Das andere Ende der Perlenkette wird mit der freien Hand so nach vorn gezogen, dass Sie genau nach vorn ausgespannt wird.

Durchführung

- Fixieren Sie die erste Perle, die Sie scharf und klar sehen (a).
- Dann fixieren Sie die nächst entfernte Perle, bis Sie am Ende der Perlenkette angelangt sind und kehren Sie wieder zurück.

Dosierung/Wiederholungen

- Beginnen Sie in einem Ihnen angenehmen Tempo.
- Trainieren Sie am Anfang eher kurz. Führen Sie dieses Trainig nur so lange durch, wie Sie sich dabei gut fühlen. Dies kann zwischen 15 Sekunden und 2–3 Minuten dauern. Es darf keinen Schwindel auslösen.
- Mehrmals täglich.

Steigerung

☐ Führen Sie das Training länger durch.
☐ Erhöhen Sie das Tempo.
☐ Ziehen Sie die Perlenkette in eine schräge Linie von den Augen weg, beispielsweise nach oben, unten, links oder rechts oder eine andere schräge Linie (b).
☐ Führen Sie das Training im Stehen durch.

Bitte beachten

- Achten Sie auf eine gute Körper- und Kopfhaltung.
- Sind Sie nicht beunruhigt, wenn die Perlen vor und hinter der fixierten Perle doppelt erscheinen. Das ist normal!

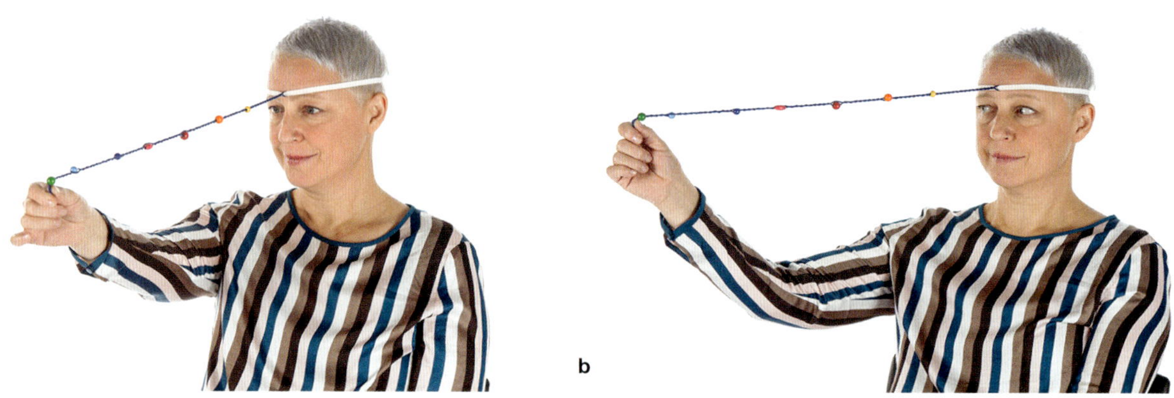

a b

3.5.7 Blicksprung (Sakkade)

Dieses Training wird eingesetzt, wenn

- der Wechsel von einem Sehziel zum anderen ihren Schwindel auslöst,
- Sie beim Wechseln des Sehziels den Kopf mitbewegen,
- diese Funktion in der Untersuchung besonders auffällig war.

Ausgangsstellung

Sie sitzen bequem auf einem Stuhl.
Variante A: 2 Flaschen stehen in einem Abstand von etwa 70–100 cm vor Ihnen auf einem Tisch und haben denselben Abstand zueinander. Sie stehen.
Variante B: Wählen Sie 2 Punkte vor Ihnen an der Wand oder am Fensterrahmen in horizontaler oder in vertikaler Richtung.

Durchführung

- Sie sehen mit den Augen in einem Ihnen bequemen Tempo vom linken zum rechten Punkt hin und her (a).
- Sie sehen mit den Augen in einem Ihnen bequemen Tempo vom oberen zum unteren Punkt hin und her (b).

Dosierung/Wiederholungen

- Wählen Sie ein Tempo, das **keinen Schwindel** auslöst.
- Führen Sie dieses Training nur so lange durch, wie Sie sich dabei gut fühlen. Dies kann zwischen 10 Sekunden und 2–3 Minuten dauern. Es darf keinen Schwindel auslösen.
- Täglich, wenn möglich mehrmals täglich.

Steigerung
☐ Trainieren Sie länger.
☐ Steigern Sie das Tempo.
☐ Wählen Sie eine Diagonale oder schräge Richtung.
☐ Variante A: Führen Sie das Training im Stehen durch.

Bitte beachten

- Der Kopf bleibt ruhig und darf sich nicht mitbewegen.
- Achten Sie auf eine gute Körper- und Kopfhaltung.

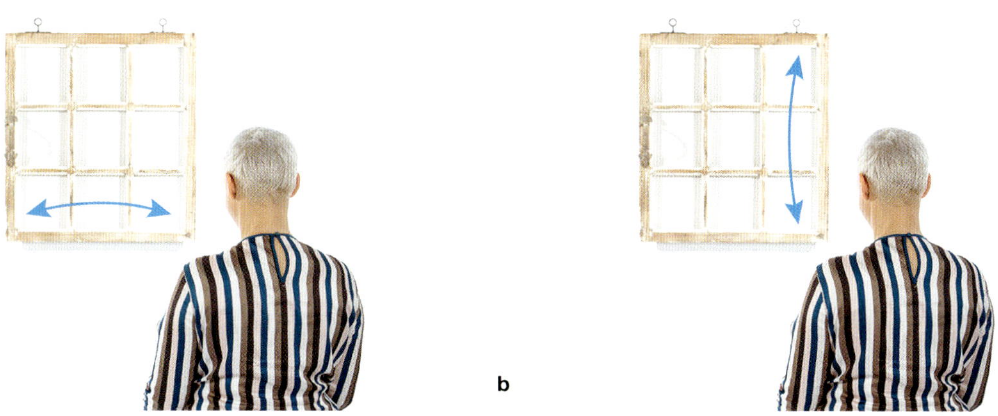

a b

3

3.5.8 Langsame Folgebewegung

Dieses Training wird eingesetzt, wenn
- es Ihnen schwerfällt, ein Sehziel (z. B. Auto, Fußgänger) zu verfolgen,
- Sie beim Verfolgen eines Sehziels den Kopf mitbewegen,
- beim Verfolgen eines Sehziels Schwindel auftritt,
- diese Funktion in der Untersuchung besonders auffällig war.

Ausgangsstellung

- Bequemer Sitz in aufrechter Haltung.
- Ein Arm ist mit der Faust nach vorn ausgestreckt.

Horizontal: Der Daumen ist nach oben ausgestreckt auf Augenhöhe in der Mitte des Gesichts.
Vertikal: Der Daumen ist horizontal ausgestreckt auf Augenhöhe in der Mitte des Gesichts.

Durchführung

Fixieren Sie Ihren Daumen und bewegen Sie diesen in einem **Tempo, das keinen Schwindel auslöst** und nur so lange, Sie keinen Schwindel verspüren.
Horizontal: Sie bewegen den Daumen nach links (a) und rechts (b) auf Augenhöhe auf beide Seiten gleich weit.
Vertikal: Sie bewegen den Daumen nach oben (c) und unten (d).

Dosierung/Wiederholungen

- Führen Sie dieses Training so lange durch, wie Sie sich dabei gut fühlen. Dies kann zwischen 10 Sekunden und 2–3 Minuten dauern. Es darf keinen Schwindel auslösen.
- Mehrmals täglich.

Steigerung
- ☐ Erhöhen Sie das Tempo.
- ☐ Bewegen Sie den Daumen in einer Diagonalen oder schrägen Linie.
- ☐ Bewegen Sie den Daumen in einer stehenden oder liegenden „8“.
- ☐ Führen Sie das Training im Stehen durch.
- ☐ Training in ➤ Kap. 3.5.9.

Bitte beachten

- Der Kopf bleibt ruhig und darf sich nicht mitbewegen.
- Achten Sie auf eine gute Körper- und Kopfhaltung.

! Fällt Ihnen die Koordination der Armbewegung schwer, haben Sie Schulterbeschwerden oder fällt es Ihnen schwer, den Kopf ruhig zu halten, dann führen Sie dieses Training mit einer Hilfsperson durch. Die Person bewegt einen Stift auf Augenhöhe nach links/rechts oder nach oben/unten. Dabei bestimmen Sie das Tempo. Es darf **keinen Schwindel** auslösen.

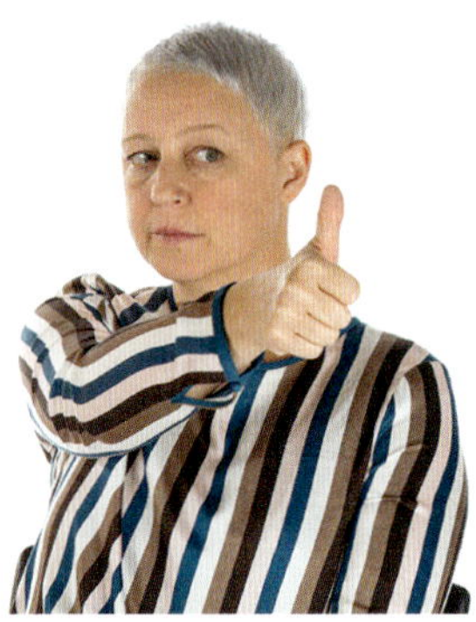

a

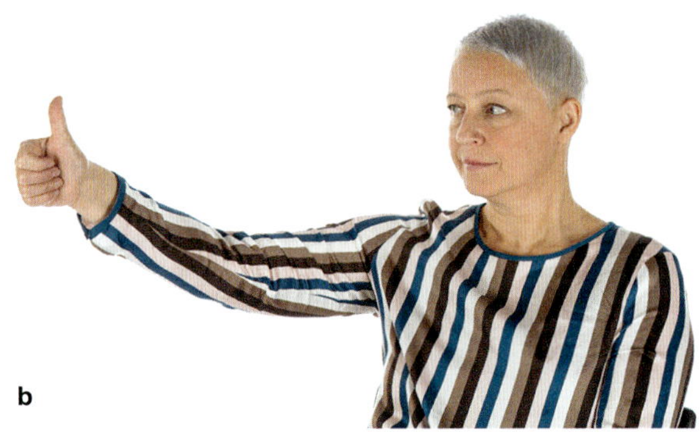

b

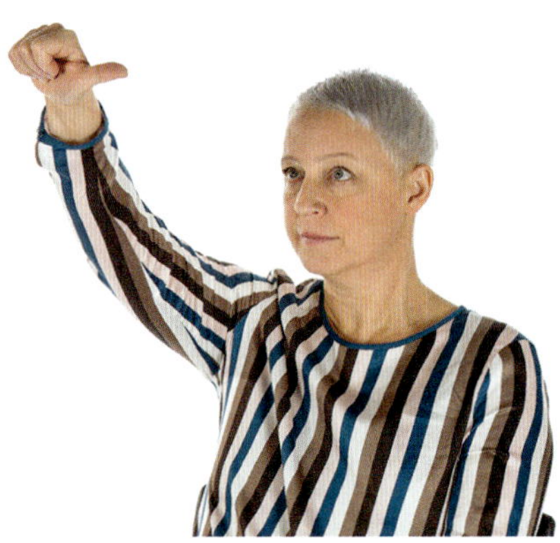

c

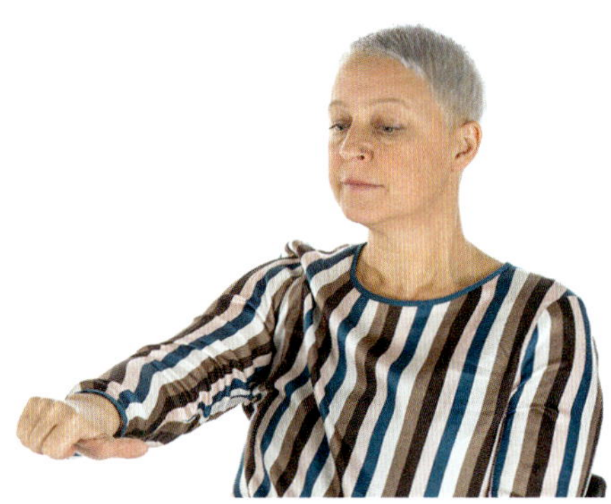

d

3.5.9 Ein Pendel verfolgen

Dieses Training wird als Steigerung der vorangegangenen Übung angewandt. Es wird eingesetzt, wenn

- es Ihnen schwerfällt, ein Sehziel (z. B. Auto, Fahrradfahrer) zu verfolgen,
- Sie beim Verfolgen eines Sehziels den Kopf mitbewegen,
- beim Verfolgen eines Sehziels Schwindel auftritt,
- diese Funktion in der Untersuchung besonders auffällig war.

Ausgangsstellung

- **Horizontal:** Bequemer Sitz in aufrechter Haltung.
- **Vertikal:** Sie befinden sich in Seitenlage.
- In einem Abstand von etwa 40 cm ist vor Ihnen auf Augenhöhe ein Gegenstand (z. B. Jojo, Kleberolle, Tennisball) als Pendel aufgehängt.

Durchführung

- Bringen Sie das Pendel zum Schwingen und verfolgen Sie den Gegenstand mit den Augen.
- Im Sitzen (a, b).
- In Seitenlage (c, d).

Dosierung/Wiederholungen

- Führen Sie dieses Training so lange durch, wie Sie sich dabei gut fühlen. Dies kann zwischen 30 Sekunden und 2–3 Minuten dauern.
- Mehrmals täglich.

Steigerung

☐ Führen Sie das Training (horizontal) im Stehen durch.

Bitte beachten

- Der Kopf bleibt ruhig und darf sich nicht mitbewegen.
- Achten Sie auf eine gute Körper- und Kopfhaltung.
- Es darf den Schwindel nicht verstärken.

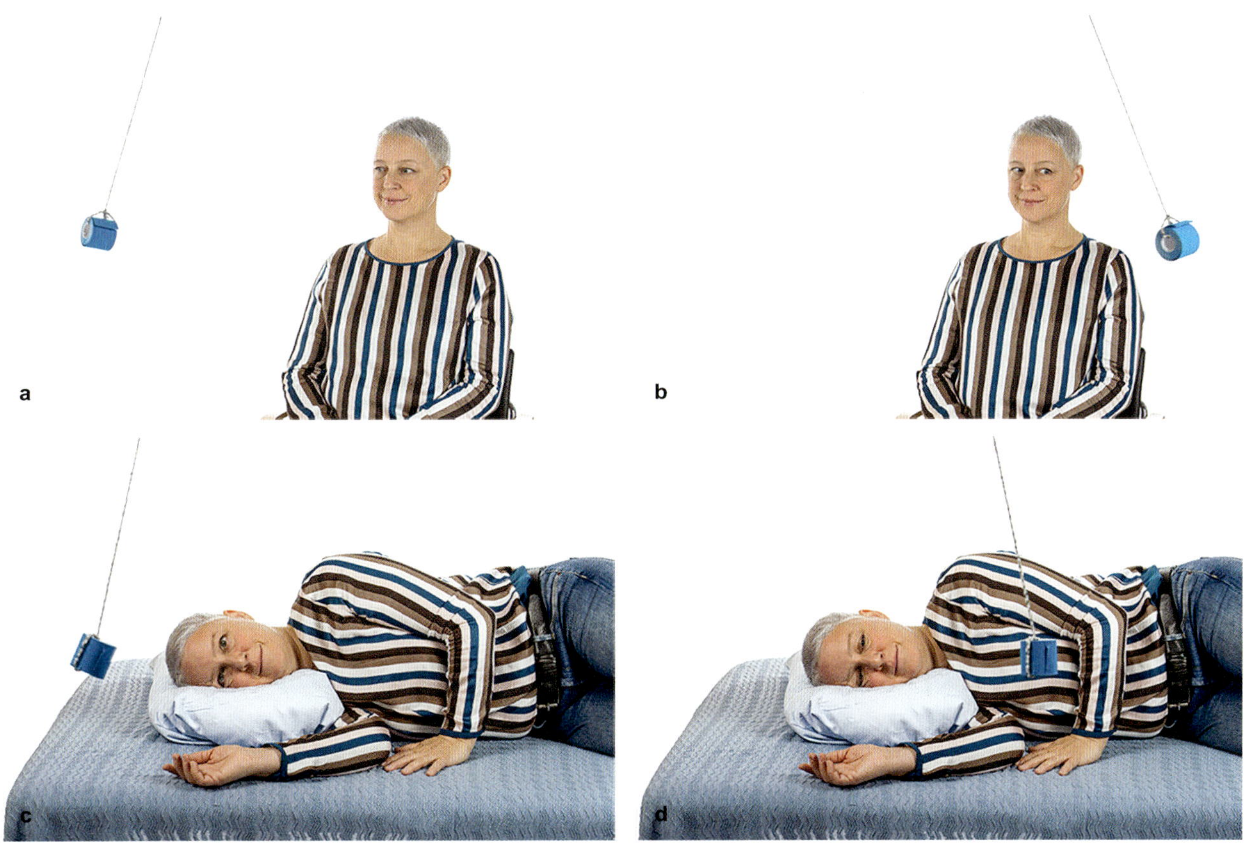

3.5.10 Optokinetisches Training

● Achtung: Bei Epilepsie darf dieses Training nicht durchgeführt werden.

Dieses Training wird eingesetzt, wenn Sie Schwindel/Symptome in folgenden Situationen haben:

- Blick aus dem Auto- oder Zugfenster
- Gehen durch einen Gang im Supermarkt
- In einer Menschenmenge
- Scrollen am Bildschirm
- Blick auf den Boden beim Gehen

Ausgangsstellung

- **Horizontal:** Bequemer Sitz in aufrechter Haltung.
- **Vertikal:** Sie befinden sich in Seitenlage.
- In einem Abstand von 30 cm ist vor Ihnen ein Wasserball mit Streifen oder Mustern auf Augenhöhe direkt vor dem Gesicht aufgehängt.

Durchführung

- Bringen Sie den Ball in einer mittleren Geschwindigkeit zum Drehen. Fangen Sie zu Beginn mit einer geringen Geschwindigkeit an. Es darf **keinen Schwindel** auslösen.
- Blicken Sie auf den Ball. Die Augenbewegungen erfolgen automatisch (a, b).
- Nach einer Pause drehen Sie den Ball in die andere Richtung.

Dosierung/Wiederholungen

- Führen Sie dieses Training so lange durch, wie Sie sich dabei gut fühlen. Dies kann zwischen 30 Sekunden und 2–3 Minuten dauern. Es darf **keinen Schwindel auslösen**.
- Mehrmals täglich.

Steigerung

☐ Trainieren Sie länger.
☐ Erhöhen Sie die Geschwindigkeit.
☐ Führen Sie das Training (horizontal) im Stehen durch.
☐ Steigern Sie mit dem optokinetischen Training am Bildschirm (➤ Kap. 3.5.12).

Bitte beachten

Achten Sie auf eine gute Körper- und Kopfhaltung.

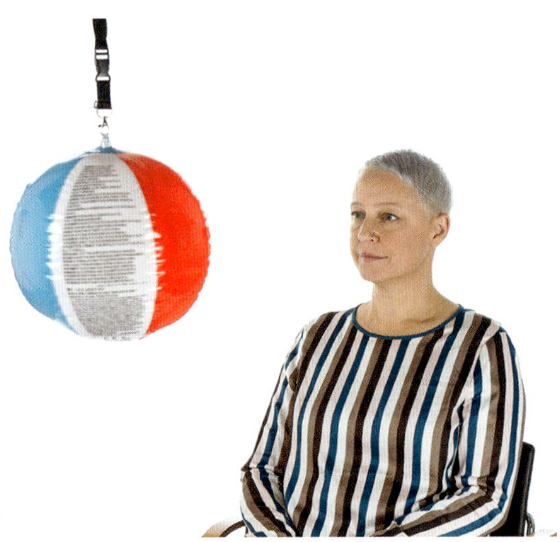
a

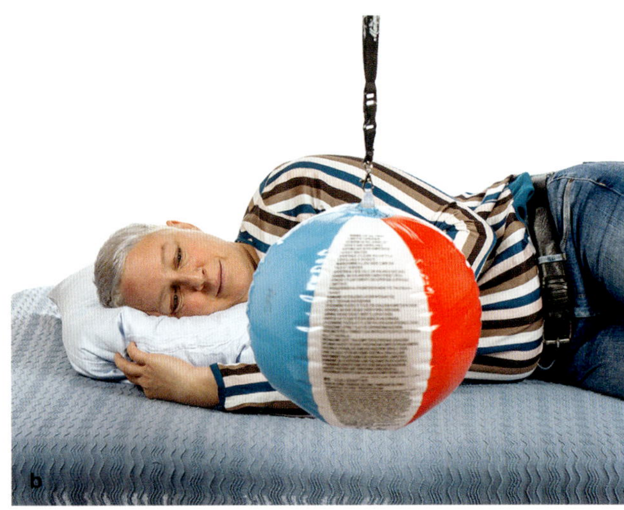
b

3.5.11 Optokinetisches Training mit Regenschirm

● Achtung: Bei Epilepsie darf dieses Training nicht durchgeführt werden.

Der Regenschirm muss ein Muster, Streifen oder verschiedene Farben haben. Mit einem einfarbigen Regenschirm lässt sich das Training nicht durchführen.

Dieses Training wird eingesetzt, wenn Schwindel/Symptome in folgenden Situationen auftritt:

- Blick aus dem Auto- oder Zugfenster
- Gehen durch einen Gang im Supermarkt
- In einer Menschenmenge
- Scrollen am Bildschirm
- Blick auf den Boden beim Gehen

Ausgangsstellung

- Stehen Sie und halten Sie den aufgespannten Regenschirm vor sich.
- Um die **horizontale** Optokinetik zu trainieren, halten Sie den Regenschirm so, dass Sie in die **obere Hälfte** des Schirms blicken (a).
- Um die **vertikale** Optokinetik zu trainieren, halten Sie den Regenschirm so, dass Sie in die **rechte (oder linke) Hälfte** des Schirms blicken (b).

Durchführung

- Drehen Sie den Regenschirm sehr langsam. Erhöhen Sie das Tempo nur soweit, dass es **keinen Schwindel** auslöst.
- Wechseln Sie die Richtung.

Dosierung/Wiederholungen

- Wählen Sie die Geschwindigkeit so, dass kein Schwindel ausgelöst wird.
- Führen Sie dieses Training so lange durch, wie Sie sich dabei gut fühlen. Dies kann zwischen 20 Sekunden und 2–3 Minuten dauern. Das Training darf keinen Schwindel hervorrufen.
- Täglich oder mehrmals täglich.

Steigerung

Wenn es Ihnen leichter fällt,

☐ erhöhen Sie das Tempo, allerdings nur so, dass es keinen Schwindel auslöst.

Bitte beachten

● Achtung: Bei Epilepsie darf dieses Training nicht durchgeführt werden.

! Stoppen Sie das Training, wenn der Schwindel verstärkt wird.

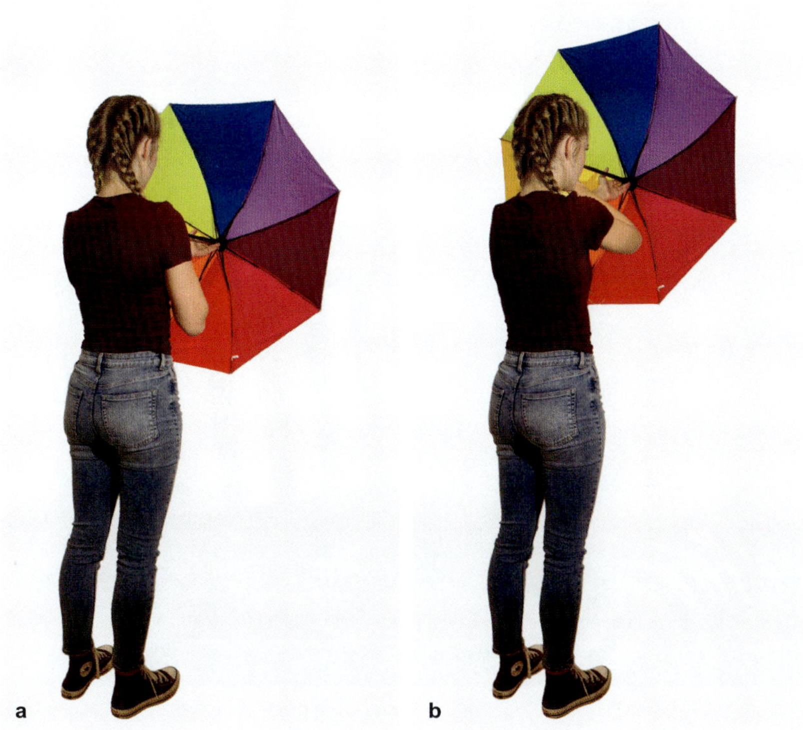

3

3.5.12 Optokinetisches Training am Bildschirm

● Achtung: Bei Epilepsie darf dieses Training nicht durchgeführt werden.

Dieses Training wird eingesetzt, wenn Sie Schwindel/Symptome in folgenden Situationen haben:
- Blick aus dem Auto- oder Zugfenster
- Gehen durch einen Gang im Supermarkt
- In einer Menschenmenge
- Scrollen am Bildschirm
- Blick auf den Boden beim Gehen

Ausgangsstellung

- Im Stehen oder aufrecht Sitzen.
- Sie können ein Tablet, einen Computerbildschirm, Fernseher oder Beamer verwenden. Sie können auch das Tablet oder das Handy mit dem Fernseher verbinden. Nehmen Sie den Bildschirm eher nahe ran, damit auch das periphere Blickfeld einbezogen ist. Das Handy ist nicht geeignet.
- Öffnen Sie die Seite www.schwindeltherapie.ch/optokinetisches-training.

Variante A:
- Der erste Link führt zu einer Stimulation mit Streifen nach links, nach rechts, nach oben und nach unten. Diese sind individuell einstellbar.
- Der zweite Link führt zu einer rotatorischen Stimulation.

Variante B:
- Für die horizontale und vertikale Bewegung gibt es je 2–3 Varianten. Wählen Sie die Variante aus, die Sie am besten finden.
- Verwenden Sie den Vollbildschirm-Modus.
- Verwenden Sie die Geschwindigkeit, die noch keine Symptome auslöst.

Durchführung

- Beginnen Sie mit der einfacheren Bewegungsrichtung (z. B. horizontal) und der langsameren Geschwindigkeit.
- Blicken Sie auf die Balken. Die Augenbewegungen erfolgen automatisch.

Dosierung/Wiederholungen

- **Wichtig:** Wählen Sie die Geschwindigkeit, die **keine Symptome** auslöst.
- Führen Sie dieses Training nur so lange durch, wie Sie sich dabei gut fühlen. Pro Bewegungsrichtung kann dies zwischen 15 Sekunden und 1,5 Minuten sein.
- Täglich oder mehrmals täglich.

Steigerung
- ☐ Erhöhen Sie nach und nach die Geschwindigkeit (Anleitung ➤ www.schwindeltherapie.ch), aber immer so, dass es keine Symptome auslöst.
- ☐ Wählen Sie eine schwierigere Bewegungsrichtung.
- ☐ Führen Sie die Stimulation im Stehen durch.

Bitte beachten

Achten Sie auf eine gute Körper- und Kopfhaltung.

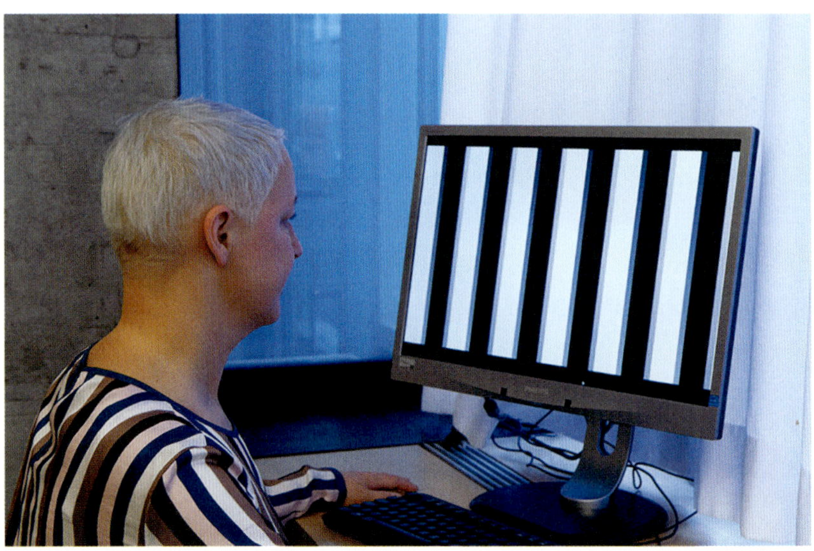

3.5.13 Visuelle Desensibilisierung

Oft sind es nicht nur die Augenbewegungen, die den Schwindel auslösen, sondern die Verarbeitung bewegter Bilder im Gehirn.
Indem die Augen den Daumen fixieren, machen sie keine Bewegungen. Durch den sich bewegenden Hintergrund wird die Verarbeitung des bewegten Bildes im Gehirn stimuliert. Es geht also nicht um das Training von Augenbewegungen, sondern um die Desensibilisierung von bewegten Bildern.
Dieses Training wird eingesetzt,

- wenn die Optokinetik (➤ Kap. 3.5.10 bis ➤ Kap. 3.5.12) bei höheren Geschwindigkeiten keine Symptome mehr auslöst,
- wenn im Alltag (Supermarkt, Menschenmengen) immer noch Schwindel auftritt, obwohl die Augenbewegungen/Optokinetik bei hohen Geschwindigkeiten keinen Schwindel mehr auslösen,
- bei Schwindel beim Anblick von Muster oder im Tunnel.

Ausgangsstellung

- Stehen Sie vor einem unruhigen Hintergrund wie beispielweise vor ein Bücherregal.
- Strecken Sie Ihren Arm nach vorne aus und machen Sie eine Faust. Der Daumen zeigt nach oben.
- Fixieren Sie Ihren Daumen.

Durchführung

- Drehen Sie von der Hüfte aus langsam den Oberkörper nach links und rechts.
- Erhöhen Sie langsam das Tempo und nur soweit, dass **kein Schwindel** auftritt.

Dosierung/Wiederholungen

- Bewegen Sie sich in einem Tempo, in dem **kein Schwindel** auftritt.
- Bewegen Sie sich nur solange kein Schwindel auftritt.
- Täglich oder mehrmals täglich.

Steigerung

☐ Erhöhen Sie das Tempo allerdings nur solange, bis kein Schwindel hervorgerufen wird.

3.5.14 Blickstabilisation beim Gehen

Dieses Training eignet sich bei
- verwackeltem Bild beim Gehen, bei Bewegungen und Drehungen,
- Unwohlsein, Schwindel und/oder verwackeltem Bild beim Lesen während des Autofahrens,
- visueller Abhängigkeit (➤ Kap. 3.7).

Ausgangsstellung

- Sie führen das Training im Gehen durch.
- Halten Sie eine Zeitschrift mit einer für Sie gut lesbaren Schrift so vor sich, dass Sie während des Gehens lesen können.
- Auf der Website finden Sie auch einen Text in unterschiedlicher Schriftgröße (➤ *Bitte beachten*). Beginnen Sie mit der größten Schrift und steigern Sie zur nächstkleineren Schrift.
- Verwenden Sie eine Zahlentabelle (➤ *Bitte beachten*)

Durchführung

- Gehen Sie im Raum umher und lesen Sie die Zeilen laut vor.
- Gehen Sie nur so lange es keine Symptome auslöst.
- Halten Sie an, sobald es Symptome auslöst. Warten Sie so lange, bis der Schwindel abgeklungen ist und gehen Sie erneut im Raum umher und lesen Sie.
- Zahlentabelle: Suchen Sie die Zahlen von 1 der Reihe nach bis zur höchsten Zahl und wieder zurück.

Dosierung/Wiederholungen

- Tritt Schwindel auf, warten Sie, bis dieser abgeklungen ist, und fahren Sie fort.
- Haben Sie keinen Schwindel, gehen Sie länger und lesen dabei.
- Haben Sie starken Schwindel, gehen Sie eine kürzere Strecke und lesen dabei.
- Täglich.

Steigerung
- ☐ Gehen Sie längere Strecken.
- ☐ Gehen Sie rascher.
- ☐ Gehen Sie mit Tempowechsel.
- ☐ Beim Lesen während des Gehens bewegen Sie zusätzlich den Kopf **leicht** nach oben/unten oder nach links/rechts.
- ☐ Führen Sie raschere Richtungswechsel durch.
- ☐ Gehen Sie in unebenem Gelände (Rasen, Kiesweg etc.).

Bitte beachten

- Halten Sie die Zeitschrift so, dass Ihre Kopfhaltung möglichst gerade ist.
- **Download Zahlentabelle und Texttafel:** www.schwindeltherapie.ch/download-patienten

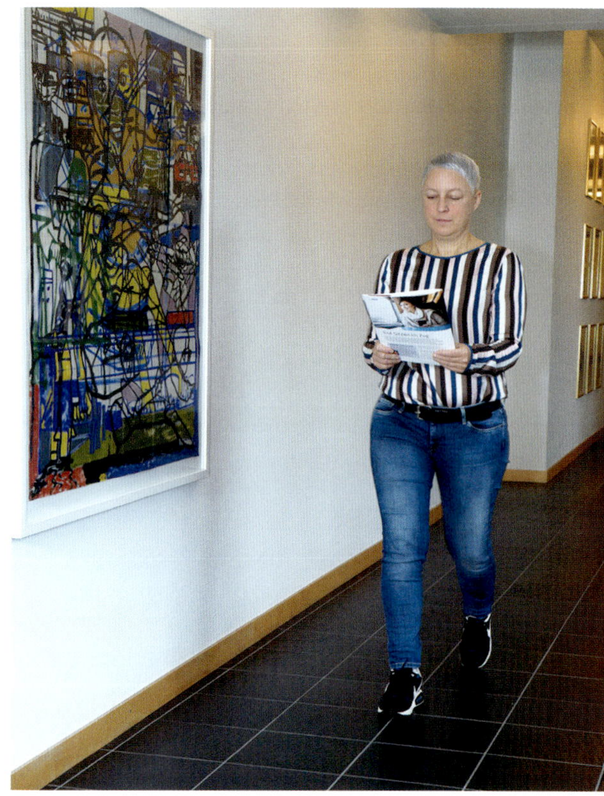

3.5.15 Punkt fixieren, Kopf bewegen

Dieses Training empfiehlt sich bei
- einem Ausfall eines Gleichgewichtsorgans (➤ Kap. 1.2.2),
- nachlaufenden/verspäteten Bildern bei Drehungen,
- einem auffälligen Kopfimpulstest in der ärztlichen und/oder therapeutischen Untersuchung.

Ausgangsstellung

- Bequemer Sitz in aufrechter Haltung.
- Wählen Sie die Variante, die Sie am besten finden.

Variante A: Ein Arm ist mit der Faust nach vorn ausgestreckt. Der Daumen ist nach oben ausgestreckt auf Augenhöhe in der Mitte des Gesichts.
Variante B: Fixieren Sie einen Punkt in der Ferne (z. B. einen Flaschendeckel, einen Punkt an der Wand oder draußen).
Bei Nackenbeschwerden
Variante C: Sitzen Sie auf einem Drehstuhl. Fixieren Sie einen Punkt in der Ferne (z. B. einen Flaschendeckel, einen Punkt an der Wand oder draußen).

Durchführung

Variante A und B:
- Fixieren Sie den Daumen oder den Punkt und bewegen Sie den Kopf in einer leichten Bewegung (nicht zu sehr)
  - nach links (a) und rechts (b),
  - nach oben (c) und unten(d).
- Fixieren Sie den Daumen oder den Punkt und neigen Sie den Kopf nach links und rechts (wie ein Metronom).

Variante C: Fixieren Sie einen Punkt und drehen Sie Kopf und Oberkörper zusammen auf dem Stuhl nach links und rechts.

Dosierung/Wiederholungen

- Beginnen Sie langsam.
- Führen Sie dieses Training so lange durch, wie Sie sich dabei gut fühlen. Dies kann zwischen 10 Sekunden und 2–3 Minuten dauern.
- Täglich, wenn möglich mehrmals täglich.

a
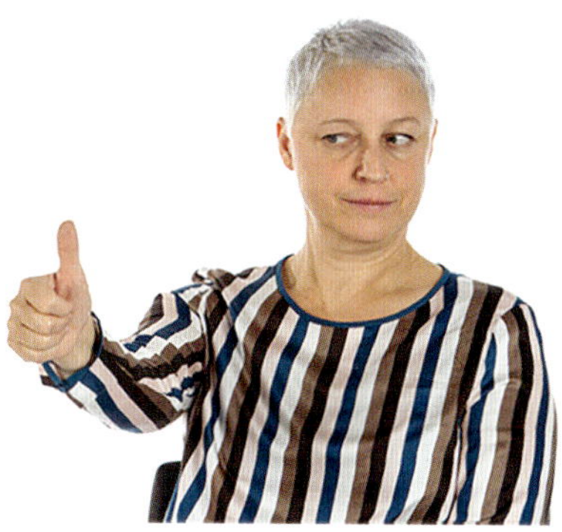

b
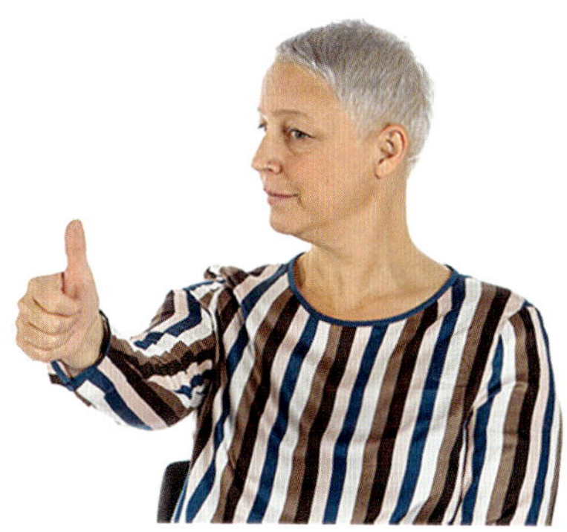

c
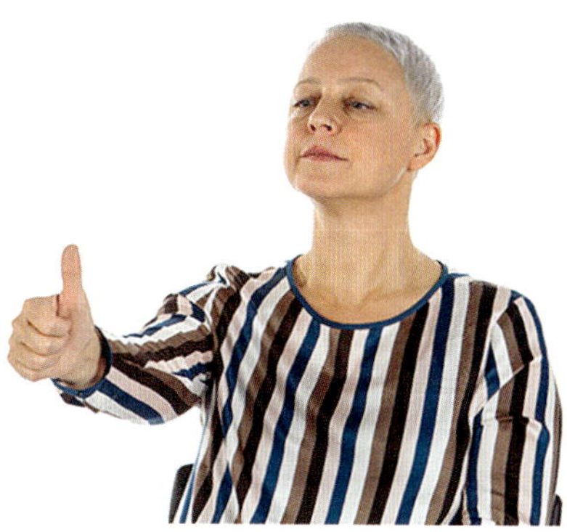

d
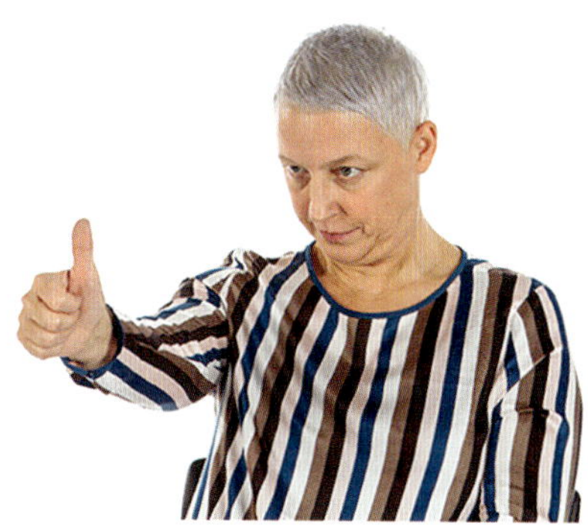

Steigerung

- ☐ Steigern Sie das Tempo.
- ☐ **Variante A und B:** Führen Sie das Training im Stehen durch.
- ☐ **Variante C:** Stehen Sie in normaler Spurbreite und drehen Sie Oberkörper und Kopf zusammen nach links und rechts.
- ☐ **Variante A:** Bewegen Sie den Daumen gleichzeitig in die Gegenrichtung der Kopfbewegung (a, b).

Bitte beachten

- Achten Sie auf eine gute Körper- und Kopfhaltung.
- ! Achtung! Keine großen Bewegungen (nicht bis ans Bewegungsende) durchführen!
- ! Leitlinien empfehlen, das Training zu stoppen, wenn sich der Schwindel nicht verbessert.
- ! Stoppen Sie das Training, wenn der Schwindel stärker wird oder die Nackenbeschwerden zunehmen.

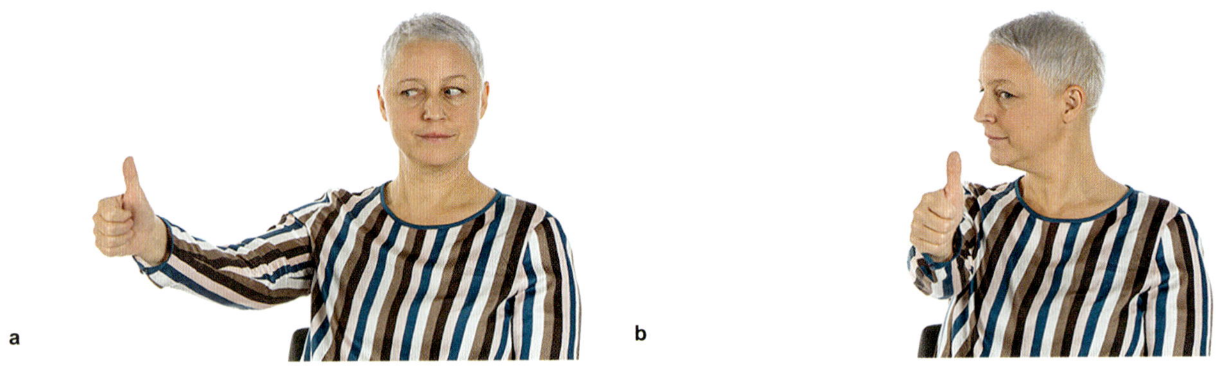

3.5.16 Blicksprung – Kopfdrehung, Kopfdrehung – Blicksprung

Dieses Training wird eingesetzt,
- wenn Ihnen frühere Aufgaben wie Blicksprünge oder Punkt fixieren und Kopf bewegen (➢ Kap. 3.5.15) leichtfallen,
- zur Steigerung ihrer Augenbewegungen auf höheres Level,
- bei seitlicher Blickinstabilität,
- zur Blickstabilität bei hohen Anforderungen.

Ausgangsstellung

- Stehen oder sitzen Sie.
- Wählen Sie 2 Punkte, die vor Ihnen in einem Abstand von etwa 2–3 Metern in einer horizontalen Linie liegen, z. B. an der Wand, am Bücherregal oder am Fensterrahmen (a).
- Schauen Sie zum linken Punkt (b).

Durchführung

Blicksprung – Kopfdrehung:
- Der Kopf bleibt in dieser Position, die Augen springen zum rechten Punkt (c).
- Nun dreht der Kopf nach rechts (d).

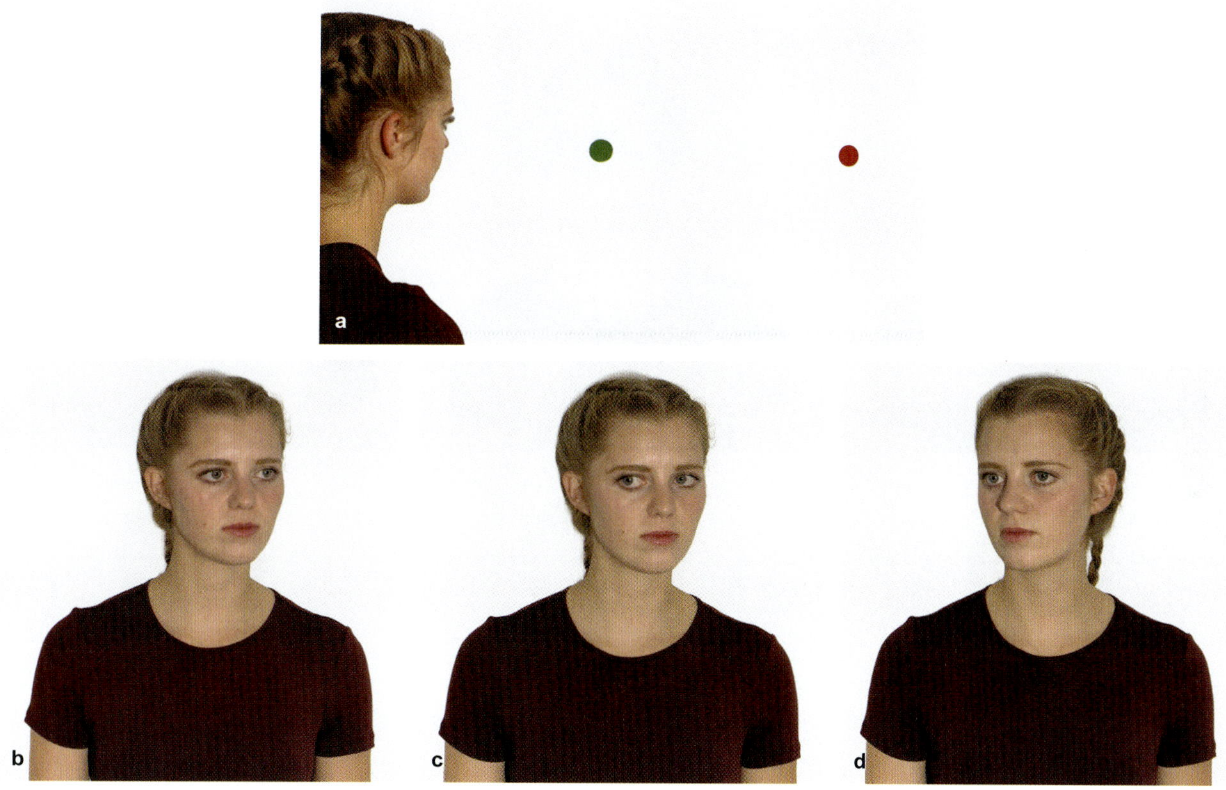

- Der Kopf bleibt in dieser Position und die Augen springen zum linken Punkt (e).
- Nun dreht der Kopf nach links (f).
- Wiederholen Sie diesen Ablauf.

Kopfdrehung – Blicksprung:

- Die Augen bleiben auf dem linken Punkt und der Kopf dreht nach rechts (g).
- Nun springen die Augen zum rechten Punkt (h).
- Die Augen bleiben auf dem rechten Punkt und der Kopf dreht nach links (i).
- Nun springen die Augen zum linken Punkt (j).
- Wiederholen Sie diesen Ablauf.

Dasselbe Training kann auch vertikal durchgeführt werden, indem zwei Punkte in vertikaler Linie verwendet werden.

Dosierung/Wiederholungen

Täglich oder mehrmals täglich.

Steigerung

☐ Erhöhen Sie das Tempo.

Bitte beachten

! Achten Sie darauf, dass Sie ihren Kopf aufrecht halten und nicht zur Seite neigen.

! Stoppen Sie das Training, wenn Nackenbeschwerden zunehmen.

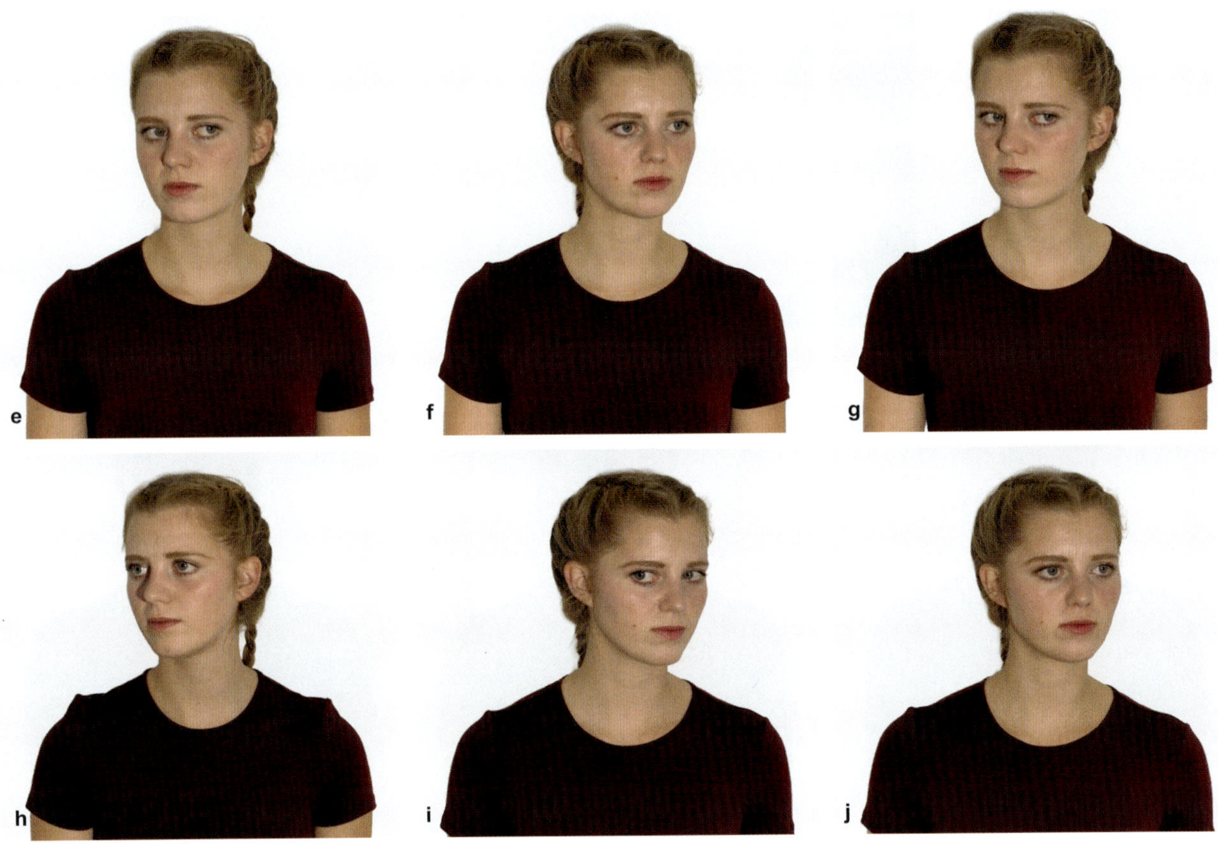

3

3.5.17 Rasche Wiedererkennung

Dieses Training wird eingesetzt,
- wenn Ihnen frühere Aufgaben wie Blicksprünge (➤ Kap. 3.5.16) oder Punkt fixieren und Kopf bewegen (➤ Kap. 3.5.15) leichtfallen,
- zur raschen Wiedererkennung eines Sehziels,
- zur Blickstabilität bei hohen Anforderungen.

Ausgangsstellung

- Stehen oder sitzen Sie.
- Wählen Sie 2 Punkte, die vor Ihnen in einem Abstand von etwa 2–3 Metern in einer horizontalen Linie liegen, z. B. an der Wand, am Bücherregal oder am Fensterrahmen (a).
- Schauen Sie zum linken Punkt (b).

Durchführung

- Schließen Sie die Augen (c).
- Drehen Sie den Kopf nach rechts (d).
- Schauen Sie immer noch zum linken Punkt, wenn Sie die Augen öffnen (e).
- Springen Sie mit den Augen zum rechten Punkt (f).
- Schließen Sie die Augen (g).

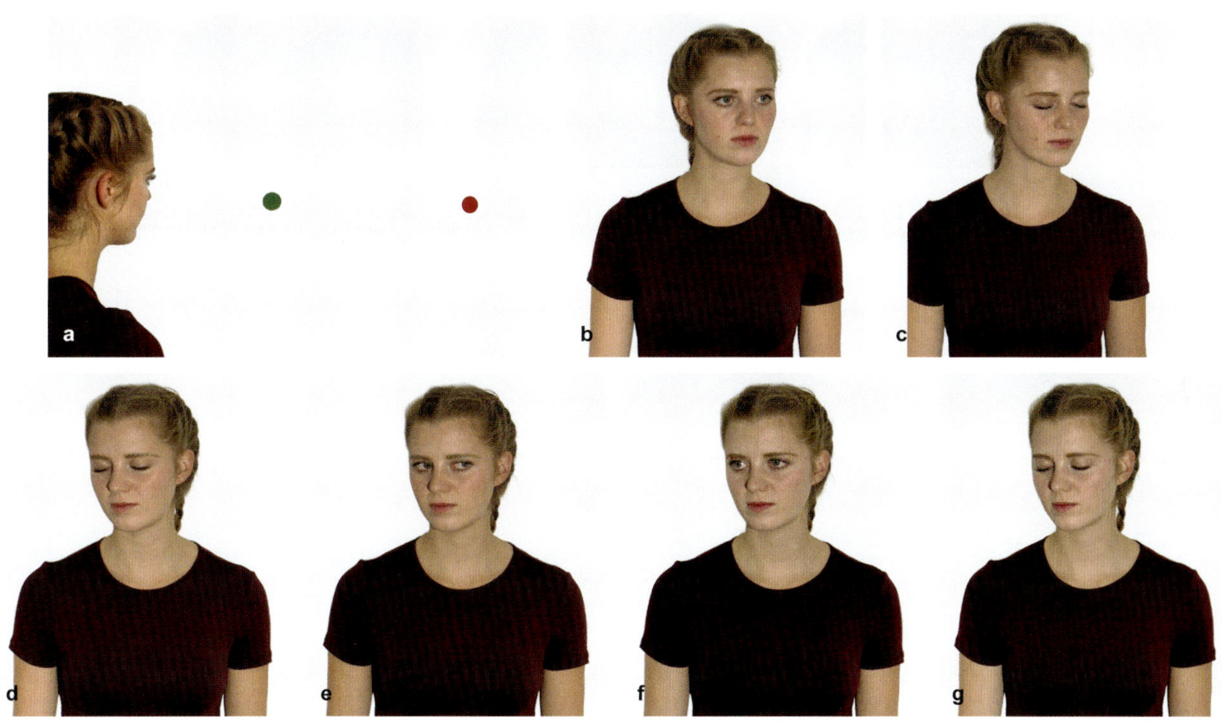

- Drehen Sie den Kopf nach links (h).
- Schauen Sie immer noch zum rechten Punkt, wenn Sie die Augen öffnen (i).
- Springen Sie mit den Augen zum linken Punkt (j).
- Wiederholen Sie diesen Ablauf.

Dasselbe Training kann auch vertikal durchgeführt werden, indem zwei Punkte in vertikaler Linie verwendet werden.

Dosierung/Wiederholungen

Täglich oder mehrmals täglich.

Steigerung

☐ Erhöhen Sie das Tempo.

Bitte beachten

! Achten Sie darauf, dass Sie Ihren Kopf aufrechthalten und nicht zur Seite neigen.

! Stoppen Sie das Training, wenn Nackenbeschwerden zunehmen.

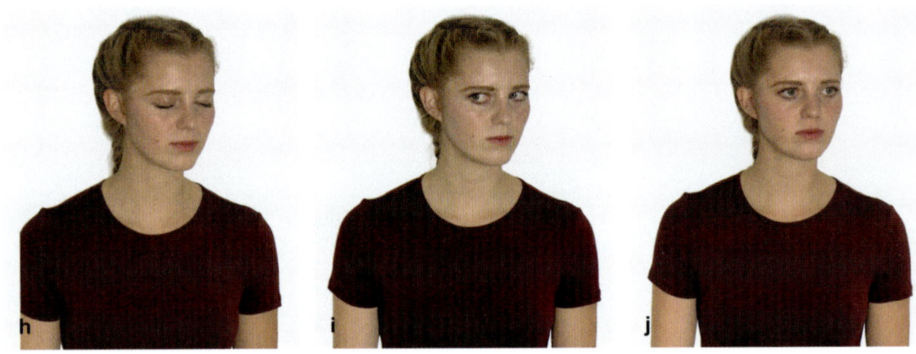

3.5.18 Drehungen mit Punkt fixieren

Dieses Training empfiehlt sich
- als Steigerung zu vorangehenden Übungen,
- bei Schwindel und/oder verwackelten oder nachlaufenden Bildern bei Drehungen,
- bei einem Ausfall eines Gleichgewichtsorgans (➤ Kap. 1.2.2).

Ausgangsstellung

Variante A: Sie führen die Übung im Stehen durch.
Variante B: Sie sitzen auf einem Drehstuhl.

Durchführung

- Beginnen Sie mit der Drehung zur besseren Seite, später vor allem zur betroffenen Seite.
- Um die Bewegung zu erlernen, machen Sie diese zuerst langsam.

Variante A:
- Fixieren Sie einen Punkt geradeaus vor sich und gehen Sie auf diesen zu.
- Kurz vor dem Punkt drehen Sie sich in die Gegenrichtung (180°), wobei Sie den Punkt so lange wie möglich fixieren (a).
- Erst wenn Sie den Punkt verlieren, drehen Sie den Kopf rasch in die neue Gehrichtung und fixieren einen Punkt direkt vor sich. Gehen Sie auf diesen Punkt zu und wenden Sie erneut kurz vor dem Punkt.

Variante B:
- Fixieren Sie einen Punkt direkt vor sich.
- Drehen Sie sich auf dem Drehstuhl und fixieren Sie den Punkt so lange wie möglich (b).
- Erst wenn Sie den Punkt verlieren, drehen Sie den Kopf sehr rasch in die Drehrichtung und fixieren den Punkt erneut.
- Drehen Sie sich auf dem Stuhl weiter in diese Richtung und fixieren Sie den Punkt so lange wie möglich.

Dosierung/Wiederholungen

- Anfangs langsam beginnen.
- Nach wenigen Drehungen eine Pause einschalten.
- Täglich.

Steigerung
☐ Steigern Sie das Tempo.
☐ Mehrere Drehungen.

Bitte beachten

● Bei Nackenbeschwerden ist dieses Training nicht geeignet.

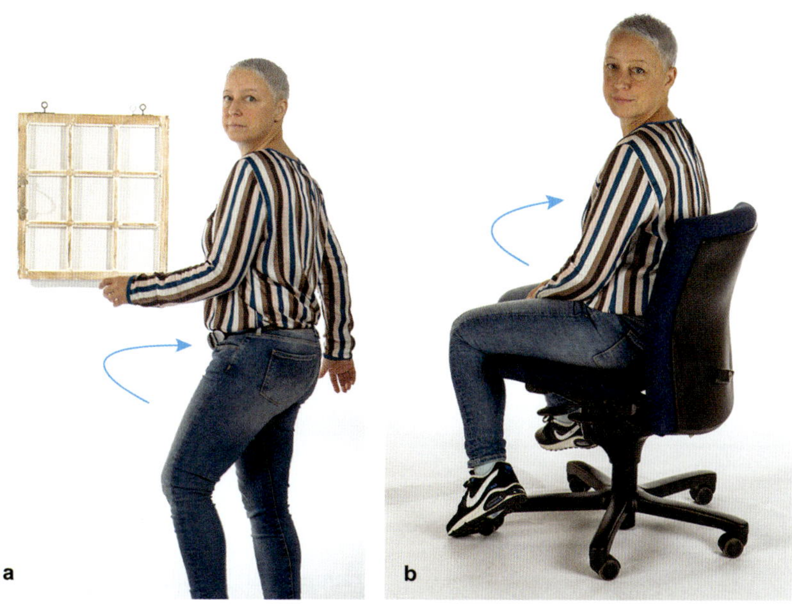

a b

3.6 Defizite des Spürsinns der Füße/Beine – sensorische Stimulation

3.6.1 Symptome

Die Betroffenen berichten von einem unspezifischen Schwindel, einem Unsicherheitsgefühl oder einem Schwanken.

Die **Symptome** treten in folgenden Situationen auf:

- Stehen
- Gehen
- Stehen und Gehen auf unebenem Untergrund
- Tätigkeiten mit kleiner Standfläche wie z. B. Übersteigen eines Hindernisses, Treppensteigen ohne Geländer, schnelles Drehen etc.
- Stehen und Gehen im Dunkeln
- Gehen ohne Hilfsmittel

Keinen Schwindel haben Betroffene in folgenden Situationen:

- Sitzen und Liegen
- Verwendung eines Gehhilfsmittels
- Halten an Möbeln oder Wänden
- Halten am Treppengeländer
- Mit visuellen Fixpunkten (➤ Kap. 3.7)

Entweder ist dieses Problem schleichend über Wochen und Monate entstanden. Betroffene können nicht genau angeben, wann genau es begonnen hat. Dies deutet am ehesten auf eine Polyneuropathie hin. Es kann auch unmittelbar nach einer Chemotherapie auftreten. Eine Chemotherapie kann auch eine Schädigung der Nerven, eine sogenannte Polyneuropathie verursachen.

Fallbeispiel

Wegen ihres Schwindels und Gangunsicherheit sucht eine 89-jährige Frau die spezialisierte Physiotherapie auf. In der Untersuchung entdeckt der Therapeut einen verminderten Spürsinn (mit der Stimmgabel gemessen) an beiden Füßen. Eine bewusste Wahrnehmung des Spürsinns der Füße/Beine oder das Abklopfen der Beine bringt keine Verbesserung der Gangunsicherheit. Hingegen verbessert die Stimulation der Fußsohlen (jeweils 10 Minuten pro Fuss) die Gangsicherheit deutlich für 4 Tage. Von nun an stimuliert die Patientin die Fußsohlen regelmäßig selbst mit einem Tennisball.

3.6.2 Hintergrund

Im Stehen und Gehen ist besonders der Spürsinn der Füße und Beine für das Gleichgewicht gefordert.

MERKE

- Von allen eintreffenden Sinnesreizen im Stehen nutzt das Nervensystem 70 % der Spürinformationen der Füße/Beine.
- Im ruhigen Stand sind es vor allem die Druckrezeptoren der Fußsohlen (➤ Kap. 1.1.1).

Mit zunehmendem Alter kann der Spürsinn der Füße abnehmen. Ein häufiger Grund dafür ist die Polyneuropathie. Es ist eine Nervenschädigung, die bei den Zehen und Füßen beginnt und über einen langen Zeitraum zunimmt. Die Gründe für eine Polyneuropathie sind folgende:

- Diabetes mellitus
- Vitamin-B_{12}-Mangel
- Chemotherapie
- Alkohol
- Andere

Häufig findet man in der spezialärztlichen Untersuchung beim Neurologen keinen Grund für den verminderten Spürsinn.

Die Reaktionsfähigkeit der Fußmuskulatur bei kleinen Gleichgewichtsstörungen nennt man **Fußstrategie.** Diese ist bei einem verminderten Spürsinn der Füße/Beine oft beeinträchtigt.

Nach einer Innenohrerkrankung können wir meist eine verminderte Wahrnehmung des Spürsinns der Füße/Beine beobachten.

Bei einer visuell und/oder kognitiv betonten Tätigkeit (z. B. Computerarbeit, Büro) und wenig Bewegung kommt es häufig zu einer Vernachlässigung und verminderter Wahrnehmung der Füße/Beine und einer visuellen Überbewertung.

TIPP

Diese Personen sollten zum Ausgleich regelmäßiges Gehtraining in unebenem Gelände, Joggen oder Ähnliches betreiben.

Personen mit einer emotionalen Beteiligung (Zunahme der Symptome bei Angst, Stress, Aufregung) haben oftmals eine verminderte Wahrnehmung für die Spürinformationen der Beine/Füße.

Ziel der Therapie ist die Förderung des Spürsinns durch Stimulation und die bewusste Wahrnehmung. Bereits eine bewusste Wahrnehmung des Spürsinns der Füße/Beine kann das Gleichgewicht und den Schwindel deutlich verbessern.

TIPP

Sehr hilfreich ist das regelmäßige Gehen in unebenem Gelände oder das Barfußgehen.

ACHTUNG!

Personen mit Diabetes und der Gefahr für offene Haut sollten wegen der Verletzungs- und Infektionsgefahr auf das Barfußgehen draußen verzichten.

Bei einem Kraftdefizit der Beine sollte unbedingt ein Krafttraining durchgeführt werden (➤ Kap. 3.2.5). Ein Krafttraining verbessert zudem den Spürsinn und genügend Kraft verleiht ein besseres Sicherheitsgefühl.

3.6.3 Die Fußschaukel

Dieses Training wird eingesetzt bei

- verminderter Reaktionsfähigkeit der Sprunggelenkmuskeln bei kleinen Gleichgewichtsstörungen (Fußstrategie).

Ausgangsstellung

- Sie stehen vor einer festen Haltemöglichkeit (Küchenzeile, Waschbecken, schwerer Sessel).
- Falls nötig, halten Sie sich leicht.

Durchführung

- Schaukeln Sie rhythmisch mit einer kleinen runden Bewegung von der Ferse auf den Vorderfuß und zurück (a, b).

Steigerung

- ☐ Die Haltemöglichkeit nur mit den Fingerspitzen berühren.
- ☐ Sie stehen frei, ohne sich zu halten (c, d).
- ☐ Variieren Sie das Tempo: einmal langsamer, einmal schneller.

Dosierung/Wiederholungen

- 1–2 Minuten
- Mehrmals täglich

Bitte beachten

- Die Knie bleiben gestreckt.
- Die Bewegung des Beckens nach vorn/hinten ist gering.
- Bei Fußbeschwerden (Schmerzen, Arthrose) ist dieses Training nicht geeignet.
- Bei Bedarf muss die Beweglichkeit des Sprunggelenkes oder die Kraft der Unterschenkelmuskulatur verbessert bzw. trainiert werden.

3

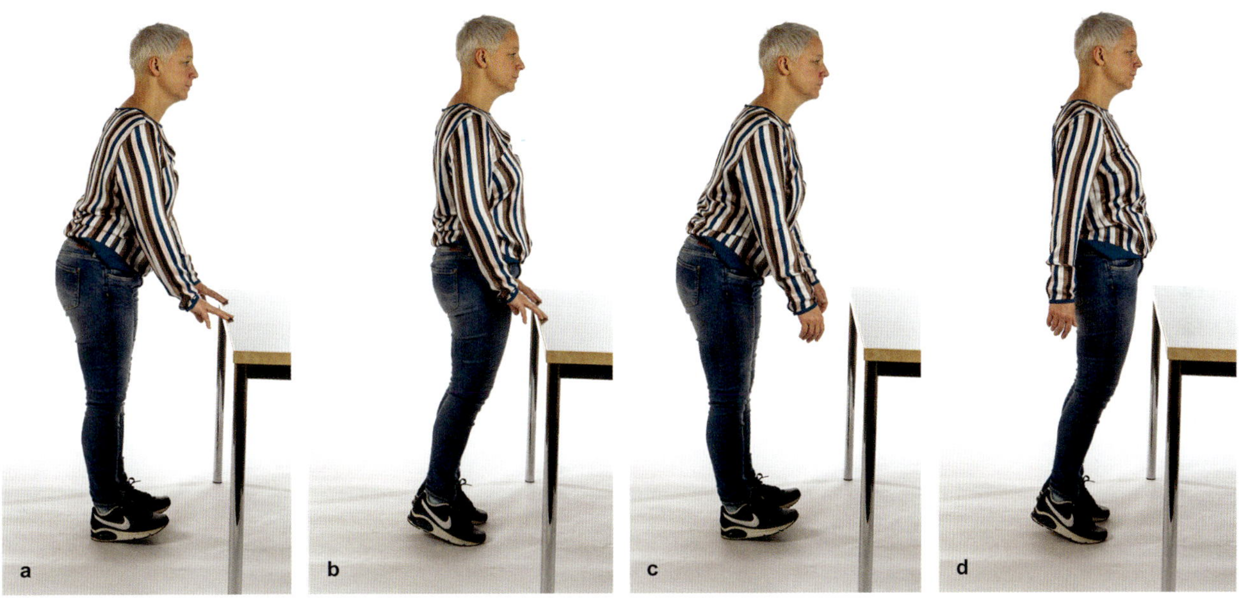

3.6.4 Bewusste Wahrnehmung des Spürsinns der Füße und Beine

Diese Maßnahme wird eingesetzt bei
- vermindertem Spürsinn der Füße/Beine,
- verminderter Wahrnehmungder Füße/Beine,
- Vernachlässigung, also dem Spürsinn mehr Bedeutung geben,
- bei emotionaler Beteiligung, insbesondere bei Höhenschwindel oder bei Schwindel in bestimmten Situatinen oder an bestimmten Orten.

Ausgangsstellung

- Beginnen Sie im Sitzen.
- Dann im Stehen und Gehen.

Durchführung

- Bewusste Wahrnehmung:
  - Nehmen Sie die Füße/Beine bewusst wahr.
  - Seien Sie wach und präsent in den Füßen.
  - „Denken" Sie sich in die Füße.
- Stehen Sie auf und seien Sie wach und präsent in den Füßen/Beinen.
- Gehen Sie umher und seien Sie wach und präsent in den Füßen/Beinen.

Dosierung/Wiederholungen

- Mehrmals täglich.
- Integrieren Sie die Wahrnehmung in den Alltag, bis es zur Gewohnheit wird.
- In besonderen Situationen wie bei Höhenschwindel (➤ Kap. 3.11.7) oder an bestimmten Orten (➤ Kap. 3.11.8).

Bitte beachten

Wenden Sie diese Maßnahme in Ihrem Alltag an, besonders wenn Sie aufstehen, im Dunkeln oder in Menschenmengen.

3.6.5 Sensorische Stimulation der Fußsohlen

Diese Maßnahme wird eingesetzt bei
- vermindertem Spürsinn der Füße – insbesondere bei Polyneuropathie,
- verminderter Wahrnehmung/Vernachlässigung der Füße/Beine.

Ausgangsstellung

Variante A: Stehen Sie mit Halten an einer festen Einrichtung.
Variante B: Sitzen Sie auf einem Stuhl.

Durchführung

Variante A: Im Stehen die Fußsohle (Gewölbe, Ferse, Fußballen, Zehen) mit einem Tennisball massieren (a).
Variante B: Im Sitzen die Fußsohle (Gewölbe, Ferse, Fußballen, Zehen) mit einem Igelball, einer Igelrolle, mit Fußrollen oder anderen Stimulationsgeräten massieren (b).
- **Variante A** ist zu bevorzugen, da hier mehr Druck ausgeübt werden kann als im Sitzen.
- Stimulieren Sie erst einen Fuß.
- Vergleichen Sie den stimulierten Fuß mit dem anderen Fuß im Sitzen, Stehen und Gehen. Gibt es einen Unterschied? Wie fühlt er sich an?
- Stimulieren Sie den zweiten Fuß.
- Vergleichen Sie den stimulierten Fuß mit dem anderen Fuß im Sitzen, Stehen und Gehen. Wie fühlt er sich an?

Dosierung/Wiederholungen

- Beginnen Sie mit 4–5 Minuten pro Fuß und warten Sie den nächsten Tag ab.
- Haben Sie keine Beschwerden und einen guten Effekt, dehnen Sie die Zeit auf 8–10 Minuten pro Fuß aus.
- Stimulieren Sie alle zwei Tage oder bei Bedarf.

Bitte beachten

! Bei Arthrosen und Beschwerden des Fußes vorsichtig beginnen.
- Stoppen Sie die Stimulation bei Beschwerden der Füße.
- Das Training ist nicht geeignet bei Gefahr für offene Haut.

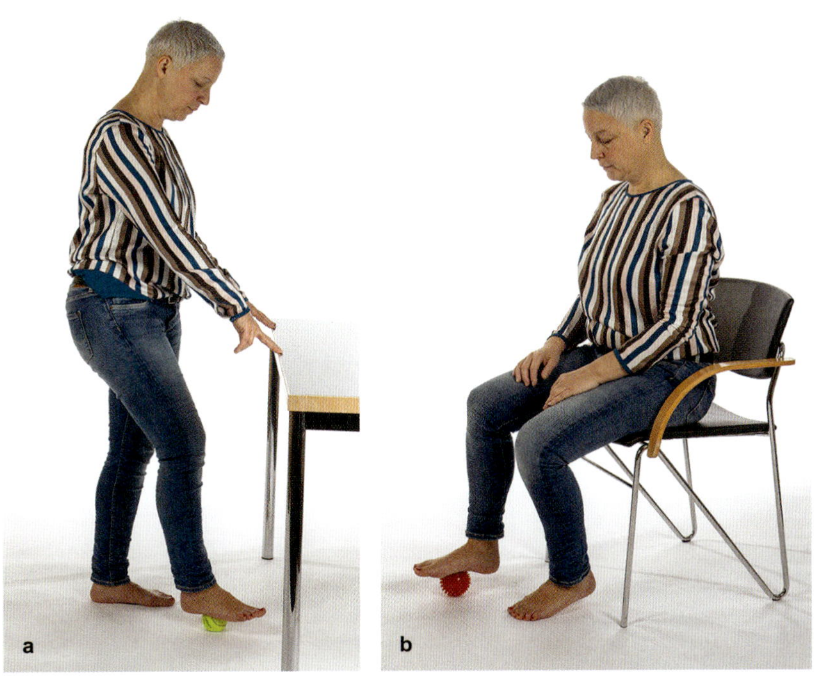

3

3.6.6 Beine abklopfen

Diese Maßnahme wird eingesetzt bei
- verminderter Wahrnehmung/Vernachlässigung der Füße/Beine,
- emotionaler Beteiligung, insbesondere bei Sturzangst, Höhenschwindel oder Schwindel in bestimmten Situationen oder an bestimmten Orten.

TIPP

Alternativen
- Mit einem Bein auf dem Boden stampfen, dann mit dem anderen.
- Vibrationsplatte: Wir empfehlen, dass Sie sich auf einen Stuhl vor die Vibrationsplatte setzen und nur die Füße auf die Platte stellen. Die Wirkung ist wesentlich besser, wenn nur die Beine vibrieren, als wenn Sie sich ganz darauf stellen. Wählen Sie die Frequenz, die Sie am besten finden.

Ausgangsstellung

Sie sitzen an der Stuhl- oder Bettkante.

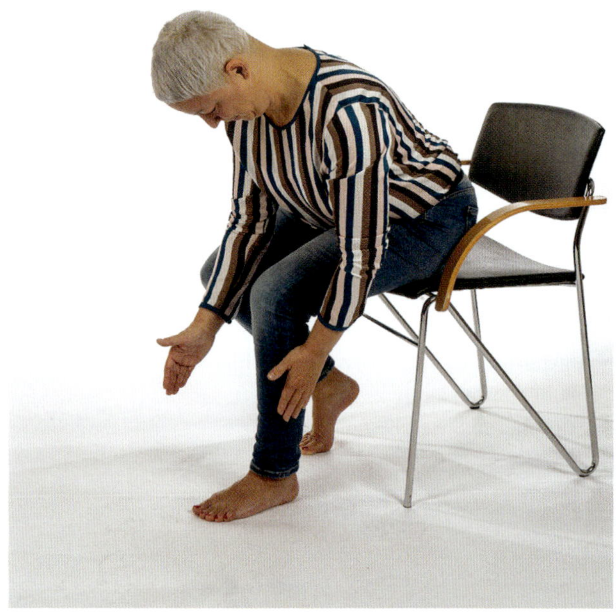

Durchführung

- Mit beiden hohlen Händen klopfen Sie den Ober- und Unterschenkel eines Beines ab.
- Dann klopfen Sie das andere Bein mit beiden hohlen Händen ab.
- Wie fühlt es sich an? Nehmen Sie die Beine bewusst im Sitzen, Stehen und Gehen wahr.

Dosierung/Wiederholungen

- 2 Minuten pro Bein
- Täglich oder bei Bedarf

Bitte beachten

- ● Nicht geeignet bei Beschwerden der Hände (z. B. Arthrose).
- ! Bei der Einnahme von Blutverdünnern oder bei Krampfadern das Training nicht durchführen oder vorsichtig ausprobieren.
- Bei Bedarf das Training von einer anderen Person durchführen lassen.

3.7 Visuelle Abhängigkeit

3.7.1 Symptome

Betroffene berichten über ein Unsicherheitsgefühl, Schwanken, selten über einen Drehschwindel.
Der Schwindel tritt auf
- im Dunkeln oder schlechten Lichtverhältnissen,
- bei schnellen Drehungen (keine visuellen Fixpunkte mehr),
- in Situationen (z. B. Menschenmenge), in denen kein Fixpunkt verwendet werden kann.

Betroffene berichten, dass Sie als Gleichgewichtshilfe Punkte fixieren.

Das Fixieren von Punkten beginnen Betroffene nach einer akuten Erkrankung (z. B. des Innenohrs). Sie merken, dass die Augen ruhiger und das Gleichgewicht besser werden, wenn Sie Punkte fixieren. Sie machen am Anfang große Fortschritte. Doch irgendwann stagniert es, weil Sie von den visuellen Fixpunkten abhängig sind. Andererseits kann bei älteren Menschen das Fixieren von Punkten über eine längere Zeit entstehen, wenn der Spürsinn der Füße/Beine langsam abnimmt. Unbewusst merken Sie, dass Ihnen das Fixieren von Punkten hilft.

Fallbeispiel

Nach einem Schlaganfall lernt eine 65-jährige Frau im Krankenhaus mit den Augen Punkte zu fixieren. Dadurch wird ihr Gleichgewicht besser, sie wird sicherer und wird rasch mobiler. Doch nach 2 Wochen stagnieren die Fortschritte. Es ist ihr nicht möglich, ohne Rollator zu gehen. Besonders bei Drehungen tritt der Schwindel auf. In der Therapie merken die Therapeuten rasch, dass das Fixieren von Punkten ihre Bewegungsfreiheit einschränkt. Bevor sie mit dem Training zum Abbau der visuellen Abhängigkeit beginnt, werden die Fußsohlen stimuliert. Das Training mit geschlossenen Augen macht sie regelmäßig und kann die Übungen kontinuierlich steigern. Nach 2 Wochen kann sie frei und ohne Hilfsmittel gehen. Beim Gehen kann sie Kopfbewegungen nach links und rechts oder sogar Drehungen um die eigene Achse machen, ohne dass Schwindel auftritt.

3.7.2 Hintergrund

Das Fixieren von Punkten als Gleichgewichtshilfe ist allgemein bekannt. Bei Übungen und im Alltag verbessert es das Gleichgewicht und gibt Sicherheit. Es hat aber auch Nachteile. Wenn man über Wochen oder Monate ständig Punkte fixiert, hat es folgende negative Auswirkungen:
- Die Augenbewegungen und -funktionen nehmen ab, die Augenmuskeln verkürzen sich.
- Die Kopfbewegungen werden eingeschränkt.
- Die Wahrnehmung des peripheren Sehens wird vernachlässigt.
- Die Wahrnehmung der Füße/Beine wird vernachlässigt.

WICHTIG!
Verwendet man über längere Zeit visuelle Fixpunkte als Gleichgewichtshilfe, verursacht dies zahlreiche negative Einschränkungen.

Man kann es mit einer Gehhilfe (Krücke, Rollator) vergleichen. Eine Krücke gibt sofort Sicherheit. Verwendet man Sie über Wochen und Monate, gewöhnt sich der Körper daran und hat Mühe, ohne Gehhilfe zu gehen.

Damit die Betroffenen auch im Dunkeln und in Situationen ohne Fixpunkte wieder sicher und unabhängig sind, müssen Sie lernen, auf die Spürinformationen der Füße zu vertrauen und den Augen weniger Bedeutung zu geben.

Ziel des Trainings ist es, dass Sie auch bei schlechten Lichtverhältnissen, im Dunkeln, bei Drehungen oder in Situationen ohne Fixpunkte wieder sicher und unabhängig sind. Sie müssen lernen, dem Spürsinn der Füße zu vertrauen, den Augen weniger Bedeutung zu geben und im Alltag keine Fixpunkte mehr zu verwenden.

WICHTIG!
Das nachfolgende Programm ist von einfach zu schwierig aufgebaut. Beginnen Sie mit der einfachsten Übung. Erst wenn Sie die Übung sicher durchführen, gehen Sie zur nächsten schwierigeren Übung über.

3.7.3 Vorbereitung: Stimulation der Füße/Beine

Bevor ein Kanal, in diesem Fall der visuelle, „weggenommen" wird, müssen wir zuerst einen anderen Kanal fördern: den Spürsinn der Füße/Beine. Dies erreichen wir durch folgende Maßnahmen:
- Stimulation der Fußsohlen (➤ Kap. 3.6.5)
- Abklopfen der Beine (➤ Kap. 3.6.6)
- Besondere Wahrnehmung des Spürsinns der Füße/Beine (➤ Kap. 3.6.4)

3.7.4 Stehen mit geschlossenen Augen

Dieses Training empfiehlt sich
- zum Abbau der visuellen Abhängigkeit,
- wenn Sie Punkte fixieren,

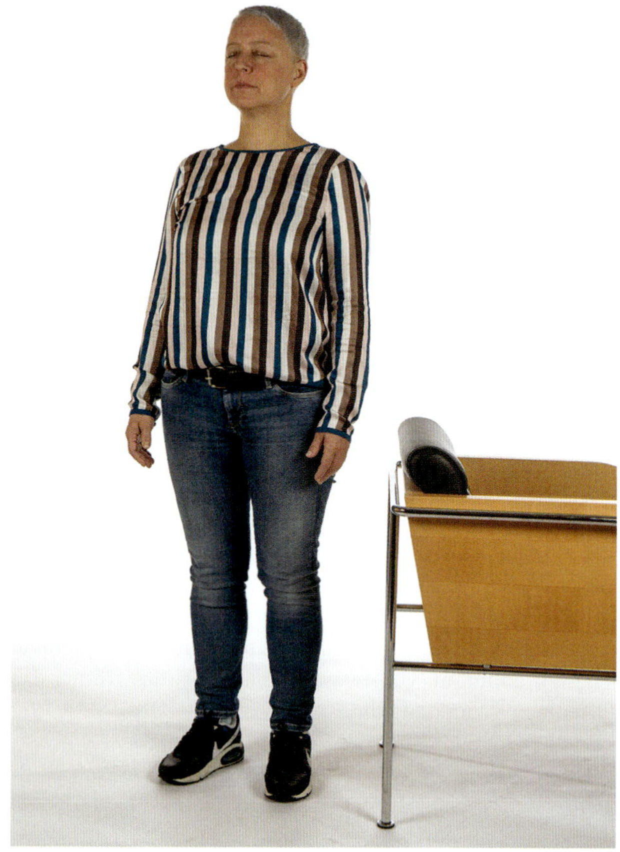

Ausgangsstellung

Stehen Sie in normaler Spurbreite (Hüftbreite) seitlich einer festen Haltemöglichkeit (z. B. Küchenzeile, Waschbecken, schwerer Sessel) und halten Sie sich.

Durchführung

- Sobald Sie sich sicher fühlen, schließen Sie die Augen.
- Wenn Sie sich sicher fühlen, lassen Sie die Haltemöglichkeit los.
- Bleiben Sie mit geschlossenen Augen stehen. Wenn Sie unsicher werden, halten Sie sich wieder oder öffnen Sie die Augen.

Dosierung/Wiederholungen

Mehrmals täglich.

Steigerung
☐ Stehen Sie länger mit geschlossen Augen.
☐ Stellen Sie die Füße etwas näher zueinander.

Bitte beachten

! Sorgen Sie für genügend Sicherheit!

3.7.5 Hüftkreisen mit geschlossenen Augen

Dieses Training empfiehlt sich
- zum Abbau der visuellen Abhängigkeit,
- wenn Sie Punkte fixieren,
- zur Steigerung des vorangegangenen Trainings.

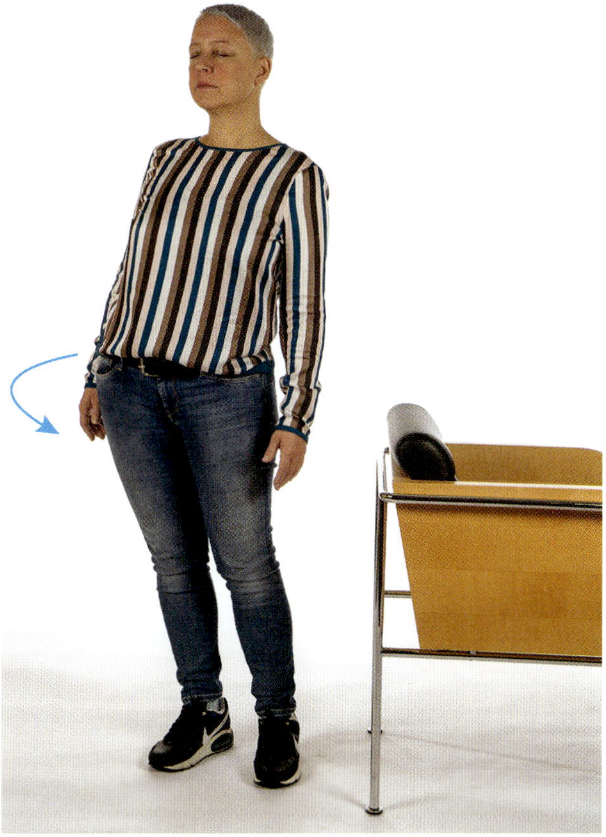

Ausgangsstellung

Stehen Sie in normaler Spurbreite (Hüftbreite).

Durchführung

- Schließen Sie die Augen.
- Wenn Sie sich sicher fühlen, machen Sie Hüftkreisen.
- Wechseln Sie die Richtung.

Steigerung
☐ Machen Sie etwas größere Kreise.

Dosierung/Wiederholungen

Mehrmals täglich.

Bitte beachten

! Sorgen Sie für genügend Sicherheit!

3.7.6 Stehen mit geschlossenen Füßen und geschlossenen Augen

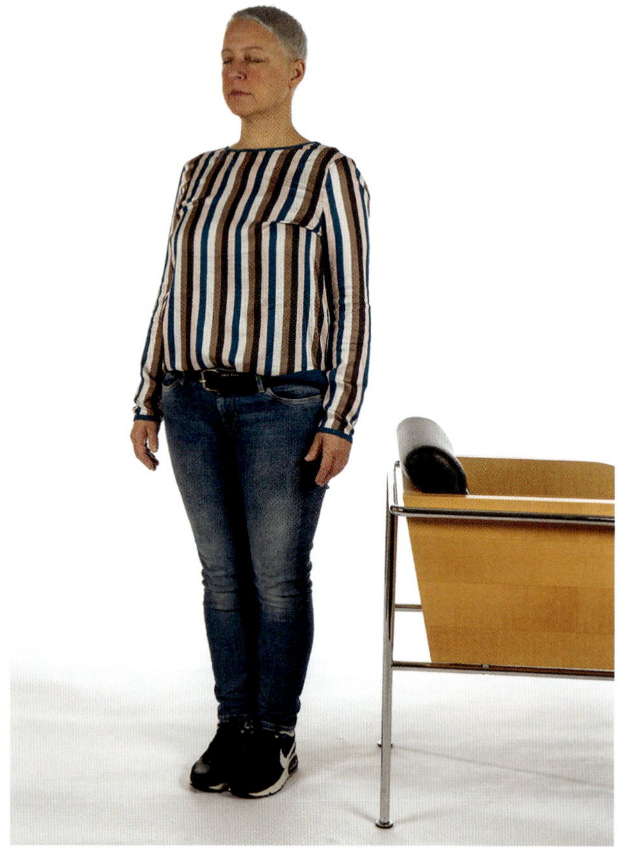

Dieses Training empfiehlt sich
- zum Abbau der visuellen Abhängigkeit,
- wenn Sie Punkte fixieren,
- zur Steigerung des vorangegangenen Trainings.

Ausgangsstellung

Sie stehen und haben die Füße ganz zusammen.

Durchführung

Schließen Sie die Augen, solange Sie sich sicher fühlen.

Dosierung/Wiederholungen

Mehrmals täglich.

Bitte beachten

- Arme hängen lassen.
- ! Sorgen Sie für genügend Sicherheit!
- ! Bei Unsicherheit/Sturzgefahr führen Sie die Übung nur in einer Ecke oder mit einer Hilfsperson durch.

3.7.7 Gehen am Ort mit geschlossenen Augen

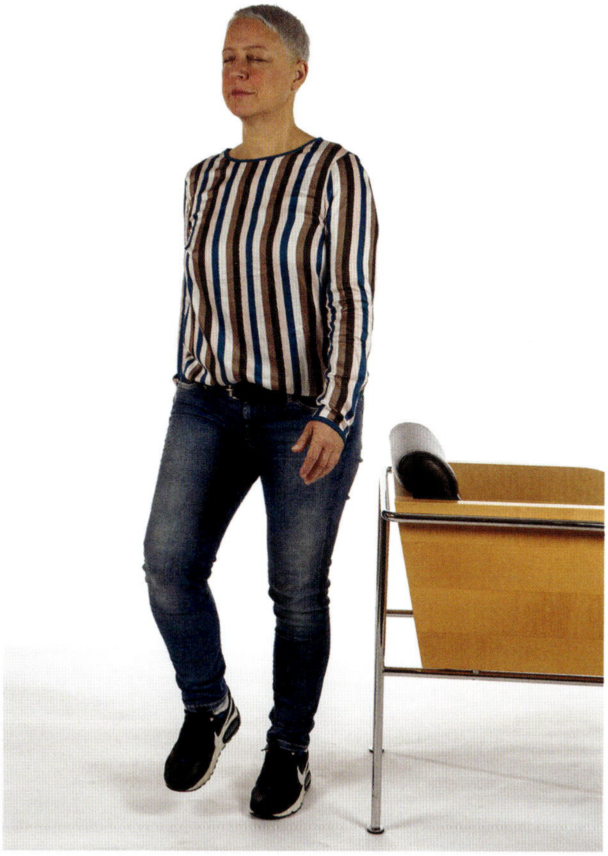

Dieses Training empfiehlt sich
- zum Abbau der visuellen Abhängigkeit,
- im Hinblick auf das Gehen im Dunkeln,
- zur Steigerung des vorangegangenen Trainings.

Ausgangsstellung

Sie stehen in normaler Spurbreite (hüftbreit).

Durchführung

- Schließen Sie die Augen.
- Öffnen Sie beim ersten Mal nach 10-15 Sekunden die Augen und beurteilen Sie, ob Sie noch an derselben Stelle stehen.
- Wenn Sie sich nach vorn bewegt haben, dann stehen Sie in einem Abstand vor einen Tisch oder legen Sie ein Handtuch vor sich auf den Boden. Damit erhalten Sie ein Feeback, wenn Sie sich nach vorn bewegen.
- Wenn Sie sich sicher fühlen, gehen Sie am Ort.

Dosierung/Wiederholungen

Mehrmals täglich.

Bitte beachten

- Arme hängen lassen.
- ! Sorgen Sie für genügend Sicherheit!

3

3.7.8 Schwierige Positionen mit geschlossenen Augen

Dieses Training empfiehlt sich nur als Steigerung bei sehr guten Fähigkeiten.

Ausgangsstellung

Variante A: Sie stehen auf Schaumstoff.
Variante B: Sie stehen im Tandemstand (➤ Kap. 3.2.3).

Durchführung

Schließen Sie die Augen, solange Sie sich sicher fühlen.

Dosierung/Wiederholungen

Täglich oder nach Bedarf.

Steigerung

☐ **Variante A:** Stellen Sie die Füße näher zusammen.

Bitte beachten

- Arme hängen lassen.

! Sorgen Sie für genügend Sicherheit!

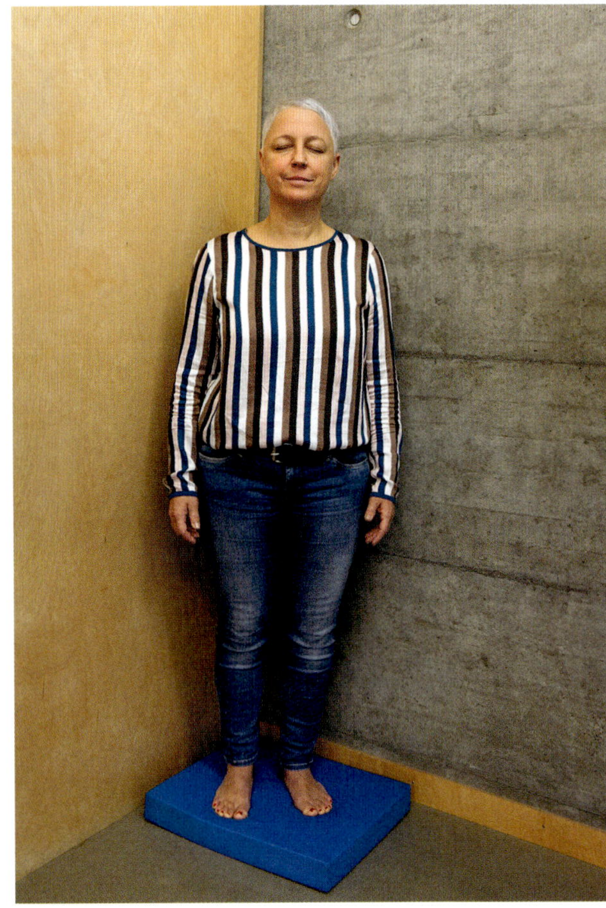

3.7.9 Erreichen eines Ziels mit geschlossenen Augen

Dieses Training wird eingesetzt bei
- unsicherem Gehen im Dunkeln oder bei schlechten Lichtverhältnissen,
- Problemen der Raumorientierung.
- Es wird nur als Steigerung bei sehr guten Fähigkeiten empfohlen. Es soll das Gehen im Dunkeln und schlechten Lichtverhältnissen verbessern und die Raumorientierung trainieren.

! Bei Unsicherheit lassen Sie sich von einer Hilfsperson begleiten, die Sie schützt, oder Sie führen das Training nur in der Therapie unter Aufsicht durch.

Ausgangsstellung

- Sie stehen im Abstand von 5–10 m vor einem Ziel (z. B. Sessel, Türklinke).
- Auf der Strecke bis zum Ziel dürfen **keine Hindernisse** (Teppiche, Schwellen) sein.

Durchführung

- Prägen Sie sich die Strecke bis zu Ihrem Ziel als inneres Bild ein. Lassen Sie sich solange Zeit, wie Sie benötigen.
- Erst wenn Sie ein klares inneres Bild haben, schließen Sie die Augen, gehen zum Ziel und berühren das Ziel.
- Beurteilen Sie: Wie waren die Richtung und die Distanz?
- Wiederholen Sie die Aufgabe und korrigieren Sie gegebenenfalls die Richtung und/oder Distanz.

Steigerung

☐ Wählen Sie als Ziel einen Stuhl, auf den Sie sich setzen werden.

☐ Wählen Sie ein Ziel so, dass Sie auf dem Weg zum Ziel eine Richtungsänderung machen müssen.

Dosierung/Wiederholungen

- Mehrere Wiederholungen, solange sich die Zielgenauigkeit verbessert. Wird die Zielgenauigkeit schlechter, machen Sie eine Pause oder wiederholen Sie das Training an einem anderen Tag.
- 1- bis 3-mal pro Woche oder nach Bedarf.

Bitte beachten

! Bei Unsicherheit sorgen Sie für genügend Sicherheit oder lassen Sie sich von einer Hilfsperson begleiten.

! Es wird davon abgeraten, die Schritte zu zählen. Diese Strategie ist im Alltag untauglich. Viel besser ist, sich ein inneres Bild zu machen.

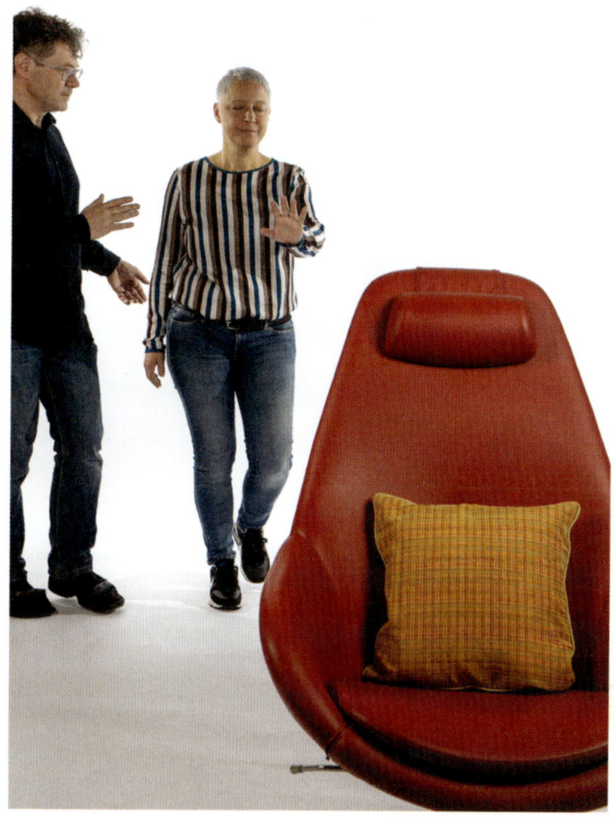

3.7.10 Trainings mit offenen Augen ohne Fixpunkte

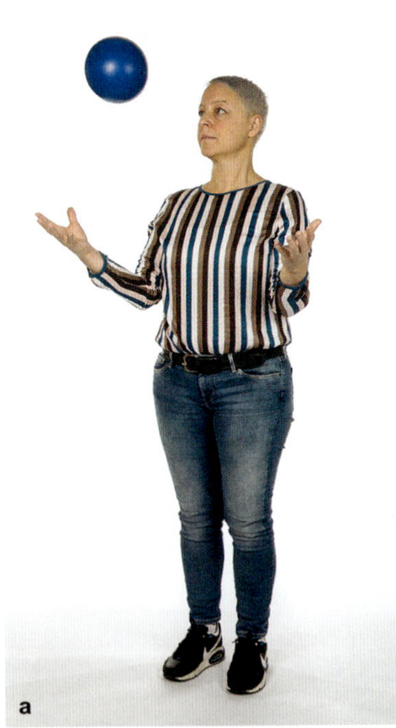

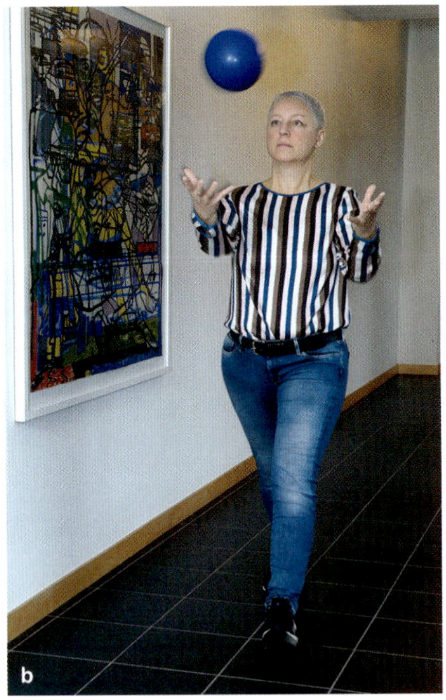

Dieses Training empfiehlt sich
- zum Abbau der visuellen Abhängigkeit,
- wenn Sie Punkte fixieren.

Ausgangsstellung

Sie stehen und halten in einer Hand einen Ball, einen Tennisball oder einen Jonglierball.

Durchführung

- Werfen Sie den Ball von einer Hand in die andere (a) und verfolgen Sie den Ball mit Ihren Augen.

Steigerung
- ☐ Gehen Sie im Raum umher, während Sie den Ball von einer Hand in die andere werfen. Verfolgen Sie den Ball mit Ihren Augen (b).
- ☐ Werfen Sie den Ball einer Person zu, die Sie umkreist. Verfolgen Sie den Ball mit Ihren Augen.
- ☐ Gehen Sie im Raum umher, eine Person begleitet Sie. Werfen Sie den Ball der Person zu.

Dosierung/Wiederholungen

3-mal pro Woche oder nach Bedarf.

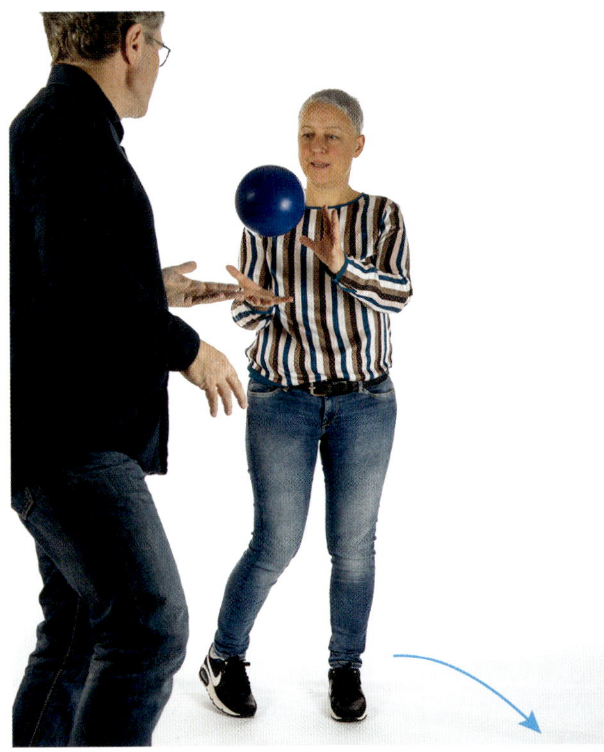

Bitte beachten

- Bevor Sie im Raum umhergehen, beseitigen Sie alle Stolperquellen.
- ! Sorgen Sie für genügend Sicherheit!

3.7.11 Gehen ohne visuelle Fixpunkte

Dieses Training empfiehlt sich
- zum Abbau der visuellen Abhängigkeit,
- wenn Sie Punkte fixieren.

Geeignete Trainings

- Gehen mit Kopf- oder Augenbewegungen (➤ Kap. 3.4.6)
- Gehen mit 360°-Drehungen (➤ Kap. 3.4.7)
- Blickstabilisation beim Gehen (➤ Kap. 3.5.14)

3.7.12 Im Alltag ohne visuelle Fixpunkte

Ziel ist, dass Sie im Alltag keine visuellen Fixpunkte verwenden.
- Vertrauen Sie dem Spürsinn Ihrer Füße/Beine.
- Lassen Sie den Blick schweifen und bewegen Sie den Kopf frei.
- Wenn Sie gehen, lassen Sie die Umgebung an sich vorbeiziehen und nehmen Sie die Umgebung auch in Ihrem peripheren Blickfeld wahr (➤ Kap. 3.7.13).

TIPP
- Gehen Sie zu Hause und draußen umher, ohne einen Punkt zu fixieren.
- Ideal ist das Gehen im Wald. Dort bewegen Sie sich in der dreidimensionalen Welt und haben einen wertvollen Reiz für das periphere Gesichtsfeld.

3.7.13 Weitwinkelblick, peripheres Blickfeld beachten

Viele Betroffene beachten nur das Sehzentrum (Tunnel- oder Röhrenblick) oder berichten über Benommenheit draußen oder auf weiten Plätzen. Dies liegt oft daran, dass sich Betroffene sehr konzentrieren und sogar Punkte fixieren.

Was Sie sehen, kann in 2 Bereiche eingeteilt werden:
- Mit dem **Sehzentrum** halten Sie Blickkontakt, Sie lesen etwas, Sie erkennen die Zeit auf der Uhr und erkennen etwas. Dieser Bereich ist an Konzentration gekoppelt.
- Die **Peripherie** dient der Raumorientierung, der Raumwahrnehmung und nimmt die Geschwindigkeit wahr. Dieser Bereich ist nicht an Konzentration gekoppelt, sondern hat mehr mit Automatismen zu tun.

Wenn Sie über längere Zeit sehr fokussiert, nur das Sehzentrum beachten, verlieren Sie die Wahrnehmung für das periphere Blickfeld, also die Raumwahrnehmung, die Geschwindigkeit und Automatismen. Es kann sogar zu einer Überempfindlichkeit dieses Bereichs kommen und Schwindel auslösen. Dieses Training wird eingesetzt
- bei konstantem Benommenheitsschwindel,
- bei Schwindel draußen auf großen Plätzen, in der freien Landschaft,
- bei Röhren- oder Tunnelblick.

Ausgangsstellung

Beim Gehen.

Durchführung

Schauen Sie geradeaus. Das, was Sie gerade vor sich sehen, ist Ihnen aber egal. Beachten Sie das seitlich an Ihnen Vorbeiziehende, ohne zur Seite zu schauen.

Dosierung/Wiederholungen

A. Wenn der Weitwinkelblick Schwindel auslöst, wenden Sie diesen nur solange an, wie es keine Symptome auslöst, z. B. nur wenige Meter.

B. Wenn der Weitwinkelblick ihre Symptome verbessert, wenden Sie es so oft wie möglich im Alltag an. Es handelt sich um keine Übung, sondern um eine Verhaltensänderung.

Steigerung

A. Wenn Sie den Weitwinkelblick nur wenige Meter anwenden können:

- ☐ Steigern Sie nach und nach die Distanz, auf der Sie den Weitwinkelblick anwenden – allerdings nur solange es keine Symptome auslöst.
- ☐ Sobald auf längere Distanzen Ihre Symptome nicht mehr verstärkt werden, wenden Sie es ständig an wie unter b aufgeführt.

3.7.14 Geradeaus und nicht ständig auf den Boden schauen beim Gehen

Wer unsicher ist, schaut gerne auf den Boden, um Hindernisse zu erkennen, um nicht zu stolpern. Sicherheit ist wichtig, aber ständig auf den Boden schauen vermindert die räumliche Orientierung und kann sogar Schwindel auslösen oder verstärken. Das ständige auf den Boden schauen kann auch eine schlechte Haltung und Nackenbeschwerden verursachen.
Dieses Training wird eingesetzt

- bei ständigem Blick auf den Boden beim Gehen.

Ausgangsstellung

Beim Gehen.

Durchführung

Variante A – Kontrollblick/Fotogedächtnis:
Schauen Sie beim Gehen grundsätzlich geradeaus. Von Zeit zu Zeit machen Sie mit Ihren Augen einen Kontrollblick auf den Boden. Dadurch speichert Ihr Gedächtnis das, was entgegenkommt und kann automatisch darauf reagieren. Machen Sie die Bewegungen vorwiegend mit den Augen. Bei wiederholten Kopfbewegungen nach unten könnten Nackenprobleme und Schwindel auftreten.

Variante B – Weitwinkelblick:

- Dazu üben Sie zuerst den Weitwinkelblick (➤ Kap. 3.7.13).
- Schauen Sie beim Gehen grundsätzlich geradeaus. Wenden Sie nun den Weitwinkelblick an und achten Sie besonders darauf, was unten am Boden entgegenkommt, ohne nach unten zu schauen.

Dosierung/Wiederholungen

- Wenden Sie es ständig an.
- Selbstverständlich ist es auf unebenem Gelände oder auf Bergwegen notwendig, auf den Weg und auf den Boden zu schauen.

Steigerung

☐ Auf sicherem Untergrund und nur wenn Sie sicher genug sind, können Sie für kurze Zeit mit geschlossenen Augen gehen.

Bitte beachten

Stöcke empfehlen wir nur, wenn es unbedingt notwendig ist. Das ständige Verwenden von Stöcken ist zwar eine Hilfe für das Gleichgewicht, reduziert allerdings gleichzeitig die Reaktionsfähigkeit des Gleichgewichts. Zudem können Verspannungen des Nacken-Schulter-Muskels (M. trapezius descendens) entstehen, die wiederum Schwindel und Gleichgewichtsprobleme verursachen können. Wiederholt sehen wir, dass auch Schulterprobleme entstehen können.

3.8 Zervikogener Schwindel

3.8.1 Symptome

Instabilität einzelner Wirbelsegmente während einer Bewegung oder Tätigkeit

Betroffene berichten über Schwank- oder Drehschwindel, häufig verbunden mit Übelkeit, oder ein Instabilitätsgefühl. Die Symptome treten in folgenden Situationen auf:

- Abliegen ins Bett und Aufsitzen
- Drehen im Bett
- Bücken
- Nach oben oder unten schauen
- Tätigkeiten oder Kopfbewegungen in Überstreckung
- Manuelle Therapie oder Massage an der Halswirbelsäule
- Nach einer Ruhephase z. B. morgens (entspannte stabilisierende Muskeln)

Sehr häufig findet man ein Ereignis, das die Instabilität und damit den Schwindel ausgelöst hat. Es sind vor allem Bewegungen in Überstreckung des Nackens nach hinten:

- Schleudertrauma
- Lagerungsmanöver mit Überstreckung über die Bettkante
- Friseurbesuch
- Zahnarztbesuch
- Arbeiten über Kopf wie Putz-, Maler- oder Montagearbeiten etc.

Die Probleme können aber auch durch monatelange Fehlhaltung in Überstreckung entstehen:

- Lesen mit Überstreckung wegen einer Gleitsichtbrille
- Rundrücken mit Überstreckung der Halswirbelsäule

Fallbeispiel

Beim Abliegen und Aufsitzen verspürt eine 65-jährige Frau plötzlich Schwindel. Sie vermutet einen gutartigen Lagerungsschwindel und meldet sich beim spezialisierten Therapeuten. Beim Test für den Lagerungsschwindel (mit fixierter Halswirbelsäule) hat sie jedoch keinen Schwindel und kein Augenzittern (Nystagmus). Der Test ist also negativ. Beim Abliegen und Aufsitzen hat sie jedoch ihren typischen Schwindel. Nun stabilisiert der Therapeut die Halswirbelsäule beim Abliegen. Diesmal tritt kein Schwindel auf. Auch die weitere Untersuchung zeigt eine Überbeweglichkeit der Halswirbelsäule. Nun lernt die Patientin, beim Abliegen und Aufsitzen ihre Halswirbelsäule mit ihren Muskeln zu stabilisieren. Bereits in der 2. Sitzung hat sie keinen Schwindel mehr. Was war der Auslöser der Überbeweglichkeit? Seit ihrer Augenoperation vor einem Monat muss sie dreimal täglich Augentropfen anwenden. Dabei überstreckt sie jedes Mal ihren Nacken stark. Nun lernt sie in der Physiotherapie, die Augentropfen im Liegen einzutröpfeln.

Muskeln und/oder Wirbelgelenke

Die Betroffenen berichten über unspezifischen Schwindel, manchmal mit Übelkeit verbunden, Benommenheit, gelegentlich Schwank- oder Drehschwindel.

Der Schwindel ist konstant oder tritt bei einer typischen Kopfbewegung in Rotation, der Streckung der Halswirbelsäule oder beim Nachvornbeugen auf.

WICHTIG!

Oft besteht zwischen Schwindel und Schmerzen kein direkter Zusammenhang. Schwindel tritt häufig unabhängig von Nackenschmerzen auf.

Fallbeispiel

Ein 29-jähriger Mann berichtet über Schwindel mit Übelkeit beim Skifahren, beim Autofahren als Beifahrer, beim Gokart-Fahren, beim Aufrichten nach dem Bücken und in der Gondel einer Bergbahn beim Blick nach unten. Die HNO-Ärztin findet keine Beeinträchtigung des Gleichgewichtsorgans und diagnostiziert eine Bewegungskrankheit (Motion Sickness). Erst nach einigen Behandlungen in der Physiotherapie fällt auf, dass der Schwindel immer beim Bremsen und Anhalten auftritt. Umgehend wird der Grund in der hinteren oberen Nackenmuskulatur vermutet und der Patient entsprechend behandelt. Bereits nach wenigen Sitzungen tritt kein Schwindel mehr auf. Sogar auf einer längeren Autoreise auf Nebenstraßen im Ausland mit vielen Stopps verspürt der Patient als Beifahrer keinen Schwindel mehr. Der Schwindel mit Übelkeit beim Skifahren besteht nach wie vor. Nach Behandlungen des Trapezmuskels ist der Patient auch beim Skifahren symptomfrei.

Folge einer anderen Erkrankung: Vermeidungshaltung mit Muskelverspannung

Betroffene berichten über einen steifen und verspannten Nacken, Benommenheit, sie fühlen sich wie betrunken. Diese Symptome sind meistens konstant vorhanden, tages- und/oder wetterabhängig.

Die Symptome bestehen seit einer Erkrankung des Gleichgewichtsorgans. Die Ursache liegt also nicht in der Nackenregion, sondern im Innenohr.

3.8.2 Hintergrund

In Fachkreisen ist der Halswirbelsäulen-Schwindel immer noch umstritten, obwohl viele wissenschaftliche Zusammenhänge und Belege vorliegen.

Vermutet man einen Schwindel der Nackenregion, sollte Folgendes beachtet werden:
- Andere Schwindelformen müssen in die Abklärung einbezogen werden.
- Eine mögliche Ursache in der Nackenregion muss durch speziell ausgebildete Fachpersonen differenziert abgeklärt werden.
- Die Behandlung soll nach wenigen Sitzungen Erfolg bringen. Ansonsten muss sie geändert oder gestoppt werden.

Um den zervikogenen Schwindel besser zu untersuchen, nachzuweisen und gezielter zu behandeln, wurde dieser Schwindel in Gruppen eingeteilt (➤ Tab. 3.3). Jede Gruppe benötigt eine andere Behandlung.

3.8.3 Ursachen

Für den zervikogenen Schwindel gibt es verschiedene Erklärungsmodelle. Einerseits wurde mehrfach nachgewiesen, dass Sensoren der Nackenregion (Muskeln, Gelenkrezeptoren) einen Einfluss auf die Augensteuerung haben. Weiter konnte gezeigt werden, dass eine Stimulation der Nackenmuskulatur einen Einfluss auf das Gleichgewicht und auf die Raumwahrnehmung haben kann.

Die Ursachen der einzelnen Gruppen werden nachfolgend dargestellt.

Instabilität einzelner Wirbelsegmente während einer Bewegung oder Tätigkeit

Die Ursache sind überbewegliche Wirbelsegmente, die mit den tiefen Muskeln nicht genügend stabilisiert werden. Gleichzeitig gibt es steife Wirbelsäulenabschnitte (v.a. die Brustwirbelsäule). Durch die steifen Abschnitte bewegen die Betroffenen nur einzelne wenige Segmente der Halswirbelsäule. Der Grund für diese Probleme sind eine ungünstige Haltung (Rundrücken mit Überstreckung des Nackens), Tätigkeiten mit Überstreckung des Nackens, häufige und übermäßige Kopfbewegungen, häufiges Dehnen der Nackenmuskulatur und häufige Manualtherapie oder Manipulationen. Über Wochen, Monate und Jahre führt dies zu einer Überbeweglichkeit in diesen Segmenten. Die Überbeweglichkeit löst den Schwindel aus. Diese Zusatzbewegungen der Wirbelsegmente lösen Fehlersignale und damit Schwindel aus.

Ziel der Therapie ist eine stabilisierte Halswirbelsäule bei allen Alltagsaktivitäten.

Tab. 3.3 Gruppen von Nackenschwindel und seine Behandlung

Gruppe	Behandlung
Instabilität einzelner Wirbelsegmente während einer Bewegung oder Tätigkeit	• Muskuläre Stabilisation • Mobilisation steifer Segmente • Konsequente Stabilisierung im Alltag
Muskeln und/oder Gelenke	• Gezielte Muskelbehandlung • Gezielte Gelenkbehandlung
Folge einer anderen Erkrankung: Vermeidungshaltung und Muskelverspannung	• Vestibuläre Stimulation (➤ Kap. 3.4) • Muskelentspannung

Muskeln und/oder Wirbelgelenke

Der Grund sind häufig Muskelverspannungen von typischen Muskeln, die Schwindel auslösen (der vordere Kopfdreher, der Trapezmuskel, die kurzen Kopfstrecker). Auch Gelenkblockaden vor allem der obersten Halswirbel können Schwindel verursachen.

Ziel der Therapie sind eine lockere Muskulatur und freie Gelenke.

Folge einer anderen Erkrankung: Vermeidungshaltung und Muskelverspannung

Hier liegt die Ursache nicht bei der Nackenregion selbst, sondern in einer Erkrankung des Gleichgewichtsorgans. Die Betroffenen vermeiden Kopfbewegungen, damit sie keinen Schwindel haben. Dadurch entsteht ein steifer Nacken mit Muskelverspannung. Diese Personen müssen lernen, den Kopf vermehrt zu bewegen. Trainings hierzu finden Sie in ➤ Kap. 3.4.4 und den folgenden.

Ziel der Therapie ist eine freie Bewegung des Kopfes mit entspannten Muskeln.

3.8.4 Änderung des Bewegungsverhaltens

Diese Verhaltensänderung ist angezeigt bei
- Instabilität der Halswirbelsäule,
- Instabilität einzelner Wirbelsegmente.

Wird während einer Bewegung oder Tätigkeit eine Instabilität einzelner Wirbelsegmente ungenügend durch die tiefen Muskeln stabilisiert, kommt es zu vermehrter Bewegung in diesen Abschnitten und zu Schwindel. Dann sollten Sie lernen, während der Aktivität die Halswirbelsäule mit ihren tiefen Muskeln zu stabilisieren. Beherrschen Sie diese muskuläre Stabilisation, sind Sie bereits nach kurzer Zeit beschwerdefrei. Eine große Hilfe ist, wenn Sie ein leichtes Doppelkinn machen.
Beispiele sind:
- Abliegen, aufsitzen: Während der gesamten Bewegung machen Sie ein leichtes Doppelkinn.
- Alternative: Zum Abliegen legen Sie sich zuerst auf die Seite und drehen sich dann auf den Rücken bzw. sitzen über die Seite auf.
- Bücken: Machen Sie während der gesamten Bewegung ein leichtes Doppelkinn, besonders beim Aufrichten.
- Nach oben schauen: Verteilen Sie die Bewegung auf Brustwirbelsäule, Augenbewegung und Nacken. Strecken Sie die Brustwirbelsäule, dann richten Sie Ihren Blick nach oben und erst dann heben Sie den Kopf.
- Zur besseren muskulären Stabilisierung helfen Ihnen die Übungen in ➤ Kap. 3.8.7 bis ➤ Kap. 3.8.9.

TIPP

- Zur Betonung ihrer Sprache machen manche häufige zustimmende Nickbewegungen mit dem Kopf. Einige berichten sogar, dass bei Gesprächen der Schwindel zunimmt.
- Leiden Sie unter einer Überbeweglichkeit oder Instabilität des Nackens, sollten Sie bei Gesprächen diese übermäßigen Kopfbewegungen vermeiden.

3.8.5 Korrekte Haltung

Setzen Sie dieses Verhalten ein bei

- einer ungünstigen Haltung mit Rundrücken und überstreckter Halswirbelsäule,
- der Gruppe Instabilität und der Gruppe Muskeln und/oder Gelenke.

Brustwirbelsäule

Bei einer runden Brustwirbelsäule müssen Sie den Nacken überstrecken, damit Sie geradeaus sehen können. Diese Überstreckung des Nackens verstärkt Muskelverspannungen und fördert eine Überbeweglichkeit.

Richten Sie deshalb die Brustwirbelsäule auf. Dazu helfen Ihnen Vorstellungen wie etwa:

- Ich bin stolz.
- Ich will eine Medaille oder ein Amulett präsentieren.

Sie strecken den Brustkorb nach vorn. Aber es soll sich dabei kein Hohlkreuz bilden.

Halswirbelsäule

Um den Nacken aufzurichten und zu stabilisieren, hilft Ihnen Folgendes:

- Rufen Sie das Gefühl ab, das Sie beim Training in ➤ Kap. 3.8.6 bis ➤ Kap. 3.8.9 gespeichert haben.
- Machen Sie ein stolzes Gefühl.
- Machen Sie den Nacken lang.
- Machen Sie ein leichtes Doppelkinn.

Die Körperhaltung ist sehr eng mit Gewohnheiten verbunden. Die neue aufrechte Haltung fühlt sich ungewohnt oder komisch an. Das ist normal, denn Ihr Nervensystem kennt über Wochen, Monate und Jahre nur die gewohnte (ungünstige) Haltung. Die „neue" Körperhaltung ist für Ihr Nervensystem ungewohnt und neu. Wenn Sie diese Haltung immer wieder und regelmäßig einnehmen, wird Ihr Nervensystem diese nach einiger Zeit als normal empfinden.

Arbeitsplatzanpassung im Büro

Damit es Ihnen leichterfällt, eine aufgerichtete Haltung beizubehalten, sollten Sie Ihren Arbeitsplatz überprüfen. Besonders eine längere ungünstige Haltung am Bildschirm verursacht typische Probleme. Ist die Arbeitsfläche zu niedrig, müssen Sie Ihre Arme in der Luft halten oder müssen sich rund machen, um die Unterarme abzulegen. Ist der Bildschirm zu hoch eingestellt, ist Ihre Halswirbelsäule überstreckt.

MERKE

Achten Sie auf

- die richtige Höhe der Arbeitsfläche für ihre Unterarme,
- die richtige Höhe des Bildschirms.

Richtige Verwendung einer Gleitsichtbrille

Unsere Erfahrung zeigt, dass die ungünstige Verwendung einer Gleitsichtbrille ebenfalls zu typischen Problemen führt. Halten Sie den Text zu hoch, müssen Sie den Kopf überstrecken, damit Sie im richtigen Bereich Ihrer Gleitsichtbrille scharf sehen können. Die Überstreckung der Halswirbelsäule verursacht eine Verspannung der hinteren oberen Nackenmuskeln. Diese führt oft zu Schwindel und Sehproblemen. Ebenso kommt es vor, dass Sie den Kopf überstrecken müssen, damit Sie den Text auf dem Bildschirm scharf und klar sehen können. Träger von Gleitsichtbrillen neigen auch dazu, den Kopf anstelle der Augen zu bewegen, damit sie durch den mittleren Bereich der Gleitsichtbrille scharf und klar sehen. Dies führt nach einiger Zeit zu einer Überbeweglichkeit und zum Reizzustand der Halswirbelsäule sowie zur Verkürzung der Augenmuskeln.

MERKE

Achten Sie beim Tragen einer Gleitsichtbrille auf Folgendes:

- Halten Sie einen Text so tief, dass Sie bei gerader Kopfhaltung durch den unteren Teil der Gleitsichtbrille nach unten schauen.
- Tragen Sie vor dem Bildschirm entweder eine spezielle Brille für diese Distanz oder positionieren Sie bei gerader Sitz- und Kopfhaltung den Bildschirm so, dass Sie im richtigen Bereich der Gleitsichtbrille auf den Bildschirm sehen können.
- Führen Sie regelmäßig Augenbewegungen nach links und rechts, oben und unten durch, damit sich die Augenmuskeln nicht verkürzen.

Download Merkblatt Gleichsichtbrille:
www.schwindeltherapie.ch/download-patienten

3.8.6 Aktivierung der tiefen Nackenmuskeln in Rückenlage

Dieses Training eignet sich bei
- einer Instabilität der Halswirbelsäule,
- der Gruppe Instabilität (➢ Kap. 3.3).

Ausgangsstellung

- Sie liegen auf dem Rücken.
- Der Kopf ist mit einem Kissen so gut unterlagert, dass die Halswirbelsäule in einer neutralen Position liegt (keine Überstreckung!). Bei einem Rundrücken muss das Kissen groß genug sein, damit der Kopf nicht in Überstreckung liegt.
- Ein Handtuch wird so gefaltet, dass es den Nacken ausfüllt, ohne ihn nach oben zu drücken.

Durchführung

- Entspannen Sie die vorderen (großen oberflächlichen) Halsmuskeln. Diese bleiben während des gesamten Trainings entspannt. Sie können dies mit Ihren Fingern selbst kontrollieren.
- Bewegen Sie die Wirbel der mittleren Halswirbelsäule leicht nach unten ins Tuch. Dabei entsteht ein leichtes Doppelkinn. Der Druck am Hinterkopf darf nicht zunehmen.
- 10 Sekunden innehalten, dann entspannen.

Dosierung/Wiederholungen

- 10-mal 10 Sekunden anspannen
- 3- bis 5-mal täglich

Bitte beachten

- Speichern Sie dieses Gefühl der leichten Anspannung. Rufen Sie dieses Gefühl tagsüber bei Tätigkeiten ab. Je häufiger Sie diese Stabilisation im Alltag anwenden, desto besser und rascher wird sie automatisiert.
- Stoppen Sie die Stabilisation bei zunehmenden Beschwerden.

3

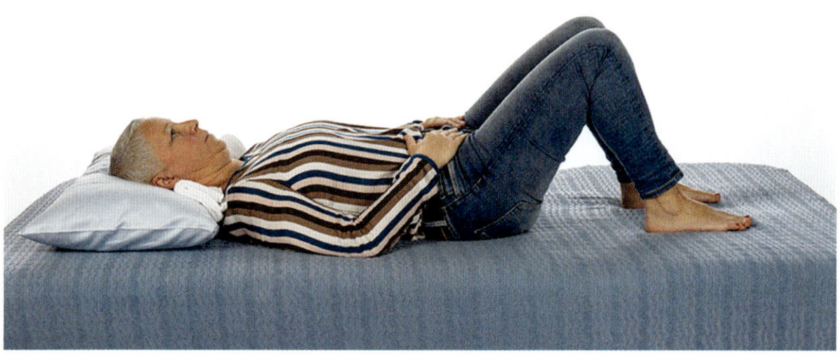

3.8.7 Aktivierung der tiefen Nackenmuskeln in Bauchlage

● Achtung! Bei einem Rundrücken ist dieses Training nicht geeignet! Machen Sie die Übung in Rückenlage (➢ Kap. 3.8.6).

Dieses Training eignet sich bei
- einer Instabilität der Halswirbelsäule,
- der Gruppe Instabilität.

Ausgangsstellung

- Bauchlage, die Arme sind neben dem Körper abgelegt.
- **In der Therapie:** Hier wird eine Liege mit einem Kopfloch verwendet.
- **Zu Hause:** Falten Sie die Bettdecke und legen Sie sie unter Becken und Brustkorb. Damit liegen Sie höher und das Gesicht ist frei. Unter die Stirn legen Sie ein gefaltetes Handtuch oder den Rand eines Kissens.

Durchführung

- Die Arme bleiben während der ganzen Übung locker und entspannt.
- Bewegen Sie die Schulterblätter nach hinten unten (a).
- Heben Sie den Kopf nur wenige Millimeter ab. Wichtig: ein leichtes Doppelkinn machen.
- 10 Sekunden innehalten, erst die Stirn ablegen, dann den Schultergürtel entspannen.

Dosierung/Wiederholungen

- 10-mal 10 Sekunden innehalten
- 3- bis 5-mal täglich

Bitte beachten

- Speichern Sie dieses Gefühl der leichten Anspannung. Rufen Sie dieses Gefühl tagsüber bei Tätigkeiten ab. Je häufiger Sie diese Stabilisation im Alltag anwenden, desto besser und rascher wird sie automatisiert.

● Im Kreuz darf kein Ziehen oder Schmerz entstehen.

● Stoppen Sie die Stabilisation bei zunehmenden Beschwerden.

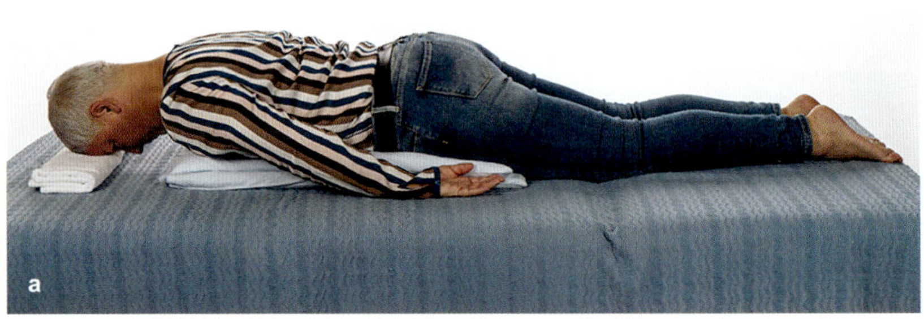

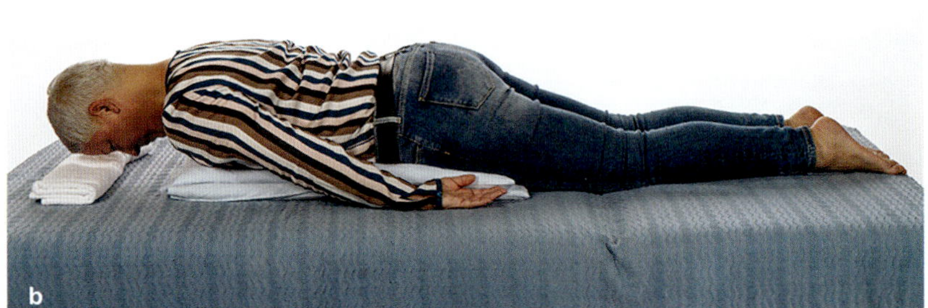

3.8.8 Aktivierung der tiefen vorderen Halsmuskeln

Dieses Training wird angewendet,

- wenn das Kinn bei Tätigkeiten häufig nach vorn ausweicht,
- bei der Gruppe Instabilität.

Ausgangsstellung

- Sie liegen auf dem Rücken.
- Der Kopf ist mit einem Kissen so gut unterlagert, dass die Halswirbelsäule in einer neutralen Position liegt (keine Überstreckung!).

Durchführung

- Entspannen Sie die vorderen (großen oberflächlichen) Halsmuskeln. Diese bleiben während des gesamten Trainings entspannt. Sie können dies mit Ihren Fingern selbst überprüfen und kontrollieren.
- Machen Sie eine leichte Nickbewegung des Kopfes (Doppelkinn) und halten es so für 10 Sekunden.

Dosierung/Wiederholungen

- 10-mal 10 Sekunden halten
- 3- bis 5-mal täglich

Steigerung

ACHTUNG!
Steigern Sie das Training erst, wenn Sie die vorherige Aufgabe beherrschen!

- ☐ Angelehnter Sitz in einem Lehnstuhl, der Rückenlehne des Autositzes oder einem stehenden Bügelbrett.
  Machen Sie eine leichte Nickbewegung des Kopfes (Doppelkinn), ohne die vorderen oberflächlichen Halsmuskeln anzuspannen und halten es für 10 Sekunden (a).
- ☐ Machen Sie eine leichte Nickbewegung des Kopfes (Doppelkinn), ohne die vorderen oberflächlichen Halsmuskeln anzuspannen. Heben Sie den Kopf nur wenige Millimeter von der Unterlage ab (b).

Achtung! Das Kinn darf nicht nach vorn ausweichen!
Legen Sie erst den Kopf ab und entspannen Sie dann das Doppelkinn.

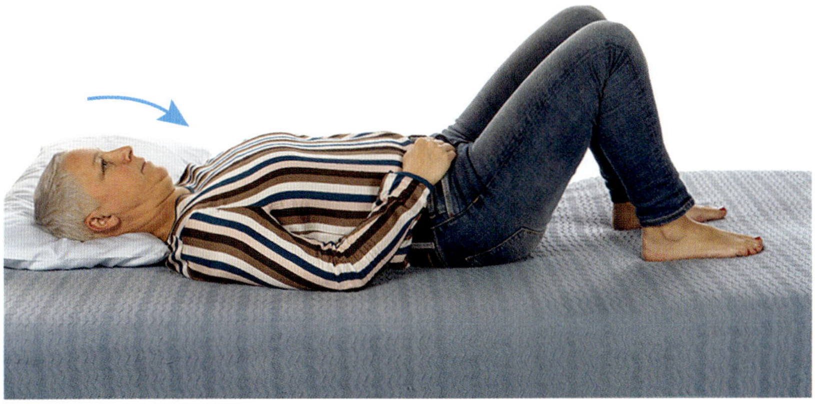

☐ Neigen Sie die Rückenlehne/das Bügelbrett leicht nach hinten und setzen das Training fort.

Dosierung/Wiederholungen

- 10-mal 10 Sekunden halten
- 3- bis 5-mal täglich

Bitte beachten

- Stoppen Sie das Training bei zunehmenden Beschwerden.

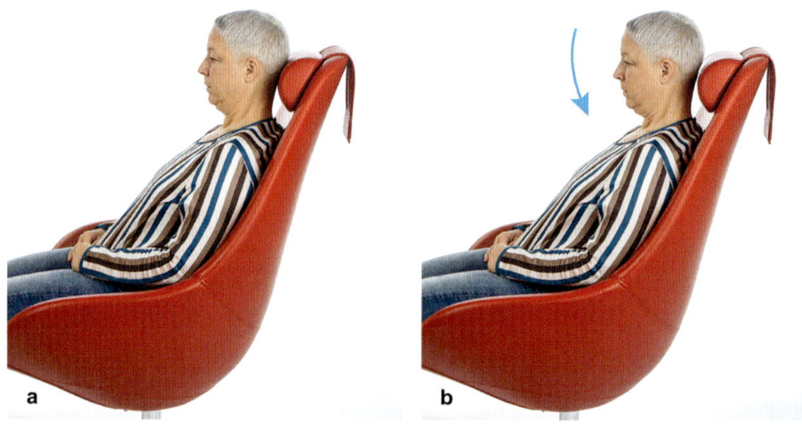

3.8.9 Stabilisationszirkel Halswirbelsäule

Ziel dieses Zirkeltrainings ist es, die Grundspannung der tiefen Nackenmuskeln zu erhöhen, damit diese die Halswirbelsäule in beliebigen Alltagsaktivitäten stabilisieren. Dieses Training wird eingesetzt,

- bei Überbeweglichkeit und Instabilität der Halswirbelsäule,
- zur muskulären Stabilisation der Halswirbelsäule,
- als Alternative oder zur Steigerung der Übungen (➢ Kap. 3.8.6 bis ➢ Kap. 3.8.8),
- zur Integration in den Alltag.

Ausgangsstellung

A. Setzen Sie sich aufrecht an die Bettkante oder auf einem Stuhl (a).

B. Stehen Sie im Vierfüßlerstand auf dem Boden oder auf dem Bett. Ihre Wirbelsäule ist aufgerichtet, Ihr Kopf liegt in der Verlängerung der Wirbelsäule. Der Kopf bleibt bei den folgenden Bewegungen ständig in dieser Position. Das Kinn darf nicht nach vorne ausweichen (b).

C. Setzen Sie sich aufrecht an die Bettkante oder auf einen Stuhl. Führen Sie ein Gummiband um den Hinterkopf und halten Sie es auf Augenhöhe fest (c).

Sie können auch weitere Aufgaben in diesen Zirkel einbauen, beispielsweise die Übung von ➢ Kap. 3.4.24 oder von ➢ Kap. 3.8.6 bis ➢ Kap. 3.8.8.

Durchführung

A. Stabilisation mit leichtem Druck

- Üben Sie mit Ihrem Finger am Kopf abwechslungsweise links, rechts oder hinten einen leichten Druck aus und halten mit dem Kopf dagegen (a).
- Ändern Sie die Richtung und die Dauer des Drucks im Zufallsprinzip.

B. Stabilisation im Vierfüßlerstand

- Ihre Aufmerksamkeit ist auf Ihren Nacken und die Kopfposition gerichtet – der Kopf liegt in der Verlängerung der Wirbelsäule. Der Kopf bleibt bei den folgenden Bewegungen konsequent in dieser Position, das Kinn darf nicht nach vorne ausweichen.
- Machen Sie abwechselnd beliebige Bewegungen mit dem linken und rechten Arm (b).

C. Stabilisation mit Gummiband

- Ziehen Sie leicht am Gummiband nach vorne für 10 Sekunden (c).
- Der Kopf/Nacken bleibt unverändert, auch beim Loslassen.
- Wiederholen Sie den Zug 10 × 10 Sekunden.

Dosierung/Wiederholungen

- Der Druck (A) oder Zug (C) ist nur leicht. Die tiefen Haltungsmuskeln arbeiten nicht mit Kraft, sondern mit einer dauernder Grundaktivität.
- Die Positionen A–C werden 2- bis 3-mal nacheinander als Zirkeltraining durchgeführt.
- Trainieren Sie täglich.

Bitte beachten

● Wird in einer Position oder beim Wechsel in eine Position Schwindel ausgelöst oder verstärkt, stoppen Sie das Training und wenden Sie sich an ihre Therapeutin.

! Position B: Bei Problemen mit dem Handgelenk können Sie sich auch auf den geballten Fäusten abstützen. Ist dies nicht möglich, lassen Sie diese Position weg oder ersetzen Sie diese durch eine andere Stabilisationsübung.

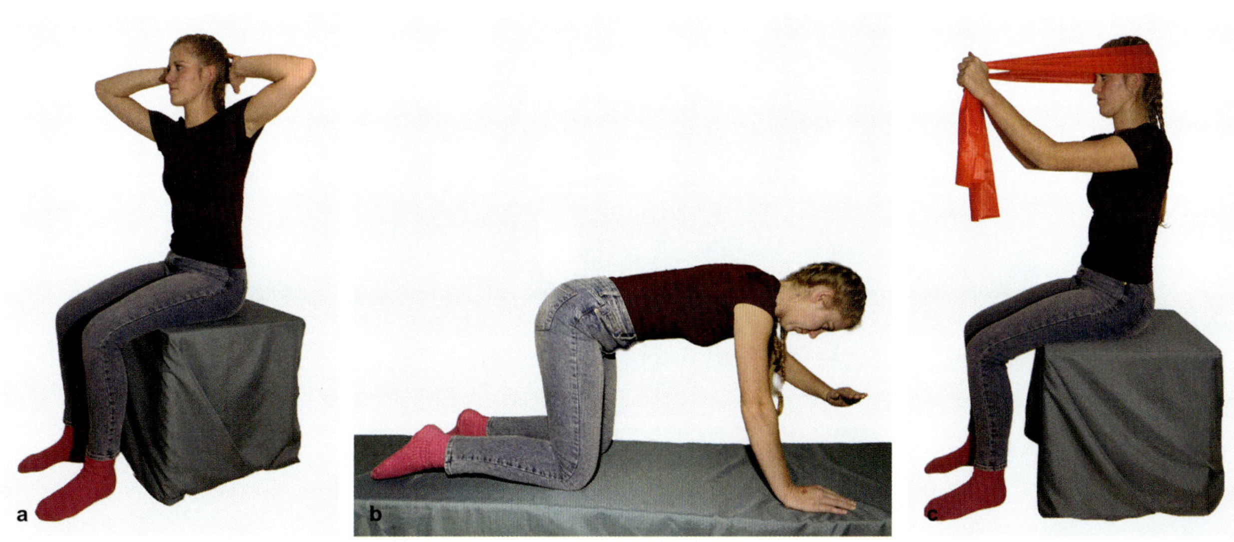

3.8.10 Mobilisation der Brustwirbelsäule

Diese Mobilisation wird angewendet bei:
- einer steifen unbeweglichen Brustwirbelsäule,
- der Gruppe Instabilität und der Gruppe Muskeln und/oder Gelenke.

Ausgangsstellung

- Rückenlage auf einer festen Unterlage (z. B. auf einer Matte am Boden).
- Beine sind aufgestellt (kein Hohlkreuz!).

Durchführung

Variante A:
- Der Kopf ist mit einem Kissen so gut unterlagert, dass die Halswirbelsäule in einer neutralen Position liegt (keine Überstreckung!).
- Falten Sie ein Handtuch ein paarmal. Sie müssen ausprobieren, wie oft Sie das Handtuch falten müssen, damit es einen leichten Druck gibt, nicht zu viel und nicht zu wenig.
- Legen Sie das Handtuch quer unter die Brustwirbelsäule an eine steife Stelle mit geringer Beweglichkeit.
- Bei Bedarf falten Sie die Hände unter dem Hinterkopf.
- Bleiben Sie 1 Minute so liegen.
- Verschieben Sie das Tuch an eine andere Stelle und bleiben Sie erneut 1 Minute so liegen.
- Führen Sie dies an insgesant 4–5 Stellen durch.

ACHTUNG!
Das Tuch sollte nicht zu dick gefaltet sein und darf nicht zu lange an der gleichen Stelle liegen.

Variante B:
- Legen Sie die Brustwirbelsäule quer auf eine Pilatesrolle oder Faszienrolle.
- Unterstützen Sie den Kopf mit den gefalteten Händen am Hinterkopf, sodass ein leichtes Doppelkinn entsteht.
- Spannen Sie die tiefen Bauchmuskeln an und heben das Gesäß.
- Rollen Sie mit der Rolle an den Stellen mit geringer Beweglichkeit der Brustwirbelsäule.

ACHTUNG!
- Bleiben Sie nicht an einer Stelle und mobilisieren Sie gleichmäßig.
- Rollen Sie nicht in der Lendenwirbelsäule. Die Rolle darf keinesfalls die Lendenwirbelsäule mobilisieren

Dosierung/Wiederholungen

- 2–5 Minuten
- Anfangs täglich oder alle 2 Tage
- Später bei Bedarf

Bitte beachten

! Machen Sie kein Hohlkreuz!
● Stoppen Sie die Mobilisation bei zunehmenden Beschwerden.

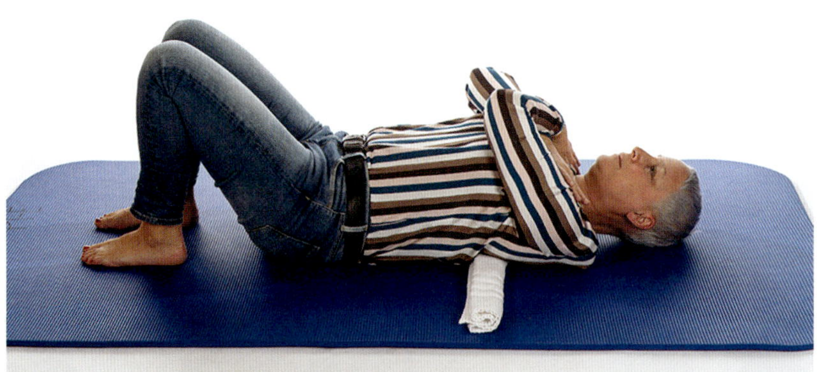

3.8.11 Entspannung der horizontalen Nacken-/Schultermuskulatur

Haben Sie starke Verspannungen in diesem Bereich, sollten Sie in Ihrem Alltag darauf achten, Ihre Schultern zu entspannen.

Verhalten im Alltag

- Im Aufstehen, Gehen, Stehen, Absitzen und bei anderen Tätigkeiten die Schultern und Arme hängen lassen.
- Bei Büroarbeiten oder Handarbeiten die Ellbogen und Unterarme ablegen, damit sich die Schulter- und Nackenmuskulatur entspannt.
- Vermeiden Sie es, sich überall zu halten.
- Setzen Sie die Arme nicht zum Balancieren ein.
- Wanderstöcke verstärken die Muskelverspannung und schonen Ihr Gleichgewicht.

Behandlung

- Sie können beim Duschen die Schulterpartie etwas länger mit warmem Wasser abduschen.
- Entspannen Sie die Muskulatur mit einer Wärmepackung.
- Achten Sie darauf, die Schultern entspannt zu lassen und atmen Sie ruhig.
- Trainieren Sie statisches Gleichgewicht und lassen Sie dabei die Arme hängen (ohne kompensatorischen Armeinsatz) (➤ Kap. 3.2.3).

Selbstbehandlung

Ausgangsstellung

Setzen Sie sich auf einen Stuhl.

Durchführung

- Fassen Sie mit ihrer Hand den gegenüberliegenden horizontalen Anteil ihres Nacken-Schultermuskels von hinten.
- Packen Sie mit ihren Fingern den Muskel und ziehen Sie langsam nach vorne, um ihn quer zu dehnen.
- Führen Sie dies über 5–10 Minuten durch. Danach behandeln Sie den Muskel der anderen Seite.

Bitte beachten

- Erfahrungen zeigen, dass Dehnungen der Nackenmuskeln zu einer Überbeweglichkeit der Halswirbelsäule führen kann. Dies kann zusätzlich Schwindel und Schmerzen, Nackenbeschwerden und ernsthafte Probleme verursachen. Daher raten wir von Dehnungen der Nackenmuskulatur ab.

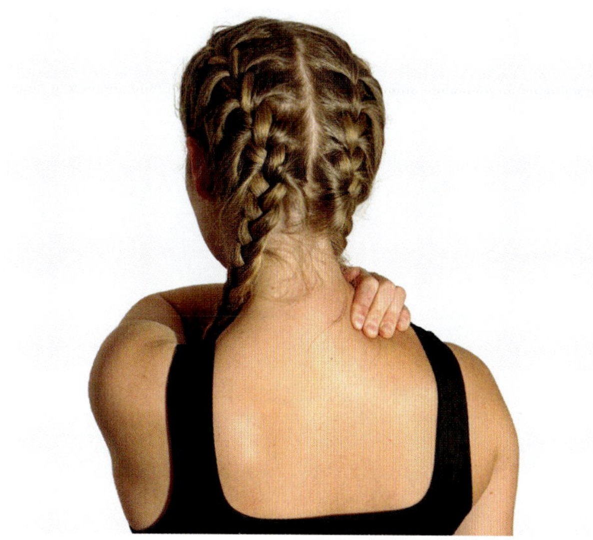

3

3.8.12 Selbstbehandlung der kurzen Nacken- und Kopfstrecker

Diese Selbstbehandlung empfiehlt sich
- bei einer starken Verspannung im hinteren oberen Nackenbereich,
- wenn der Schwindel vom Hinterkopf herkommt,
- bei einer leichten Überstreckung Ihres Kopfes,
- bei der Gruppe Muskeln und/oder Gelenke.

Ausgangsstellung

- Sitzen oder Rückenlage.
- Die Hände sind hinter dem Kopf verschränkt. Dadurch wird der Kopf in eine leichte Beugung gebracht.
- Beide Daumen spüren den Schädelknochen und wandern nach unten, bis Sie die weichere Muskulatur gleich unterhalb des Schädelknochens spüren.

Durchführung

- Geben Sie etwas Druck mit den Daumen auf die Muskulatur und bewegen die Daumen langsam zueinander, bis Sie sich fast berühren.
- Setzen Sie die Daumen wieder außen ab und wiederholen die Bewegung.

Dosierung/Wiederholungen

- 5–10 Minuten, bei Bedarf länger
- Bei Bedarf

Bitte beachten

Die Entspannung der Muskulatur können Sie fördern, indem Sie beim Duschen diese Region etwas länger mit warmem Wasser lockern.

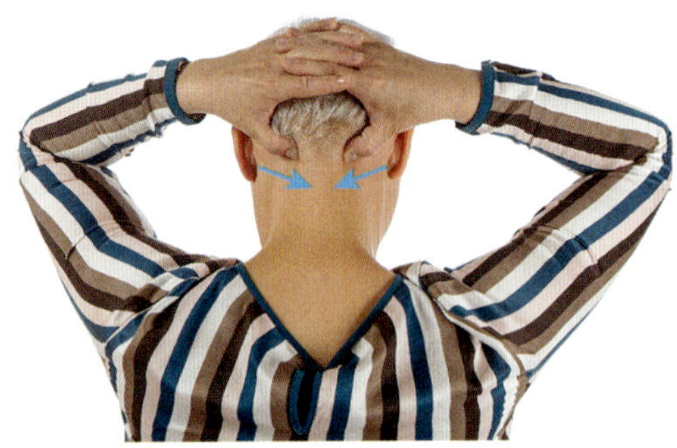

3.8.13 Wiedererkennung der Kopfposition

Dieses Training empfiehlt sich,
- wenn Sie Probleme haben mit dem Gefühl für „geradeaus“,
- wenn beim ersten Versuch der Laserpunkt nicht im grünen oder gelben Bereich ist.

Ausgangsstellung

- Ein Laserpointer ist auf dem Kopf so angebracht, dass der Strahl nach vorn zeigt.
- Aufgerichteter Sitz vor einer Wand in genau 90 cm Abstand (Kopfmittelpunkt – Wand).
- Eine Zielscheibe ist so an der Wand befestigt, dass der Mittelpunkt sich genau beim Laserpunkt befindet. Eine passende Zielscheibe finden Sie unter www.schwindeltherapie.ch/download-patienten.

Durchführung

- Schließen Sie die Augen.
- Bewegen Sie den Kopf ca. 45° zur Seite (b).
- Bewegen Sie den Kopf zurück in die Startposition (a).
- Öffnen Sie die Augen und kontrollieren Sie, wie weit der Laserpunkt vom Ausgangspunkt entfernt ist. Wie genau haben Sie die Position wiedererkannt?
- Schließen Sie die Augen und wiederholen Sie die Bewegung.
- Führen Sie die Bewegung auch zur anderen Seite, nach oben und nach unten durch.

Dosierung/Wiederholungen

- Führen Sie die Bewegung in die gleiche Richtung mehrmals durch, bevor Sie eine andere Richtung wählen.
- Wird die Zielgenauigkeit schlechter, wechseln Sie die Richtung oder machen Sie eine Pause.
- 3-mal pro Woche bis täglich.

Bitte beachten

- Beachten Sie die Distanz vom Kopfmittelpunkt zur Wand von 90 cm.
- Achten Sie auf eine aufrechte Körperhaltung während des Trainings.

TIPP

Alternative

Sie können diese Übung auch ohne Laserpointer machen, indem Sie sich ein Sehziel merken, mit geschlossenen Augen den Kopf zur Seite drehen und wieder zurück. Wenn Sie die Augen öffnen, beurteilen Sie, ob das Sehziel direkt vor Ihnen ist.

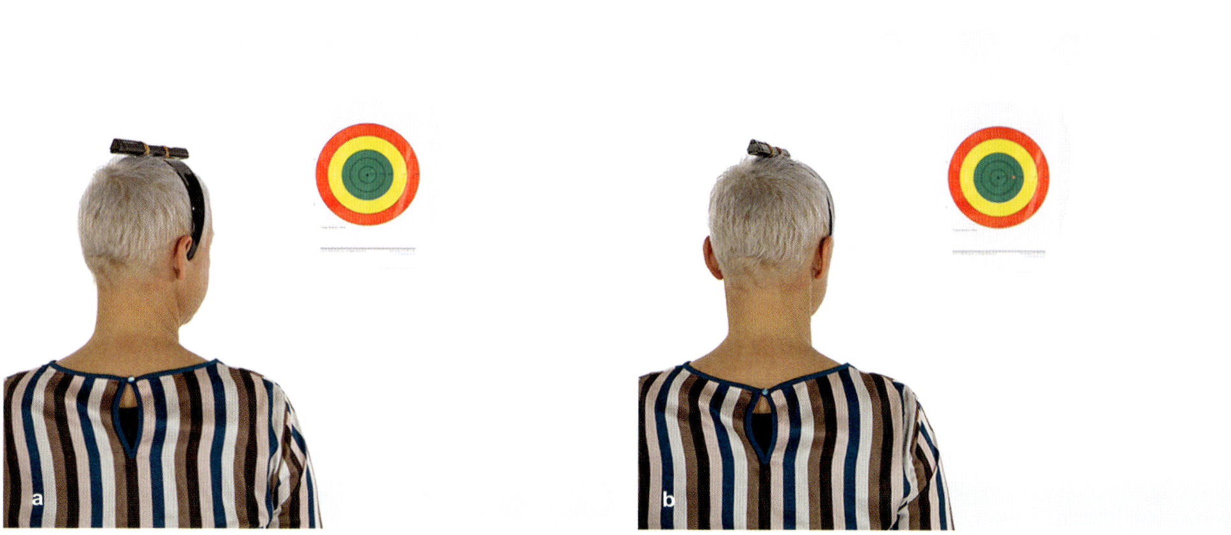

3.9 Blutdruck und Herz-Kreislauf-System

3.9.1 Symptome

Die Betroffenen berichten über Symptome wie Schwarzwerden vor den Augen, plötzliche Beinschwäche oder weiche Knie, Benommenheit oder Schwindelattacken.
Die Symptome treten in folgenden Situationen auf:

- Aufsitzen/Aufstehen morgens
- Aufsitzen/Aufstehen nach längerer Liegezeit
- Aufstehen nach längerem Sitzen
- Aufstehen nach längerem Bücken
- Bei Anstrengung

Beitragende Faktoren können sein:

- Allgemein tiefer oder sehr hoher Blutdruck
- Einnahme von Blutdruckmedikamenten
- Geringe Trinkmenge
- Herzrhythmusstörungen oder Herzschwäche

Fallbeispiel

Ein 81-jähriger Mann verspürt immer morgens eine Benommenheit, die nach dem Aufstehen für 30 Minuten bis 2 Stunden anhält. Der Patient nimmt Blutdruckmedikamente ein und hat tagsüber einen Blutdruck von 120 auf 80 mmHg. Nach Anweisung führt er am nächsten Morgen vor dem Aufstehen als Test eine kreislauffördernde Gymnastik durch. Sofort merkt er, dass die Benommenheit deutlich geringer ist. Er bespricht dies mit dem Arzt. Dieser reduziert seine Blutdruckmedikamente. Von nun an verspürt er morgens kaum mehr eine Benommenheit.

3.9.2 Hintergrund

Der Schwindel beim Aufstehen morgens ist allgemein bekannt. Er tritt auch beim Aufstehen nach längerem Liegen, nach längerem Bücken oder längerem Sitzen auf. Was ist genau der Grund?

Die Gleichgewichtskoordination wird durch verschiedene Hirnregionen gesteuert. Besonders wichtig sind der Übergang vom Gehirn ins Rückenmark (Hirnstamm) und das Kleinhirn. Hirnstamm und Kleinhirn werden durch die Blutgefäße versorgt, die im hinteren Teil der Halswirbel ins Gehirn führen. Durch einen tiefen Blutdruck, durch Gefäßverkalkungen oder eine ungünstige Kopfhaltung kann diese Blutversorgung vermindert sein. Dies kann zu Gleichgewichtsstörungen, Schwindel und Schwäche der Beine führen bis hin zu einem kurzen Bewusstseinsverlust.

In der Nacht oder bei längerem Liegen sinkt der Blutdruck ab. Beim Aufstehen versackt das Blut in den Beinen. Das Herz-Kreislauf-System reagiert, indem es die Blutgefäße der Beine enger stellt und die Herztätigkeit erhöht.

Erfolgt diese Anpassung nicht, reicht die Blutversorgung für das Gehirn nicht mehr aus. Besonders die Zentren für Gleichgewicht und Wachheit werden unterversorgt. Es kommt zu Schwarzwerden vor den Augen, Gleichgewichtsproblemen oder weichen Beinen.

Im Alter ist diese Anpassungsfähigkeit des Kreislaufsystems vermindert und/oder die Leistungsfähigkeit des Herzens ist reduziert. Verstärkt wird es durch Folgendes:

- wenn man zu wenig trinkt,
- bei Verkalkungen der Blutgefäße,
- bei Einnahme von Blutdruckmedikamenten,
- bei einer ungünstigen Haltung der Halswirbelsäule.

Ein allgemein tiefer Blutdruck kann auch zu einer ungenügenden Blutversorgung der Gleichgewichtszentren im Gehirn führen. Dies kann sich auch im Alltag auswirken, aber besonders beim Aufstehen nach längerem Liegen oder längerem Bücken.

Es kommt aber auch vor, dass ein zu hoher Blutdruck zu Schwindel führt.

3.9.3 Einfacher Test und Blutdruckmessung

Schwindel beim Aufstehen

Haben Sie immer morgens beim Aufstehen Schwindel, können Sie folgenden einfachen Test durchführen. Im Liegen bewegen Sie Ihre Arme und Beine kräftig (➤ Kap. 3.9.6) so lange, bis Ihr Kreislauf angeregt ist. Danach setzen Sie sich langsam an den Bettrand. Beurteilen Sie Ihren Schwindel. Ist der Schwindel deutlich geringer als sonst, ist Ihr Schwindel möglicherweise durch den niedrigen Blutdruck oder den Blutdruckabfall verursacht.

Blutdruckmessung

Haben Sie den Verdacht, dass Ihr Schwindel mit dem Blutdruck zusammenhängt: Messen Sie den Blutdruck, wenn Sie Schwindel haben und wenn Sie schwindelfrei sind. Schreiben Sie die Blutdruckwerte und das Ausmaß des Schwindels mit Datum und Uhrzeit auf.

- Ist Ihr Blutdruck besonders tief, wenn Sie Schwindel haben?
- Ist Ihr Blutdruck besonders hoch, wenn Sie Schwindel haben?

Fällt Ihnen auf, dass Ihr Schwindel immer bei sehr tiefem oder sehr hohem Blutdruck auftritt, nehmen Sie mit Ihrem Arzt Kontakt auf.

Download Protokollblatt:
www.schwindeltherapie.ch/download-patienten

3.9.4 Anstrengung und Schwindel

Fällt Ihnen auf, dass Ihr Schwindel immer bei Anstrengung auftritt? Eine Herzschwäche oder andere Gründe können bei Anstrengung zu einer mangelhaften Durchblutung der Gleichgewichtszentren im Gehirn führen. Um dies zu klären, können Sie Ihre Anstrengung mit der Borg-Skala bewerten, ebenso das Ausmaß des Schwindels. Die Borg-Skala ist ein anerkanntes Instrument, um die Anstrengung auf einer Skala von 6–20 zu bewerten und ist im Internet verfügbar. Die Werte schreiben Sie mit Datum und Uhrzeit auf. Fällt auf, dass der Schwindel immer bei Anstrengung auftritt, suchen Sie Ihren Arzt auf.

Fallbeispiel

Wegen seines Schwindels und Gangunsicherheit ist ein 82-jähriger Mann in der spezialisierten Physiotherapie. Diese hat bei ihm verschiedene Befunde diagnostiziert, die sie gemeinsam mit Training und Heimübungen behandeln (Stimulation der Füße/Beine, vestibuläre Stimulation, Augenbewegungstraining, Gleichgewichts- und Gangsicherheitstraining, Krafttraining usw.). Leider führt keine der Maßnahmen zu einer deutlichen Verbesserung. Dann fällt auf, dass die Gangunsicherheit immer nach etwa 50–70 m auftritt. Nach einer kurzen Stehpause verschwindet der Schwindel wieder. Dies kann er beliebig wiederholen. Er bewertet die Anstrengung und das Ausmaß des Schwindels und trägt diese in das Protokoll ein. Es fällt auf, dass der Schwindel immer bei Anstrengung auftritt. Seit Jahren hat er ein Herzleiden und besucht deswegen regelmäßig eine ambulante Herzgruppe. Mit einem speziellen Mundspray gehen das Engegefühl in der Herzgegend und der Schwindel rascher zurück. Nach diesen Erkenntnissen sucht er seinen Arzt auf, um Weiteres abzuklären.

Zur Behandlung kann ein Intervalltraining auf dem Hometrainer, beim Gehen oder auf der Treppe durchgeführt werden. Belasten Sie sich 30 – 60 Sekunden – der Puls soll ansteigen, er darf aber keine Symptome auslösen. Danach machen Sie eine Pause, die doppelt so lange ist wie die Anstrengung.

3.9.5 Empfehlungen/Maßnahmen

- Achten Sie auf eine ausreichende Trinkmenge (ca. 1,5–2 Liter pro Tag).
- Führen Sie vor dem Aufstehen kreislauffördernde Gymnastik durch (➤ Kap. 3.9.6).
- Helfen Ihnen Kompressionsstrümpfe oder das Einwickeln der Beine, wenden Sie dies an.
- Setzen Sie sich langsam an den Bettrand und warten Sie einen Moment, damit sich das Herz-Kreislauf-System anpassen kann.
- Wenn Sie aufstehen, warten Sie einen Moment, bis sich ihr Herz-Kreislauf-System angepasst hat, bevor Sie losgehen.

ACHTUNG!

Bei Herzschwäche und Stauung nehmen Sie vorher mit Ihrem Arzt Kontakt auf.

3

3.9.6 Gymnastik vor dem Aufstehen

Wenn Sie beim Aufstehen oder nach längerem Sitzen Ihren Schwindel befürchten, machen Sie vorher die folgende kreislauffördernde Gymnastik.

Ausgangsstellung

Variante A: Rückenlage (nach längerem Liegen beispielsweise morgens).
Variante B: Sitzen (nach längerem Sitzen).

Durchführung

Variante A vor dem Aufsitzen:
- Führen Sie mit den Armen für etwa 20 Sekunden abwechselnd große Bewegungen durch.
- Beugen Sie abwechselnd für etwa 20 Sekunden das linke und das rechte Bein.
- Nehmen Sie noch die Arme dazu und bewegen Sie Beine und Arme.
- Führen Sie diese Gymnastik so lange durch, bis Sie spüren, dass der Kreislauf angeregt und der Blutdruck etwas angestiegen ist.
- Setzen Sie sich ruhig hin und nehmen Sie eine aufgerichtete Haltung ein.

Variante B vor dem Aufstehen:
- Führen Sie erst abwechselnde Bewegungen mit den Armen durch.
- Dann heben Sie abwechselnd das linke und rechte Bein.
- Bewegen Sie Arme und Beine zusammen.
- Führen Sie diese Gymnastik so lange durch, bis Sie spüren, dass der Kreislauf angeregt ist.

Bitte beachten

- Nimmt der Schwindel bei der Gymnastik zu, stoppen Sie diese Gymnastik. Der Grund könnte ein zu hoher Blutdruck sein.

TIPP

Nimmt der Schwindel bei Gymnastik im Bett oder bei Anstrengung zu, messen Sie Ihren Blutdruck. Ist der Blutdruck sehr hoch, suchen Sie Ihren Arzt auf.

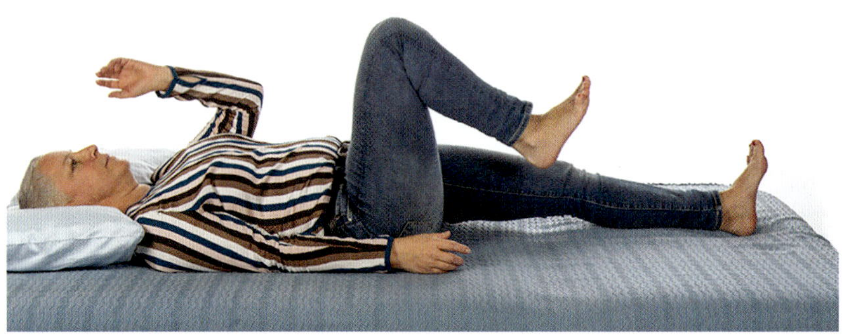

3.10 Dosierung von Aktivitäten und Pausen – Pacing

3.10.1 Die „Vermeider"

Wegen ihres Schwindels gehen „Vermeider" nicht mehr nach draußen oder bewegen sich viel weniger als üblich. Sie vermeiden es, zum Einkaufen zu gehen oder ihren regelmäßigen Spaziergang oder einen Ausflug zu machen. Noch schlimmer ist es, wenn sie viel sitzen oder sich oft hinlegen. Die „Vermeider" befürchten, dass der Schwindel zunimmt, wenn sie sich bewegen.

Fallbeispiel „Vermeider"

Wegen ihres Schwindels mit Benommenheit und Unsicherheit bleibt eine 69-jährige Frau zu Hause und verlässt das Haus nur selten. In der Therapie erhält sie die Empfehlung für ein regelmäßiges Gehtraining draußen. Sie beginnt mit täglichen kurzen Gehstrecken ums Haus und dehnt diese von Woche zu Woche aus. Daneben führt sie ein Krafttraining sowie Heimübungen für das Innenohr und den Spürsinn der Beine/Füße durch. Nach wenigen Wochen ist der Schwindel deutlich zurückgegangen und sie besorgt ihre Einkäufe wieder selbst.

3.10.2 Die „Übertreiber"

Die „Übertreiber" berichten, dass ihr Schwindel während des Tages oder bei intensiven oder längeren Tätigkeiten zunimmt. Die Zunahme zwingt die Betroffenen zu einer längeren Pause. Die „Übertreiber" sagen typischerweise:

- „Ich wollte unbedingt die ganze Wohnung fertig saugen. Nachher konnte ich einen Tag lang kaum mehr etwas tun, weil der Schwindel so stark war."
- „Unbedingt wollte ich alle Wäsche bügeln, doch dann hatte ich derart Schwindel, dass ich mich für 2 Stunden hinlegen musste."
- „Während des Tages nimmt die Übelkeit ständig zu, bis ich nachmittags eine längere Pause mache oder mich hinlegen muss."
- „Ich wollte wieder einmal einen Großeinkauf machen, doch das war zu viel. Ich musste danach einige Stunden ruhig liegen."

Fallbeispiel „Übertreiber"

Eine 39-jährige Frau erlitt vor einem Monat einen Ausfall des rechten Gleichgewichtsorgans (Neuropathie vestibularis) und führt seither ein Übungsprogramm häufig durch und ist im Alltag sehr aktiv. Sie leidet unter einer Übelkeit, die tagsüber bei allgemeinen Aktivitäten derart zunimmt, dass sie sich nachmittags für 1–2 Stunden hinlegen muss. Deshalb kann sie ihre Arbeit noch nicht wieder aufnehmen. Bei der telefonischen Anmeldung zur spezialisierten Physiotherapie wird ihr empfohlen, früher und regelmäßig kurze Pausen einzuschalten und die Pausen so zu gestalten, dass sie sich von der Übelkeit erholt. Bereits beim ersten Termin in der Physiotherapie berichtet sie, dass sie durch das Pausenmanagement kaum mehr Übelkeit hat.

3.10.3 Hintergrund

Regelmäßige Bewegung stimuliert die Sinnesorgane und das zentrale Netzwerk für Gleichgewicht. Es fördert aber auch Koordination, Muskelkraft, Ausdauer und die allgemeine Gesundheit.

Bewegt man sich zu wenig, fehlen die Sinnesreize (vestibulär, somatosensorisch, visuell) und die Stimulation für das zentrale Netzwerk. Die Sinneszellen und das Netzwerk „verkümmern" und werden empfindlicher oder sogar überempfindlich. Hinzu kommen Muskelschwäche, eine verminderte Ausdauer und eine Schwäche des Herz-Kreislauf-Systems. Die Betroffenen bewegen sich noch weniger. Es entsteht ein Teufelskreis (➤ Abb. 1.10), eine Spirale, aus der die Betroffenen nur mit großer Anstrengung herauskommen.

Mutet man sich andererseits viel zu viel zu, setzt man sich zu vielen Reizen aus. Es kommt zu einer Überflutung des zentralen Netzwerks und einer Zunahme von Schwindel und Übelkeit. Dies liegt daran, dass die Sinneszellen und besonders das zentrale Netzwerk noch nicht so gut trainiert sind. Es kommt zu einer Reizüberflutung, die zu Unwohlsein und Schwindel führen kann.

MERKE

- Zu wenig Reize führen zu einer allgemeinen Überempfindlichkeit und Schwäche.
- Zu viele Reize führen zu einer Reizüberflutung.

Ziel der Therapie ist eine ausgewogene Dosierung von Aktivitäten und Pausen.

3

3.10.4 Pacing für „Vermeider"

Die „Vermeider" müssen lernen, sich regelmäßig und mehr zu bewegen (➤ Abb. 3.5).

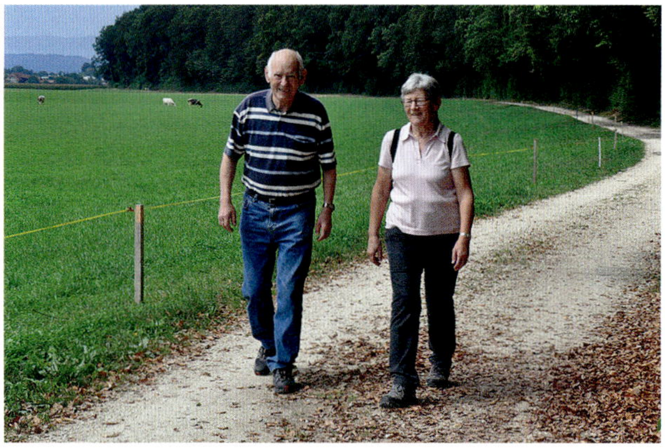

Abb. 3.5 Regelmäßige Bewegung verbessert allgemein die Ausdauer und reduziert Vermeidung und Schwindel. [P136]

Beginnen Sie mit einem täglichen Gehtraining. Wie ist Ihre aktuelle Gehstrecke?

- Ist die aktuelle Gehstrecke kurz (5–10 Minuten), versuchen Sie jeden Tag die Strecke zweimal zu gehen.
- Ist die Gehstrecke länger (ab 15 Minuten), gehen Sie einmal täglich diese Strecke.
- Falls nötig verwenden Sie ein Hilfsmittel oder lassen Sie sich von einer Person begleiten.
- Planen Sie nach der Gehstrecke eine Pause, in der Sie sich vom Schwindel erholen.
- Gestalten Sie die Pause so, dass der Schwindel rasch abnimmt, beispielsweise mit dem Abklopfen Ihrer Beine (➤ Kap. 3.6.6), einer Fußstimulation (➤ Kap. 3.6.5), mit Atemübungen (➤ Kap. 3.11.4), einer hilfreichen Übung oder Entspannung mit geschlossenen Augen.

Steigerung

☐ Fällt Ihnen die Gehstrecke leichter, steigern Sie die Distanz bzw. die Zeit kontinuierlich.

3.10.5 Pacing für „Übertreiber"

Die „Übertreiber" müssen lernen, Ihre Aktivitäten besser einzuteilen und bei Bedarf Pausen einzuschalten.

- Bei einer deutlichen Zunahme des Schwindels bereits am Vormittag schalten Sie frühzeitig eine kurze Pause ein. Wann ist eine erste Pause nötig, damit Sie sich vom Schwindel erholen?
- Wie lange muss die Pause sein? Genügen 5–10 Minuten?
- Gestalten Sie die Pause so, dass sich der Schwindel rasch wieder gibt, beispielsweise mit dem Abklopfen Ihrer Beine (➤ Kap. 3.6.6), einer Fußstimulation (➤ Kap. 3.6.5), mit Atemübungen (➤ Kap. 3.11.4), einer hilfreichen Übung oder Entspannung mit geschlossenen Augen.
- Wann brauchen Sie die nächste Pause? Schalten Sie regelmäßig Pausen ein.
- Teilen Sie sich die Aufgaben oder Arbeiten gut ein. Müssen Sie die Tätigkeit (z. B. Haushaltsarbeiten) am Stück machen oder ist es besser, wenn Sie diese aufteilen?

Steigerung

☐ Geht es Ihnen mit dem Schwindel besser, reduzieren Sie die Dauer oder/und die Häufigkeit der Pausen.

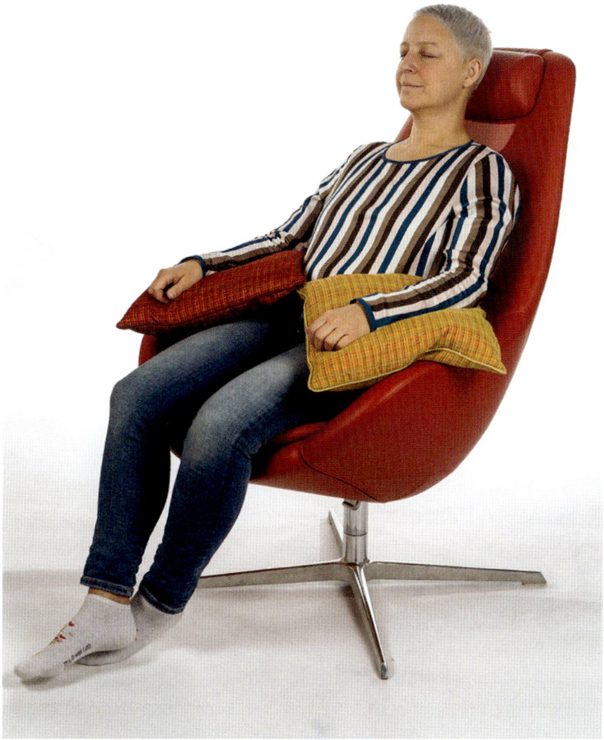

3

3.11 Emotionale Beteiligung

3.11.1 Symptome

Die Betroffenen berichten über Symptome wie Benommenheit, Schwanken, subjektive Stand- und Gangunsicherheit, aber auch von vegetativen Reaktionen wie Schwitzen, Herzrasen, Schwarzwerden vor den Augen oder Sehproblemen.

Ihre Symptome werden durch Folgendes verstärkt oder ausgelöst:
- Angst
- Aufregung
- Stress
- Ärger
- Bestimmte Orte oder bestimmte Situationen

Folgendes kann bei Ihnen vorliegen:
- Angst vor einem Sturz. Sind Sie schon einmal gestürzt?
- Sie haben Höhenangst/Höhenschwindel.
- Sie haben Angst/Schwindel an bestimmten Orten oder in bestimmten Situationen.
- Sie haben häufig Befürchtungen oder machen sich Sorgen.
- Sie neigen dazu, Ihre Symptome ständig zu beobachten, und Sie hegen Befürchtungen über deren Ursache.
- Sie haben Angst/Schwindel, die/der im Zusammenhang mit einem (psychischen) Trauma auftritt.

Fallbeispiel

Eine 71-jährige Frau leidet an plötzlichen Schwindelanfällen mit Übelkeit und Erbrechen, die in unterschiedlichen Situationen auftreten: im Liegen, in Ruhe oder beim Gehen in einem Supermarkt. In der spezialisierten Physiotherapie findet man Störungen der Augenbewegungen, die mit einem Heimprogramm trainiert werden. Auch eine Fußsohlenstimulation vermindert den Schwindel. Nach einigen Sitzungen fällt auf, dass der Schwindel auftritt oder verstärkt wird, wenn sie sich aufregt und sich Sorgen macht. Sie berichtet auch von Angstzuständen, die sie seit einem Herzinfarkt hat. Ergänzend zur vestibulären Physiotherapie wird mit „Basic Body Awareness“ an Körperbewusstsein, innerer Stabilität und Atmung gearbeitet. Von nun an wendet Sie diese Maßnahmen, die Augenübungen oder die Fußsohlenstimulation an, wenn Schwindel auftritt.

3.11.2 Hintergrund

Betroffene mit Schwindel und Erkrankungen des Innenohrs berichten nicht selten über vermehrte Angst. Einerseits entsteht diese durch das heftige und äußerst unangenehme Erlebnis. Das Schwindelereignis wird manchmal von Betroffenen als derart bedrohlich und beängstigend wahrgenommen, dass sich dieses Erlebnis im emotionalen Gedächtnis festsetzt. Andererseits haben Betroffene die Befürchtung, dass der Schwindel wieder auftritt oder zunimmt. Dies führt häufig zu einem Vermeidungsverhalten. Beispielsweise trauen sich Betroffene nicht mehr, auf der Seite zu liegen oder rasch aufzusitzen oder sich hinzulegen. Oft vermeiden Sie es, nach draußen zu gehen oder Einkäufe zu erledigen. Dies führt wiederum zu verminderten Reizen der Sinnesorgane und einer allgemeinen Schwäche – ein Teufelskreis (➤ Abb. 1.10) beginnt.

MERKE

Vermeidung von schwierigen/fordernden Situationen oder Aktivitäten verstärken die Probleme zusätzlich.

TIPP

Versuchen Sie möglichst, Ihre gewohnten Tätigkeiten schrittweise wieder aufzunehmen.

Auf der anderen Seite ist aus der Praxis und aus Untersuchungen bekannt, dass Gefühle wie Angst, Stress, Aufregung oder Ärger einen Einfluss auf Gleichgewicht und Schwindel haben. In zahlreichen Untersuchungen wurde gezeigt, dass erhöhte Angst das Gleichgewicht verschlechtert und den Schwindel verstärkt. Dies kann in der Praxis bestätigt werden.

MERKE

- Gefühle wie Angst, Aufregung, Stress oder Ärger können Schwindel auslösen oder verstärken und somit das Gleichgewicht beeinträchtigen.
- In der Therapie geht es darum, diese Auslöser zu beseitigen oder besser mit ihnen umzugehen.

Behandlung

Um die Angst vor einem erneuten Schwindel zu reduzieren, informieren Sie sich über den Grund Ihrer Erkrankung und Ihres Schwindels. Dies gibt Ihnen Klarheit, Sicherheit und die innere Ruhe. Tipps, Verhaltensänderungen und Übungen geben Ihnen zusätzlich Sicherheit, die Ihnen bei einem eventuellen Schwindelanfall helfen. Zu diesem Zweck haben wir zu verschiedenen Krankheitsbildern und Problemen auch Merkblätter erstellt, die Ihnen helfen, die Krankheit bzw. Ihre Probleme zu verstehen, zu kontrollieren und zu verbessern.

Die Angst kann nur behandelt werden, indem man sich dosiert der gefürchteten Situation wieder aussetzt. Dies geht leichter, wenn man zunächst eine einfache Situation wählt oder eine Bewegung langsam macht. Gelingt diese Exposition gut, kann eine schwierigere Situation oder schnellere Bewegung gewählt werden. Für den Höhenschwindel und den Schwindel an bestimmten Orten sind Merkblätter erhältlich (➤ Kap. 3.11.7 und ➤ Kap. 3.11.8).

Wenn Sie beobachten, dass die Probleme bei Angst, Stress, Aufregung oder Ärger zunehmen, dann gilt es, diese Auslöser zu beseitigen. Lassen sich diese Faktoren nicht verändern, ist das Ziel, mit diesen Situationen besser umzugehen. Wenn Sie dies aus eigener Kraft nicht schaffen, helfen Ihnen spezialisierte Fachpersonen (Psychologen) dabei, Strategien im Umgang mit diesen Situationen zu erarbeiten.

Es kommt vor, dass der Schwindel nach den ersten Untersuchungen als „psychisch" diagnostiziert wird. Die auf Schwindel spezialisierte Physiotherapie findet in der ausführlichen Untersuchung nicht selten dennoch körperliche Gründe für den Schwindel, die sich gut behandeln lassen.

WICHTIG!

Sehr wichtig ist, durch eine spezialisierte Fachperson mögliche körperliche Ursachen für diese Symptome zu klären. Oft finden sich Funktionsstörungen, die durch ein angepasstes Training verbessert werden können.

3.11.3 Methoden zur Körperwahrnehmung

Bei einer emotionalen Beteiligung ist die Körperwahrnehmung ein sehr wichtiges Element in der Behandlung. Hierbei geht es darum, den Körper besser wahrzunehmen, insbesondere Becken, Beine und Füße. Bewährt haben sich einige Maßnahmen zur sensorischen Stimulation (➤ Kap. 3.6):

- Beine abklopfen (➤ Kap. 3.6.6)
- Bewusste Wahrnehmung der Füße/Beine (➤ Kap. 3.6.4)
- Fußsohlenstimulation (➤ Kap. 3.6.5)

Zur Körperwahrnehmung können weitere Methoden empfohlen werden:

- Basic Body Awareness
- Feldenkrais
- Progressive Relaxation nach Jacobson
- Tai-Chi
- Qigong
- Yoga

3.11.4 Die Atmung

Die Atmung ist eng mit vegetativen Funktionen und mit der Herzfrequenz verbunden. Bei Stress, Angst, Aufregung oder ähnlichen emotionalen Zuständen kann sich die Atmung verändern. Dies merkt man oft nicht, weil die Atmung unbewusst und automatisch funktioniert. Bei Schwindel mit emotionaler Beteiligung ist häufig eine veränderte Atmung zu beobachten.

Wenn Sie zu schnell atmen, kann dies sogar Schwindel auslösen. Dies kennen Sie vielleicht, wenn Sie als Kind Luftballons aufgeblasen haben. Was ist der Grund? Durch eine schnelle und meist oberflächliche Atmung wird mehr CO_2 ausgeatmet, als nötig ist. Dadurch sinkt der CO_2-Gehalt im Blut und führt zu einer Verschiebung des pH-Werts. Der veränderte pH-Wert hat einen Einfluss auf die Blutgefäße des Gehirns und führt zu vorübergehenden Funktionsstörungen der Nerven. Bei einer chronischen Hyperventilation bleibt auch die Funktionsstörung bestehen.

Beobachtung der Atmung

Damit Sie beurteilen können, ob Ihre Atmung auffällig ist und verbessert werden sollte, müssen Sie Ihre Atmung beobachten. Dies ist nicht so einfach! Sobald man seine Atmung beobachtet, wird sie sich verändern. Versuchen sie also, unverändert weiterzuatmen, ohne Ihre Atmung zu beeinflussen. Legen sie sich hin und beobachten Sie folgende Punkte:

- Atmen Sie durch die Nase oder durch den Mund?
- Wie ist Ihre Atemfrequenz? Dazu zählen Sie die Atemzüge in einer Minute.
- Wie ist das Verhältnis von Ein- und Ausatmung? Ist die Ein- oder die Ausatmung länger?
- Legen Sie eine Hand auf den Bauch und die andere auf den Brustkorb. Wo spüren Sie die Atembewegungen? Sind die Atembewegungen vor allem im Brustkorb, im Bauch oder gleichmäßig verteilt?
- Stellen Sie zwischen den Atemzügen auch eine Pause fest oder gehen die Atemzüge ineinander über?

Beobachten Sie diese Punkte auch bei Ihren Tätigkeiten und besonders bei Aufregung oder in besonderen Situationen.

Atemübungen und Veränderung der Atmung

Die Kunst ist nun, die Atmung so zu normalisieren, dass sie immer noch automatisch bleibt und nicht vom Kopf gesteuert wird. Zu tiefe Atemzüge können ebenfalls Schwindel auslösen. Nehmen Sie sich genügend Zeit. Nehmen Sie die Atembewegungen und den Atemstrom wahr. Nach und nach versuchen Sie, die Atmung zu verändern:

- Das Ein- und Ausatmen durch die Nase hat aus verschiedenen Gründen Vorteile gegenüber einer Mundatmung. Atmen Sie durch die Nase ein und aus.
- Eine längere Ausatmung ist vorteilhafter.
  Verlängern Sie das Ausatmen, wenn dieses kürzer ist als das Einatmen.
- Zwischen den Atemzügen findet eine kurze Pause statt, besonders nach dem Ausatmen.
  Machen Sie zwischen den Atemzügen eine kurze Pause, besonders nach dem Ausatmen.
- Die Bauchatmung ist ökonomischer als die Brustatmung. Wenn Sie nur mit dem Brustkorb atmen, legen Sie Ihre Hände auf den Bauch. Beim Einatmen dehnt sich der Bauch aus, beim Ausatmen geht er zurück.
- Die normale Atemfrequenz liegt bei 12–18 Atemzügen pro Minute.
  Ist die Atemfrequenz immer noch hoch, versuchen Sie langsamer zu atmen (ohne jedoch tiefer zu atmen).

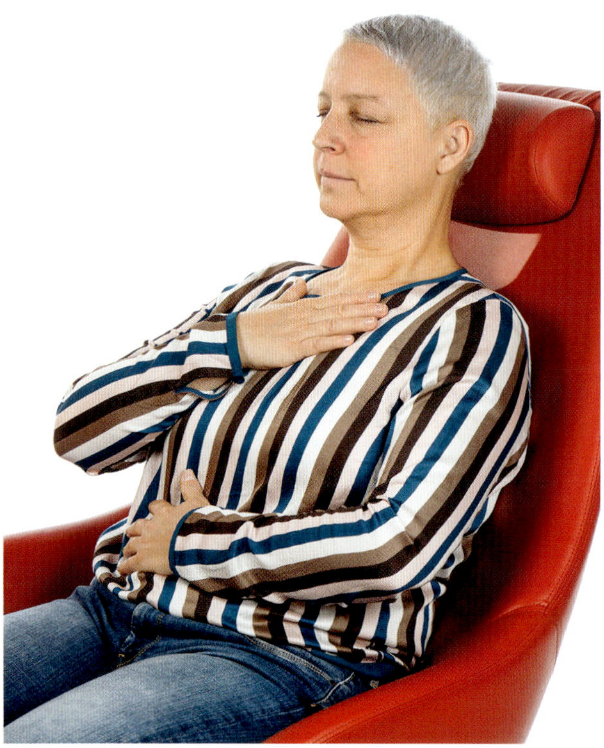

Sind Sie in eine ruhige Atmung gelangt, merken Sie sich dieses Gefühl.

Eine ruhige Atmung hat auch einen positiven Effekt auf Ihre Herzfrequenz (sie sinkt) und auf Ihre Emotionen.

Atmung im Alltag und in besonderen Situationen

Entscheidend ist, dass Sie auch in Stresssituationen und bei Aufregung diese Atmung beibehalten können. Beobachten Sie Ihre Atmung auch im Alltag. Verändert sich Ihre Atmung in besonderen Situationen oder emotionalen Zuständen? Achten Sie auf eine ruhige normale Atmung. Rufen Sie das gespeicherte Gefühl und die Art der Atmung ab, die Sie zu Hause erlernt haben, und wenden Sie es bei Ihren Gleichgewichtsübungen, in Ihren täglichen Aktivitäten und in besonderen Situationen an.

WICHTIG!

Ziel ist es, die normalisierte Atmung auch im Alltag, in schwierigen Situationen oder emotionalen Zuständen anzuwenden.

Rückatmung

Fällt Ihnen in schwierigen Situationen auf, dass Sie wieder schnell und flach atmen und dies nicht beeinflussen können? Dann wenden Sie die Rückatmung an.

Nehmen Sie eine Plastiktüte, blasen Sie diese kurz auf und halten Sie sie vor Mund und Nase. Atmen Sie ruhig in diese Tüte, bis sich der Schwindel legt und sich die Atmung beruhigt hat. Anstelle der Plastiktüte können Sie auch Ihre Hände zu einer Muschel formen und vor Mund und Nase halten.

3.11.5 Maßnahmen bei Schwindel durch Stress/Aufregung/Angst

Emotionen wie Stress, Aufregung, Angst oder sich ärgern können den Schwindel auslösen oder verstärken. Von vielen Fällen und aus Studien ist dies belegt. Es gibt auch körperliche Ursachen wie Augenbewegungsstörungen, das Gleichgewichtsorgan und sein zentrales Netzwerk, Nackenmuskeln, Instabilität der Halswirbelsäule u.a., die für den Schwindel mitverantwortlich sind. In einer spezialisierten Physiotherapie werden diese behandelt bzw. trainiert.

Lösen bestimmte Emotionen Ihren Schwindel aus oder verstärken diese den Schwindel, sollte man den Umgang mit diesen Situationen, wie folgt, angehen. Maßnahmen zur Beruhigung und Reduktion der Symptome zu kennen, gibt Ihnen Sicherheit und Vertrauen, solche Situationen zu bewältigen. Ihre Angst vor solchen Situationen nimmt ab, wenn Sie Maßnahmen kennen, die Ihnen helfen. Wichtig ist, dass Sie nicht nur eine Maßnahme kennen, sondern auf mehrere zurückgreifen können.

Auf der Website www.schwindeltherapie.ch/download-patienten/ gibt es unter „Infoblätter/Merkblätter" ein Infoblatt zum Download.

Maßnahmen zur Reduktion der Symptome

Mögliche Maßnahmen sind:

- Atmung: ruhiger atmen, bewusst in den Bauch atmen, Atemfrequenz senken
- Schultern locker hängen lassen
- Füße/Beine bewusst wahrnehmen
- Beine abklopfen oder stampfen
- Ablenken (Infoblatt Ablenkungsstrategien ➢ Kap. 3.13.7)
- Spaziergang machen
- Augen schließen
- Entspannungsübung machen
- Sich kurz hinlegen
- Methoden aus:
  - Progressiver Muskelrelaxation nach Jacobson
  - Autogenem Training
  - Basic Body Awareness

Meine Maßnahmen:

Konkrete auslösende Situation analysieren

In welchen Situationen wird Ihr Schwindel ausgelöst? Analysieren Sie die letzten Situationen genau. Was genau löste Ihre Emotionen aus? Bei gewissen Situationen gibt es einfache praktische Lösungen, damit diese beim nächsten Mal besser bewältigt werden können.

Beispiele

„Ich muss immer an so viel denken oder habe so viel im Kopf, dass mir dabei schwindelig wird."

Lösungsansätze:

- To-do-Listen (Pendenzenliste) führen z.B. in einem Büchlein
- Tagebuch schreiben
- Regelmäßige Gespräche mit Vertrauenspersonen pflegen, um «abzuladen»

„Als ich nach Hause kam, die Kinder übernahm und sah, was alles zu tun ist, wurde mir schwindelig."

Lösungsansätze:

- Sich mit dem Partner hinsetzen und bereden, was gelaufen ist und was bevorsteht.
- Der Partner sendet im Voraus eine Nachricht mit den aktuellen Aufgaben (Pendenzen).
- Der Partner legt als Übergabe eine To-do-Liste (Pendenzenliste) auf den Tisch.

Es gibt auch belastende Situationen (Beziehungen, schwierige Arbeitsbedingungen usw.) oder persönliche Eigenschaften (z.B. Perfektionismus, hohe Erwartungen an sich und andere, sich aufregen/ärgern), die Emotionen und damit Schwindel auslösen oder verstärken. Hängen die Symptome mit einer belastenden Situation oder Ihren persönlichen Eigenschaften zusammen, suchen Sie eine Fachperson auf.

Schwindel durch ein Trauma

Bei einem Trauma können die erlebten unangenehmen Körperempfindungen im Unterbewusstsein (Körpergedächtnis) gespeichert werden. In ähnlichen Situationen oder an ähnlichen Orten können diese negativen gespeicherten Körperempfindungen wieder aktiviert werden. Stehen Ihre Symptome im Zusammenhang mit einem erlebten Trauma, ist nebst einer spezialisierten Schwindeltherapie die Behandlung durch eine spezialisierte professionelle Traumatherapie notwendig.

3.11.6 Sturzangst

Bei Angst vor einem weiteren Sturz befinden sich Betroffene häufig in einem Teufelskreis. Sie vermeiden die Mobilität, halten sich an den Möbeln und bewegen sich „tapsig". Die verminderte Bewegung schwächt sie zusätzlich und das Halten an Möbeln verschlechtert das Gleichgewicht. Damit steigen die Angst und das Sturzrisiko weiter an. Um aus diesem Teufelskreis auszubrechen, sind folgende Maßnahmen empfehlenswert:

- Stimulation des Spürsinns der Beine/Füße (➤ Kap. 3.6, insbesondere Beine abklopfen ➤ Kap. 3.6.6.
- Regelmäßige Bewegung: Bei Bedarf verwenden Sie anfangs ein Ganghilfsmittel und/oder lassen sich von einer Person begleiten.
- Machen Sie regelmäßige Gleichgewichtsübungen, möglichst ohne Einsatz der Arme (➤ Kap. 3.2).
- Transfer auf den Boden: Nur wenn Sie keine Gelenk- oder Herz-/Kreislaufbeschwerden haben und die Gelenke dies zulassen (s. u.).

Vom Boden aufstehen

Dieses Training wird eingesetzt
- bei Angst vor einem Sturz,
- um bei wiederholten Stürzen vom Boden aufstehen zu können.

! Falls Sie befürchten, nicht selbst aufstehen zu können, führen Sie dieses Training nur mit einer Hilfsperson oder in der Therapie durch.

● Verzichten Sie auf dieses Training bei ausgeprägten Gelenksbeschwerden (Knie, Hüfte, Rücken) oder bei Herzproblemen.

Ausgangsstellung

- Wenn vorhanden, legen Sie eine Matte auf den Boden neben einem Stuhl oder einem Sofa.
- Legen Sie ein Kopfkissen bereit.

Durchführung

- Mithilfe des Stuhls oder des Sofas wechseln Sie auf den Boden und legen sich hin.
- Falls Sie Kniebeschwerden haben, können Sie ein Kissen unter das Knie legen.
- Nach einer kurzen Pause stehen Sie mithilfe des Sofas oder des Stuhls wieder auf.

Dosierung/Wiederholungen

Bei Bedarf, 1-mal pro Woche.

Bitte beachten

● Diese Aktivität ist bei ausgeprägten Gelenkbeschwerden und Herzproblemen nicht geeignet.

! Bei Unsicherheit sollten Sie das Training mit einer Begleitperson durchführen.

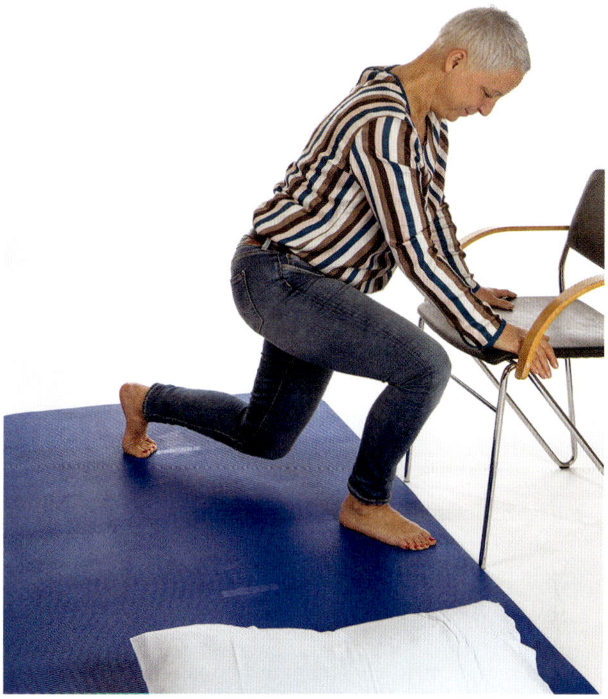

3.11.7 Höhenschwindel

Höhenschwindel ist ein Datenkonflikt zwischen dem Spürsinn der Füße/Beine und dem Innenohr einerseits und den visuellen Eindrücken andererseits. Der visuelle Eindruck (der Tiefe) wird mehr bewertet als der Stand auf dem festen Boden. Verstärkt wird dieser Konflikt durch Angst und frühere Erfahrungen. Es kann auch nur Höhenangst ohne Schwindel auftreten. Oft entsteht dies durch eine monate- oder jahrelange Vermeidung oder nach einer Erkrankung beispielsweise des Innenohrs.

Höhenschwindel und Höhenangst lassen sich behandeln, wenn diese Orte wieder aufgesucht werden. Das folgende dosierte Expositionstraining hat sich in der Praxis bewährt und ist erfolgreich.

Fallbeispiel

Wegen ihres Höhenschwindels traute sich eine 67-jährige Frau seit mehreren Jahren nicht mehr auf hohe Balkons, hohe Brücken oder Aussichtspunkte in den Bergen. Dies schränkte ihre Bewegungsfreiheit und Lebensqualität ein. Zur Behandlung des Höhenschwindels gibt ihr der Therapeut das Merkblatt und instruiert sie, zu Hause den Spürsinn der Füße/Beine zu stimulieren und sich mit mentaler Vorstellung auf die Exposition (der Höhe aussetzen) vorzubereiten. In einem ersten Schritt gehen sie in der Therapie zu einer Kletterhalle. Vorher werden nochmals die Beine abgeklopft. Im ersten Stock geht sie mit besonderer Wahrnehmung des Spürsinns der Füße und begleitet vom Therapeuten bis ans Geländer. Es geht ihr gut und es tritt kein Schwindel auf. Sie kann sogar in der Halle umherschauen und Personen am Boden beobachten. In der kommenden Woche geht sie mit derselben Anleitung (mentale Vorbereitung, besondere Wahrnehmung der Füße) auf eine hohe Brücke, ohne dass Schwindel auftritt. Später wagt sie sich mit einem Sessellift auf einen Berg. In den Ferien kann sie schließlich auf einem Berg sogar bis ans Geländer einer Aussichtsplattform treten, ohne dass Schwindel auftritt.

Download Merkblatt Behandlung von Höhenschwindel:
www.schwindeltherapie.ch/download-patienten

Vorbereitungsphase

Stimulation der Spürinformationen der Füße/Beine

In der Höhe müssen Sie sich primär auf den Spürsinn der Füße/Beine verlassen. Daher werden in der Vorbereitungsphase die Sensoren der Füße/Beine stimuliert, gefördert und besonders beachtet. Dies ist z. B. mit folgenden Maßnahmen möglich:

- Besondere Beachtung und Wahrnehmung der Füße/Beine (➤ Kap. 3.6.4)
- Abklopfen der Beine (➤ Kap. 3.6.6)
- Fußsohlenstimulation (➤ Kap. 3.6.5)

Mentale Vorstellung

Variante A:

- Legen Sie zuerst fest, welchen Ort in der Höhe Sie zuerst aufsuchen werden. Wählen Sie eine Höhe oder einen Ort, den Sie sich zutrauen (z. B. kleiner Absatz, 1. Stock etc.).
- Setzen Sie sich zu Hause an einem ruhigen Ort bequem hin und schließen Sie die Augen.
- Stellen Sie sich vor, Sie gehen an diesen Ort, als ob nichts wäre. Sie fühlen sich dabei gut und sind auf den Spürsinn der Füße/Beine fokussiert. Entsteht ein positives Gefühl, versuchen Sie, dieses zu speichern.

Variante B:

- Setzen Sie sich zu Hause an einem ruhigen Ort bequem hin und schließen Sie die Augen.
- Erinnern Sie sich an eine erfolgreiche Situation in Ihrem Leben (z. B. bestandene Prüfung, erreichtes Ziel, Erfolgserlebnis). Versuchen Sie, dieses Erlebnis mit allen Sinnen erneut zu erleben. Was fühlen Sie dabei? Speichern Sie diese positiven Gefühle/Bilder.

Expositionsphase (> Abb. 3.6)

- Gehen Sie allein oder in Begleitung einer Vertrauensperson oder eines Therapeuten in die Nähe des Ortes, den Sie ausgewählt haben.
- Falls nötig oder hilfreich, stimulieren Sie erneut die Füße/Beine und/oder richten Sie die Aufmerksamkeit besonders auf die Spürinformationen der Füße/Beine.
- Falls nötig, erinnern Sie sich an die gespeicherten positiven Gefühle/Bilder.
- Entscheiden Sie selbst, wann Sie an den Ort gehen, wie weit Sie an den Rand (z. B. Balkon, Geländer) gehen und wie lange Sie bleiben.
- Versuchen Sie während des Aufenthalts, besonders die Füße/Beine wahrzunehmen und dem, was Sie sehen, weniger Bedeutung zu geben.

Sollte diese erste Exposition erfolgreich sein: Wie fühlen Sie sich danach? Erachten Sie es als Erfolgserlebnis, genießen Sie es und speichern Sie dieses Gefühl. Sie können sich auch belohnen!

Als Nächstes wählen Sie einen Ort, der höher liegt, den Sie sich für die nächste Exposition zutrauen. Verfahren Sie genauso wie bei der ersten Exposition.

Sollte es bei einer Exposition nicht so funktionieren, wie Sie es erwartet haben, lassen Sie sich davon nicht beeinflussen. Besprechen Sie es gegebenenfalls mit Ihrem Therapeuten.

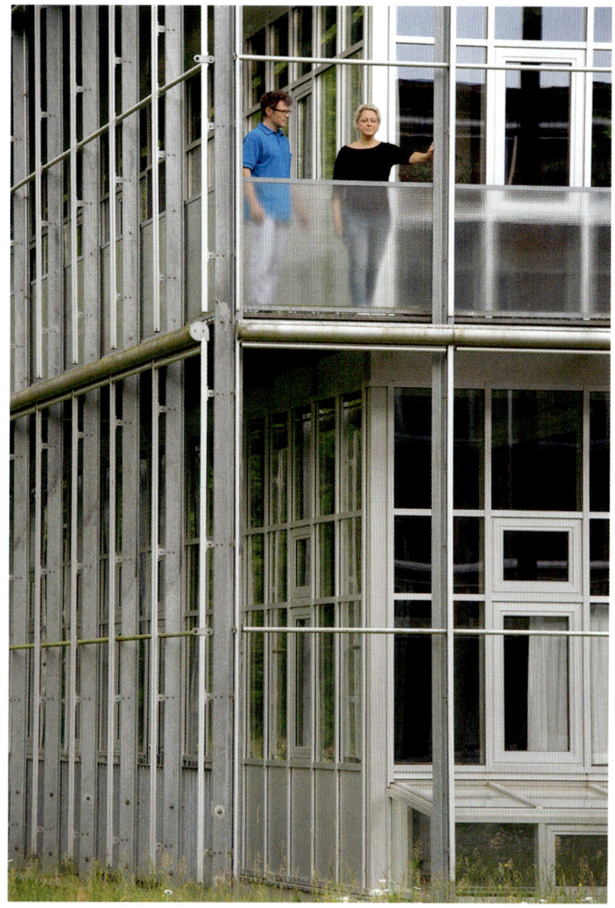

Abb. 3.6 Behandlung Höhenschwindel: Expositionsphase [K348]

3.11.8 Schwindel/Angst an bestimmten Orten

Schwindel an bestimmten Orten wie beispielsweise in einem Supermarkt, in Menschenmengen oder an einem Bahnhof kann verschiedene Ursachen haben. Oft sind es Störungen der Augenbewegungen. Es kann auch eine Überbewertung der visuellen Eindrücke bei gleichzeitig vernachlässigtem oder reduziertem Spürsinn der Füße/Beine sein. Das Vermeiden solcher Orte und Ängste verstärken die Probleme. Oft entstehen sie nach einer Erkrankung des Innenohrs und danach folgender wochen- und monatelanger Vermeidung.

Schwindel und Panik an bestimmten Orten lässt sich behandeln, wenn diese Orte wieder vermehrt aufgesucht werden. Das folgende dosierte Expositionstraining hat sich in der Praxis bewährt und ist erfolgreich.

Download Merkblatt Behandlung Schwindel an bestimmten Orten: www.schwindeltherapie.ch/download-patienten

Behandlung von Funktionsstörungen

Je nach den Untersuchungsergebnissen wird folgende Therapie gewählt:

- Training von Augenbewegungen (v. a. Optokinetik, ➤ Kap. 3.5.10)
- Abbau der visuellen Abhängigkeit (➤ Kap. 3.7)
- Krafttraining der Beine (➤ Kap. 3.2.5)

Integrieren Sie die Übungen in den Alltag, damit diese für Sie selbstverständlich werden.

Vorbereitungsphase

Stimulation des Spürsinns der Füße/Beine

Im Stehen und Gehen müssen Sie sich in erster Linie auf den Spürsinn der Füße/Beine verlassen. Daher werden in der Vorbereitungsphase die Sensoren der Füße/Beine stimuliert, gefördert und besonders beachtet. Dies ist mit folgenden Maßnahmen möglich:

- Besondere Beachtung und Wahrnehmung der Füße/Beine (➤ Kap. 3.6.4)
- Abklopfen der Beine (➤ Kap. 3.6.6)
- Fußsohlenstimulation (➤ Kap. 3.6.5)
- Barfußgehen

Mentale Vorstellung

Variante A:

- Legen Sie fest, welchen Ort Sie zuerst aufsuchen werden. Wählen Sie einen Ort und eine Tageszeit, die Sie sich für das erste Mal zutrauen. Zu Beginn sind Tageszeiten mit weniger Besuchern oder kleineren Menschenmengen besser. Wählen Sie auch einen Ort, an dem Sie die geringsten Symptome erwarten.
- Setzen Sie sich zu Hause bequem an einen ruhigen Ort und schließen Sie die Augen.
- Stellen Sie sich vor, Sie gehen an diesen Ort, als ob nichts wäre. Sie fühlen sich dabei gut und sind auf den Spürsinn der Füße/Beine fokussiert. Entsteht ein positives Gefühl, versuchen Sie, dieses zu speichern.

Variante B:

- Setzen Sie sich zu Hause bequem an einen ruhigen Ort und schließen Sie die Augen.
- Erinnern Sie sich an eine erfolgreiche Situation in Ihrem Leben (z. B. bestandene Prüfung, erreichtes Ziel, Erfolgserlebnis). Versuchen Sie, dieses Erlebnis mit allen Sinnen erneut zu erleben. Was fühlen Sie dabei? Speichern Sie diese positiven Gefühle.

Expositionsphase

- Gehen Sie allein oder in Begleitung eines Therapeuten bzw. einer Vertrauensperson in die Nähe des Ortes, den Sie ausgewählt haben. Die Begleitperson sollte Ihre Probleme ernst nehmen und Verständnis für Ihre Situation mitbringen.
- Falls nötig oder hilfreich, stimulieren Sie erneut die Füße/Beine und/oder richten die Aufmerksamkeit besonders auf den Spürsinn der Füße/Beine.
- Falls nötig, erinnern Sie sich an die gespeicherten positiven Gefühle/Bilder.
- Entscheiden Sie selbst, wann Sie an den Ort gehen, wie weit oder wohin Sie gehen und wie lange Sie dort bleiben.
- Nehmen Sie während des Aufenthalts besonders die Füße/Beine wahr.
- Geben Sie dem, was Sie sehen, weniger Bedeutung, und vermeiden Sie eine Bewertung.

Ist diese erste Exposition erfolgreich: Wie fühlen Sie sich? Erachten Sie es als Erfolgserlebnis, genießen Sie es und speichern Sie dieses positive Gefühl. Sie können sich auch belohnen!

Bei der nächsten Exposition bleiben Sie entweder länger an diesem Ort oder wählen Sie eine andere Tageszeit oder einen anspruchsvolleren Ort, den Sie sich zutrauen. Verfahren Sie genauso wie bei der ersten Exposition.

MERKE

Jeder Mensch ist unterschiedlich. Wenden Sie deshalb das an, was Ihnen am meisten hilft.

Sollte es bei einer Exposition nicht so funktionieren, wie Sie es erwartet haben, lassen Sie sich davon nicht beeinflussen. Besprechen Sie es gegebenenfalls mit Ihrem Therapeuten.

3.11.9 Schwindel durch psychisches Trauma

Der Schwindel kann in Zusammenhang mit einem erlebten psychischen Trauma stehen oder dadurch ausgelöst worden sein. Die Mechanismen sind sehr komplex. Häufig kommt es vor, dass in den Untersuchungen der Spezialisten (Neurologe, HNO-Arzt) nichts gefunden wird. Neben einer spezialisierten Schwindeltherapie ist begleitend eine psychologische Betreuung hilfreich.

TIPP

Steht Ihr Schwindel in Zusammenhang mit einem psychischen Trauma, sollten Sie zusätzlich eine Unterstützung durch eine spezialisierte Fachperson in Anspruch nehmen wie beispielsweise Psychiater oder Psychologen mit einer Spezialisierung in der Traumatherapie (z. B. EMDR).

3

3.12 Multifaktorieller Schwindel

Aufgrund der Komplexität des zentralen Netzwerks sind bei einer Erkrankung häufig mehrere Systeme betroffen. So kann ein Ausfall eines Gleichgewichtsorgans sowohl Schwindel, Gleichgewichtsstörungen, aber auch Augenbewegungsstörungen, Nackenverspannungen oder vermehrte Angst auslösen (➤ Abb. 1.9).

Mit zunehmendem Alter nehmen verschiedene Körperfunktionen wie die Kraft, das Sehen, der Spürsinn der Füße, das Gleichgewichtsorgan und andere ab. Es können auch mehrere Erkrankungen gleichzeitig vorliegen. Dies verursacht auch verschiedene Symptome und Schwindelformen. Man spricht dabei auch von multisensorischem oder multifaktoriellem Schwindel. Beispielsweise hat eine ältere Person morgens beim Aufstehen einen Blutdruckschwindel. Die Unsicherheit mit Schwanken beim Gehen kommt von einer Gefühlsstörung der Füße durch eine Polineuropathie und der kurze Drehschwindel bei schnellen Kopfbewegungen von einer Unterfunktion des Innenohrs.

MERKE

- Bei multifaktoriellem Schwindel können verschiedene Symptome in unterschiedlichen Situationen auftreten. Diese müssen separat abgeklärt und behandelt werden.
- Es gibt keine Übung oder Maßnahme, die alle Symptome gleichzeitig beseitigt.

In der Therapie werden die einzelnen Symptome den entsprechenden Systemen zugeordnet. Dadurch müssen gleichzeitig verschiedene Behandlungsansätze angewendet werden.

Fallbeispiel

Eine 80-jährige Frau hat einen multifaktoriellen Schwindel mit einem Ausfall eines Gleichgewichtsorgans (Neuropathie vestibularis), einer Polineuropathie und einer Regulationsstörung des Blutdrucks. Sie ist bereits mehrmals gestürzt und hat sich dabei auch einmal den Mittelfußknochen gebrochen. Aufgrund ihrer Gefühlsstörungen der Füße/Beine wird eine sensorische Stimulation der Füße und Beine durchgeführt. Diese verbessert ihre ausgeprägte Gangunsicherheit. Mit einem Krafttraining werden die schwachen Muskeln der Beine gekräftigt und die Beweglichkeit im Sprunggelenk verbessert. In der Therapie findet man auch Augenbewegungsstörungen, die sie zu Hause mit Übungen trainiert. Zudem macht sie unter anderem Gleichgewichtsübungen. Mit Kopf- und Augenbewegungen wird in der Therapie am Gleichgewicht beim Gehen gearbeitet. Dabei fällt auf, dass sie beim Gehen ihre Arme zum Balancieren einsetzt. Sie merkt sofort, dass das Gleichgewicht besser wird, wenn sie ihre Arme hängen lässt. Durch den kompensatorischen Armeinsatz in den letzten Wochen hat sich die Nackenmuskulatur stark verhärtet. Eine Behandlung reduziert ihre Benommenheit und verbessert ihr Gleichgewicht sofort. Um die Unsicherheit im Dunkeln zu beheben, werden in der Therapie Stehübungen mit geschlossenen Augen trainiert. In der Therapie wird auch die Optokinetik mit einem Gerät stimuliert und verbessert. Mit gezielten Drehungen und Übungen wird überdies das vestibuläre System stimuliert. Plötzlich entdeckt man in der Therapie, dass noch ein Lagerungsschwindel des rechten hinteren Bogengangs vorliegt. Das Semont-Manöver bewirkt eine sofortige Besserung. Später tritt dieser Lagerungsschwindel erneut auf und wird wieder mit einem Semont-Manöver erfolgreich behandelt. Schließlich hat sie kaum mehr Schwindel, geht viel sicherer und ist in den letzten Monaten nicht mehr gestürzt.

3.12.1 Sturzrisiko

Mit zunehmendem Alter kann das Sturzrisiko und die Häufigkeit von Stürzen zunehmen. Stürzt jemand mehrmals in kurzer Zeit, ist dies ein Hinweis auf die Beeinträchtigung mehrerer Körperfunktionen. Man spricht von Risikofaktoren für Stürze. Ist jemand mehrmals gestürzt, sollte eine multifaktorielle Sturzrisikoabklärung durchgeführt werden. Darin werden die Risikofaktoren für Stürze erhoben und untersucht. Zeigt sich, dass die Person mehrere Risikofaktoren für Stürze aufweist, besteht ein erhöhtes Sturzrisiko. Um das Sturzrisiko zu reduzieren, müssen die auffälligen Risikofaktoren für Stürze behandelt und reduziert werden.

Vermuten Sie, dass Sie sturzgefährdet sind, stellen Sie sich folgende Fragen:

- Traten 2 oder mehr Stürze in den letzten 12 Monaten auf?
- Besteht ein akutes Sturzereignis?
- Haben Sie Schwierigkeiten beim Gehen oder mit dem Gleichgewicht?

Beantworten Sie eine der 3 Fragen mit „Ja“, sollte Ihr Sturzrisiko abgeklärt werden, indem die Risikofaktoren für Stürze untersucht werden (multifaktorielle Sturzrisikoabklärung).

Nachfolgend sind die wichtigsten Risikofaktoren für Stürze nach ihrer Wichtigkeit aufgelistet:

- Muskelschwäche
- Mehrere Stürze in der letzten Zeit
- Gangstörung
- Gleichgewichtsstörung
- Nutzung von Gehhilfen
- Sehstörung
- Arthrose
- Defizite in Aktivitäten des täglichen Lebens
- Depression
- Kognitive Einschränkungen
- Alter über 80 Jahre

TIPP

Um Stürze zu vermeiden, sollten Sie die Einschränkungen (Risikofaktoren für Stürze) behandeln lassen, die bei Ihnen vorliegen.

3.13 Persistierender postural-perzeptiver Schwindel (PPPD)

3.13.1 Symptome

Die Betroffenen, die am persistierenden postural-perzeptiven Schwindel (Persistent Postural-Perceptual Dizziness PPPD) leiden, berichten häufig über folgende Symptome:

- Benommenheit, wie betrunken, „sturm" duselig, schwer zu beschreiben
- Tritt im Stehen und Gehen auf
- Der Kopf fühlt sich an wie Watte, Pudding, Apfelmus, nicht ganz klar im Kopf
- Druck auf dem Kopf, Kappen- oder Helmgefühl
- Druck auf Augen, hat mit Augen zu tun
- Schwankschwindel im Stehen und Gehen

Die Symptome sind konstant vorhanden, oft morgens mehr als abends – oft tagesabhängig, ein Tag mehr, ein Tag weniger Meistens gibt es keine bestimmten Auslöser.

Verstärkt werden die Symptome

- in aufrechter Position im Stehen und Gehen,
- durch visuelle Reize, in Menschenmengen, im Supermarkt/Einkaufsladen oder am Bahnhof, Scrollen am Bildschirm, Muster, allgemein Bildschirmzeit,
- durch Bewegung.

Die Symptome **nehmen ab** oder bestehen nicht mehr

- im Sitzen und Liegen (nicht empfohlen),
- bei Ablenkung,
- bei sportlicher Aktivität,
- nach einem Glas Alkohol (nicht empfohlen!).

Auf der Website www.schwindeltherapie.ch/download-patienten/ gibt es unter „Infoblätter/Merkblätter" ein Infoblatt zum Download.

Fallbeispiel

Ein 54-jähriger Mann meldet sich mit konstantem Schwindel. Der Mann fühlt sich, als ob er getrunken hätte. Der Schwindel beginnt morgens beim Frühstück, wird am späten Nachmittag besser und ist am Abend weg. Der Schwindel wird verstärkt durch Augenbewegungen, bei Kopfbewegungen, beim Treppensteigen aufwärts, beim Autofahren, wenn er mit den Augen ein Auto verfolgt, in geschlossenen Räumen, unter Leuten und durch (visuelle) Muster. Verbessert wird sein Schwindel durch Ablenkung und im Liegen ist er symptomfrei. Nach der Untersuchung wird ein Behandlungsprogramm bestehend aus mehreren Komponenten: einem Training der Augenbewegungen ohne Schwindel auszulösen, einem dosierten Trampolintraining und dem Anwenden des Weitwinkelblicks auf einer kurzen Strecke sowie einem Gleichgewichtstraining ohne Einsatz der Arme. Später wird er angeleitet, seine Atemfrequenz zu senken, zusätzlich die Optokinetik ohne Schwindel zu trainieren und in der Therapie werden die Muskeln der Nackenregion einzeln behandelt. Nach und nach kann das Trampolintraining, die Augenübungen, der Weitwinkelblick und das Gleichgewichtstraining gesteigert werden. In der 6. Sitzung ist er beschwerdefrei. Das Training wird weiter gesteigert und er trainiert noch die visuelle Bewegungsempfindlichkeit.

3.13.2 Hintergrund

Nach aktuellen Daten handelt es sich beim PPPD um die häufigste Schwindelform. In einer internationalen Expertengruppe einigte man sich auf den Begriff **Persistent Postural-Perceptual Dizziness (PPPD).** Dies bedeutet: Konstanter Benommenheitsschwindel in aufrechter Körperhaltung. Früher wurde diese Schwindelform im deutschsprachigen Raum phobischer Schwankschwindel genannt.

Aktuellen Studien und Diagnosekriterien zufolge handelt es sich um eine funktionelle Störung (und nicht um eine psychische Erkrankung). Bei medizinischen Untersuchungen und Abklärungen findet man meistens keine Auffälligkeiten. Spezielle Untersuchungen zeigen, dass eine Störung der Netzwerke im Gehirn für die Symptome verantwortlich ist. Es ist eine Überaktivität der Netzwerke für das Sehen und eine verminderte Aktivität des Netzwerkes für das Gleichgewichtsorgan (vestibuläres multisensorisches Netzwerk). Somit handelt es sich nicht um ein „Hardware"-, sondern um ein „Software"-Problem.

WICHTIG!

Diese Schwindelform ist zwar sehr unangenehm und lästig, aber nicht gefährlich. Sie brauchen sich deshalb keine Sorgen zu machen.

Diese Schwindelform tritt meistens zusätzlich nach einer anderen Erkrankung auf, beispielsweise nach einer Erkrankung des Gleichgewichtsorgans (Lagerungsschwindel, Neuritis Vestibularis, Morbus Menière), nach einer Erkrankung des Zentralnervensystems (z. B. Schwindelmigräne, Schlaganfall), nach einem Schleudertrauma oder bei einer Angststörung. Der PPPD wird also meistens von einer ersten Erkrankung getriggert.

Ein Erklärungsmodell zur Entstehung des PPPD ist die fehlende Rückanpassung: Nach einem Schwindelereignis kompensieren Betroffene häufig mit den Augen (Röhrenblick, visuelle Dominanz) und verwenden eine Gleichgewichtsstrategie mit Anspannung der großen Muskeln, Schultern und Arme, die man sonst nur auf Glatteis verwendet (Glatteisstrategie). Dies bildet sich normalerweise zurück. Bei einigen Patienten bleiben diese bestehen und werden durch Angst und Grübeln noch verstärkt (➤ Abb. 3.7).

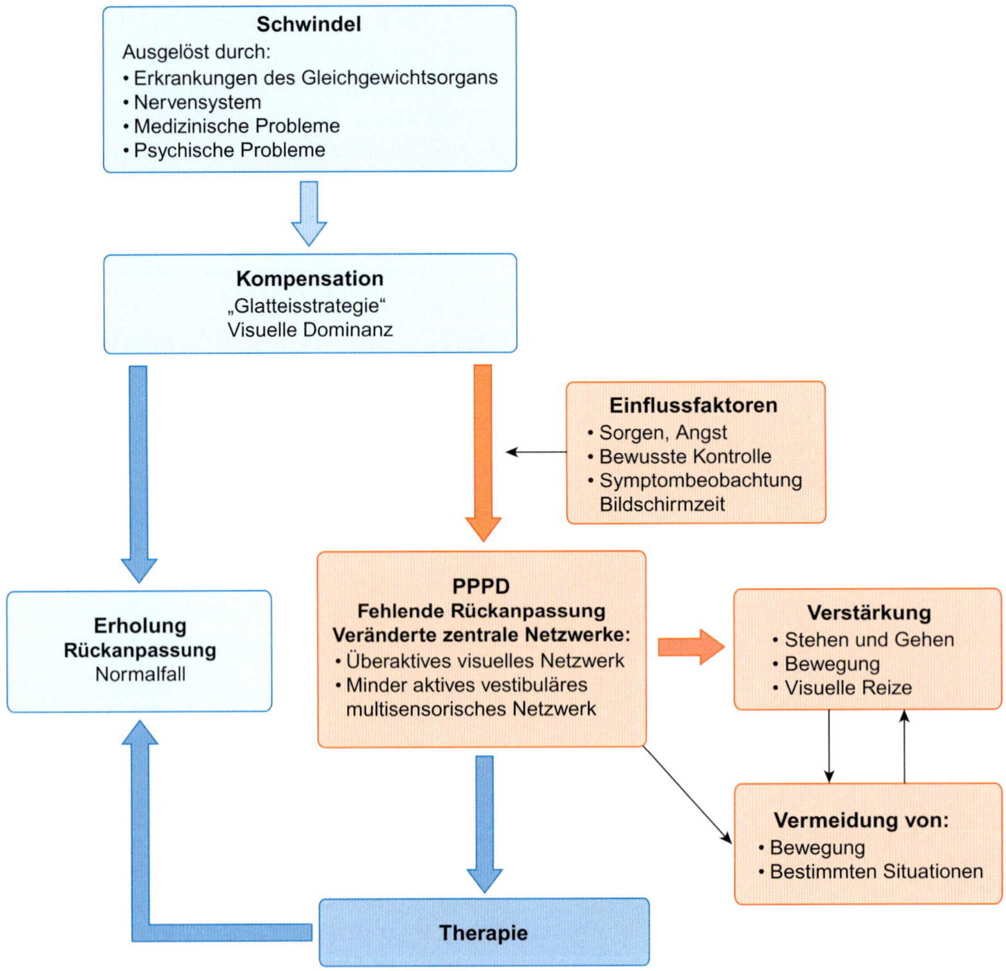

Abb. 3.7 Erklärungsmodel zum PPPD [P136, O757, L143]

3.13.3 Therapie

Nach wissenschaftlichen Erkenntnissen werden die folgenden als Maßnahmen bei PPPD empfohlen:
- Vestibuläre Rehabilitation
- Kognitive Verhaltenstherapie
- Medikamente: SSRI (selektive Serotonin-Wiederaufnahmehemmer)

Unsere Erfahrungen mit vielen Patienten zeigen, dass diese Maßnahmen nicht besonders wirksam sind.

WICHTIG!
Es muss beachtet werden, ob noch Symptome und Funktionsstörungen der „Trigger-Erkrankung" vorhanden sind. Bestehen diese noch, müssen diese parallel behandelt werden.

In der Therapie geht es in erster Linie darum, ob noch Symptome oder Funktionsstörungen der Trigger-Erkrankung bestehen: Diese müssen erkannt und zuerst behandelt werden. Sonst wird der Benommenheitsschwindel ständig unterhalten.

Unsere Erfahrungen und aktuelle wissenschaftliche Erkenntnisse zeigen, dass eine **Kombination mehrerer Maßnahmen** hilft. Eine Verbesserung kann nur erreicht werden mit
- Verhaltensänderungen,
- Training,
- Manuellen Maßnahmen.

3.13.4 Verhaltensänderungen

Verschiedene Funktionen lassen sich nur durch Verhaltensänderungen verbessern:
- Schultern und Arme lockerlassen,
- Bildschirmzeit reduzieren,
- körperliche/sportliche Aktivitäten.

Ungünstig ist
- Liegen und Schonen, dadurch entstehen Schwäche und Kraftverlust,
- unangenehme Situationen vermeiden,
- viel Zeit an Bildschirmen verbringen.

Weitwinkelblick, peripheres Blickfeld beachten

Viele Betroffene beachten nur das Sehzentrum („Tunnel- oder Röhrenblick“) oder berichten über Benommenheit, die draußen oder auf weiten Plätzen auftritt. Dies liegt oft daran, dass sich Betroffene sehr konzentrieren und manchmal sogar Punkte fixieren.
- Das Beachten des peripheren Blickfeldes reduziert bei einigen Betroffenen die Benommenheit. Beachten Sie beim Gehen drinnen und draußen das periphere Blickfeld („Weitwinkelblick“).
- Beachten Sie, was seitlich an Ihnen vorbeizieht, ohne es direkt anzuschauen. Dies ist keine Übung. Ändern Sie Ihre Gewohnheit und machen Sie dies so oft wie möglich in ihrem Alltag. (➤ Kap. 3.7.13).

Ablenkungsstrategien

Viele Betroffene berichten, dass durch Ablenkung der Schwindel verschwindet oder deutlich besser wird. Dies ist auch durch Studien belegt. Unter ➤ Kap. 3.13.7 finden Sie verschiedene Ablenkungsstrategien. Wählen Sie die Strategie, die Sie am meisten ablenkt.

Vermeidungsverhalten abbauen

Das Vermeiden von Situationen, Orten oder Tätigkeiten kann den Schwindel unterhalten.
- Wenn Sie Ihr Vermeidungsverhaltens nach und nach abbauen, setzen Sie sich den natürlichen Reizen aus und können dadurch den Schwindel positiv beeinflussen. Suchen Sie nach und nach diese Situationen, Orte oder Tätigkeiten wieder auf.
- Beginnen Sie mit den einfacheren Situationen, die Sie sich zutrauen. Wenn Sie dies erfolgreich gemeistert haben, freuen Sie sich über ihren Erfolg.
- Suchen eine weitere Situation, der Sie sich stellen werden. Ziel ist es, nach und nach Ihr Vermeidungsverhalten abzubauen. Eine Anleitung finden Sie unter ➤ Kap. 3.11.8.

Atmung normalisieren

- Eine flache und zu schnelle Atmung (chronische Hyperventilation) führt zu einer Abnahme des CO_2-Gehalts im Blut und damit zu einer Verschiebung des pH-Wertes. Dies führt zu Funktionsstörungen im Gehirn und kann Schwindel und andere Symptome verursachen.
- Atmen Sie langsam ein und aus.
- Senken Sie die Atemfrequenz erst in „einfachen“ Situationen zuhause, später auch tagsüber in verschiedenen Tätigkeiten. Eine Anleitung finden Sie unter ➤ Kap. 3.11.8.

Visuelle Dominanz abbauen

Viele Personen mit Benommenheitsschwindel bewerten die visuellen Informationen zu stark (visuelle Dominanz). Mit Gleichgewichtstraining und Aktivitäten mit geschlossenen Augen werden die anderen Sinneskanäle für Gleichgewicht gefördert, beispielsweise durch Übungen ab ➤ Kap. 3.7.4. Beginnen Sie mit den einfachsten Übungen. Wird es besser, trainieren Sie die nachfolgenden Steigerungen, die im ➤ Kap. 3.7 aufgeführt sind.

3.13.5 Training und Stimulation

Einige Funktionen lassen sich nur durch ein richtig dosiertes Training verbessern.

Trampolintraining

Bei vielen Betroffenen verbessert ein tägliches Trampolintraining den Schwindel oder reduziert ihn ganz. Die Dosierung muss zuerst genau ermittelt werden.

Das Trampolintraining besteht aus leichtem Wippen und danach den Boden betreten. Der Schwindel tritt in der Regel erst auf, wenn Sie auf dem Boden stehen. Der Schwindel wird erst nach 2–3 Wochen täglichem Training besser. Eine Anleitung finden Sie unter ➤ Kap. 3.4.13.

Statisches Gleichgewicht ohne kompensatorischen Armeinsatz

Um das statische Gleichgewicht zu trainieren und gleichzeitig zu lernen, die Schultern und Arme locker zu lassen, hat sich das «Zirkeltraining» sehr bewährt (➤ Kap. 3.2.3). Stehen Sie in folgenden Positionen, solange Sie sich gut fühlen. Es spielt keine Rolle, wenn es etwas „wackelt“. Hauptsache ist, dass ihre Schultern und Arme locker hängen. Sind die Positionen zu schwierig, vereinfachen Sie diese. Stehen Sie
- im Tandemstand,
- auf einer Schaumstoffunterlage mit offenen oder geschlossenen Augen, je nach Fähigkeit,
- auf einem Kreisel (wenn vorhanden).

Machen Sie den Zirkel 2- bis 3-mal nacheinander. Trainieren Sie täglich. Wenn es besser geht, steigern Sie.

Visuelle Desensibilisierung

Wird der Schwindel durch visuelle Reize, im Supermarkt, in Menschenmengen, am Bahnhof etc. verstärkt, sind meistens die Augenbewegungen im Befund auffällig.

- Trainieren Sie zuerst mit Blicksprüngen (➢ Kap. 3.5.16) und langsamen Folgebewegungen (➢ Kap. 3.5.8) **nur in dem Tempo und nur solange es keine Symptome auslöst.**
- Trainieren Sie täglich, falls möglich mehrmals kurz.
- Steigern Sie nach und nach das Tempo, so lange **kein Schwindel ausgelöst** wird.
- Sobald die Bewegung schneller geht, beginnen Sie mit der optokinetischen Stimulation (➢ Kap. 3.5.11) oder (➢ Kap. 3.5.12) oder (➢ Kap. 3.5.13) (Variante A).
- Wählen Sie die Geschwindigkeit, die **keine Symptome auslöst.** Trainieren Sie täglich, falls möglich mehrmals kurz. Wenn Sie die Stimulation gut vertragen, steigern Sie die Geschwindigkeit nur solange, bis Sie **symptomfrei bleiben.**

Sind die Betroffenen bei einer hohen Geschwindigkeit symptomfrei angelangt, tritt im Alltag in diesen Situationen meist kein Schwindel mehr auf. Wenn dennoch Schwindel auftritt, beginnen Sie mit der visuellen Desensibilisierung (➢ Kap. 3.5.13) mit einem Tempo, das **keinen Schwindel** auslöst. Steigern Sie langsam das Tempo.

Stimulation und Wahrnehmung der Füße/Beine

Die Symptome treten vor allem im Stehen und Gehen auf.

- Die bewusste Wahrnehmung der Füße/Beine (➢ Kap. 3.6.4) im Stehen und Gehen hilft einigen, die Unsicherheit zu reduzieren.
- Um den Effekt zu verbessern, hilft das Abklopfen der Beine (➢ Kap. 3.6.6) oder die Stimulation der Fußsohle (➢ Kap. 3.6.5).

Der Effekt einer Stimulation hat sich in einer Studie bei PPPD bestätigt.

3.13.6 Manuelle Maßnahmen

Die Behandlung des **horizontalen Nacken-Schulter-Muskels (M. trapezius descendens),** des vorderen Halsmuskels **(M. sternocleidomastoideus)** und der **hinteren oberen Nackenmuskeln** kann bei etwa 60 % der Betroffenen den Schwindel verbessern. Die Wirkung hält meistens nur 2–3 Tage an und kann auch mit regelmäßigen Behandlungen nicht verlängert werden. Um die Wirkung zu verbessern, sind die weiteren Maßnahmen empfohlen wie beispielsweise das Trampolintraining, der Weitwinkelblick, das Gleichgewichtstraining, das Training der Augenbewegungen.

Am Anfang der Therapie achte ich darauf, dass ich nur eine Muskelgruppe behandle, um herauszufinden, ob diese einen Einfluss hat. Danach folgen die anderen Muskelgruppen. Folgende Muskeln können Sie selbst behandeln:

- Horizontaler Nacken-Schulter-Muskel (M. trapezius descendens (➢ Kap. 3.8.11)
- Kurze Nacken- und Kopfstrecker (➢ Kap. 3.8.12)

3.13.7 Ablenkungsstrategien

Verschiedene Funktionen unseres Körpers wie Gleichgewicht, Augenbewegungen und Schutzreaktionen laufen automatisch, flüssig und rasch ab. Unser Denken ist zu langsam, um solche komplexen Bewegungen schnell und zuverlässig durchzuführen.

Es gibt funktionelle Störungen des Nervensystems, bei denen einzelne Netzwerke im Gehirn nicht mehr so arbeiten, wie sie sollten (z. B. funktionelle motorische Störungen, konstanter Benommenheitsschwindel). Durch Ablenkung werden die Bewegungen oder die Symptome deutlich besser: Dies belegen Studien, aber auch sehr viele Betroffene berichten über den positiven Effekt bei Tinnitus, Schwindel und Schmerz.

Finden Sie heraus, welche der nachfolgenden Ablenkungsstrategien Ihnen helfen und kennzeichnen Sie diese zum schnellen Wiederauffinden.

Kognitiv

- Zählen Sie die 2er-Reihe bis 20 und wieder zurück.
  Zählen Sie die 3er-Reihe bis 30 und wieder zurück.
  ...
- Buchstabieren sie das Wort „ .....“ rückwärts. Dann das Wort „ ... .“.
- Zählen Sie von 100 in 4er-Schritten abwärts.
  Zählen Sie von 100 in 7er-Schritten abwärts.
  ...
- Zählen Sie die Telefonnummern Ihrer Bekannten auf.
- Zählen Sie Ortschaften mit A auf.
  Zählen Sie Ortschaften mit B auf. ...
- Zählen Sie Wörter mit 4 Buchstaben auf.
  Zählen Sie Wörter mit 5 Buchstaben auf. ....
- Erzählen Sie den Tagesablauf von gestern oder von vorgestern vom Morgen bis am Abend.
- Beschreiben Sie Schritt für Schritt, wie Sie Ihr Lieblingsmenü zubereiten.
- Hören Sie z. B. ein Hörspiel, ein Hörbuch, Comedy, einen Vortrag.
- Denken Sie etwas anderes.

Motorisch

- Fingertipp: Tippen sie mit dem Daumen zum Zeigefinger, zum Mittelfinger, zum Ringfinger und zum Kleinfinger, zum Kleinfinger, Ringfinger, Mittelfinger, Zeigefinger
- Gehen Sie die Schlüssel an Ihrem Schlüsselbund durch (ohne zu schauen) und sagen Sie zu jedem Schlüssel, zu welcher Türe er gehört.
- Werfen Sie einen Ball oder Jonglierball von einer Hand in die andere.

Wahrnehmung/Sensorisch

- Nehmen Sie ihre Füße/Beine bewusst wahr, denken Sie sich in diese hinein, seien Sie wach und präsent in Ihren Füßen (➤ Kap. 3.6.4).
- Nehmen Sie das periphere Blickfeld wahr (Weitwinkelblick ➤ Kap. 3.7.13).
- Achten Sie auf Ihre Atmung.
- Zählen Sie 4 Dinge auf, die Sie sehen, die Sie hören, die Sie spüren.
  Zählen Sie 3 Dinge auf, die Sie sehen, die Sie hören, die Sie spüren. Etc.

Tätigkeiten

- Plaudern Sie beim Gehen mit einer Begleitperson.
- Tun Sie etwas anderes.
- Suchen Sie Ablenkung in Gesellschaft anderer Leute, z. B. beim Kartenspiel, im Turnverein.
- Wenn Sie ein Musikinstrument spielen, musizieren Sie.

Visionieren

- Betrachten Sie die Wolken und zeichnen gedanklich die Formen nach.

Bei Tinnitus

- Achten Sie besonders auf die Umgebungsgeräusche und folgen Sie Ihnen.
- Hörtherapie (Hesse et al. 2009)

Bei konstantem Benommenheitsschwindel (PPPD)

Ungünstige Ablenkungsstrategien sind Fernsehen, Computer, Handy und Tablet.

Hier können Sie Ihre eigenen Ablenkungsstrategien notieren, die Ihnen helfen.

Meine Maßnahmen:

____

____

____

____

____

____

____

3

Anhang

Glossar

Anterior:	Vorn
Basic Body Awareness:	Physiotherapeutische Methode zur Körperwahrnehmung und Bewegungstherapie bei chronischen Schmerz- und Verspannungsbeschwerden, stressbedingten Symptomen und psychischen Störungen
CANVAS:	Erkrankung des Kleinhirns mit beidseitigem Vestibularisausfall, Sensibilitätsstörungen an Armen und Beinen und Koordinationsstörungen
c-VEMP:	Zervikale vestibulär evozierte myogene Potenziale
EMDR:	Desensibilisierung und Aufarbeitung/Verarbeitung von Traumata durch Augenbewegungen (Eye Movement Desensitization and Reprocessing) in der Psychotherapie
HNO:	Hals-, Nasen-, Ohrenheilkunde
Hyperventilation:	Zu schnelle Atmung
Langsame Blickfolge:	Das Verfolgen von bewegten Sehobjekten, beispielsweise ein fahrendes Auto
Lateral:	Seitlich
Mismatch:	Missverhältnis (der sensorischen Systeme), die Signale der sensorischen Systeme stimmen nicht überein.
Nystagmus:	Schnelle rhythmische unkontrollierbare Augenbewegung. Mit Ausnahme des optokinetischen Nystagmus (OKN) weisen alle auf eine Störung/Erkrankung hin.
Okulomotorik:	Augenbewegung
Optokinetischer Reflex:	Nachstellen der Augen beim Betrachten bewegter Bilder, beispielsweise beim Blick aus dem Zug- oder Autofenster
o-VEMP:	Okuläre vestibulär evozierte myogene Potenziale
Pacing:	Dosierung/Regulierung (von Aktivität und Pausen)
Posterior:	Hinten
Sakkaden/Blicksprünge:	Unser Alltagsmodus: Mit sehr raschen Augenbewegungen steuern wir Sehziele an.
Superior:	Oben, oberhalb
Vergenz:	Einstellung beider Augen (feine Augenbewegung) auf nahe und weite Sehobjekte
Vestibulo-okulärer Reflex (VOR):	Bewegungen des Kopfes bzw. des Gleichgewichtsorgans führen zu sehr raschen Korrekturbewegungen der Augen.
Zentrale Kompensation:	Neuorganisation durch das Gehirn z. B. nach einem Ausfall des Gleichgewichtsorgans
Zerviko-okulärer Reflex:	Rezeptoren der Halswirbelsäule melden Bewegungen des Kopfes zur Feineinstellung der Augen.

Literatur

Cawthorne T. The physiological basis for head exercises. J Chart Soc Physiother1944; 29: 106e 7.

Cooksey FS. Physical medicine. Practitioner 1945; 155: 300e 5.

Herdman SJ, Whitney SL. Treatment of Vestibular Hypofunction. In: Herdman SJ, ed. Vestibular rehabilitation. Philadelphia: FA Davis Company, 2000: 387–423.

Deutsche Gesellschaft für Hals-Nasen-Ohren-Heilkunde, Kopf- und Hals-Chirurgie e. V. (DGHNO-KHC). S2k-Leitlinie "Vestibuläre Funktionsstörungen". AWMF-Register-Nr. 017/078. Stand März 2021. Unter. https://register.awmf.org/assets/guidelines/017-078l_S2k_Vestibuläre-Funktionsstoerungen_2021-05.pdf (letzter Zugriff: 13.08.2025).

Hesse G, Schaaf H. Tinnitus: Ein unphysiologischer Störschall, Wahrnehmungsumkehr in der Hörtherapie. Tinnitus-Forum. 2009 (3): 9–15.

Schädler S. Gleichgewicht und Schwindel. München: Elsevier Urban & Fischer, 2022.

Strupp MB, Dieterich M. Vertigo - Leitsymptom Schwindel. 3. A. Heidelberg: Springer, 2022.

Hesse G, Schaaf H. Tinnitus: Ein unphysiologischer Störschall, Wahrnehmungsumkehr in der Hörtherapie. Tinnitus-Forum. 2009 (3): 9–15.

Register